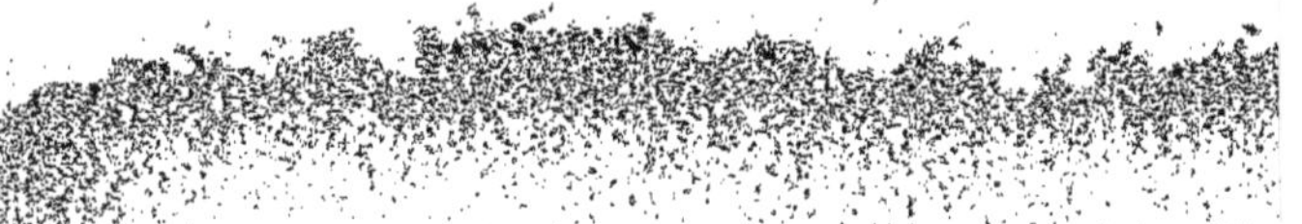

Secrets de Santé et de Beauté

Secrets de Santé et de Beauté

DU MÊME AUTEUR

(Envoi franco contre mandat)

	Prix
Hygiène de la Beauté *(11e édition)*	4. »
Hygiène de l'Estomac *(11e édition)*	4. »
Les Arthritiques	4. »
Les Névropathes	5. »
La Santé de la Femme	4. »
Les Maladies de la Digestion	4. »
Les Troubles Digestifs	4. »
Hygiène et Traitement de la Peau *(3e éd.)*	3. »
Hygiène et Traitement du Diabète *(6e éd.)*	3. »
Les Remèdes qui Guérissent	4. »
Formulaire de Médecine Pratique *(10e éd.)*	5. »
L'Hygiène des Sexes *(5e éd.)*	4. »
L'Hygiène des Riches	4. »
L'Hygiène du Travail	4. »
La Santé par l'Exercice *(3e éd.)*	4. »
Les Odeurs du Corps humain *(3e éd.)*	3.50
L'Alcoolisme	3.50
Misères Nerveuses	3.50
Hygiène et Médecine journalières	3.50
La Lutte pour la Santé	3.50
Les Maladies Vénériennes	3. »
Précis d'Hygiène (en collaboration)	6. «
Les Troubles Nerveux d'Origine Sexuelle	1.50
Les Maladies Épidémiques	1. »
Les Propos du Docteur (2 volumes) .... 3.50 et	5. »
Comment on défend sa Virilité	1. »
Comment on se défend contre les Métrites	1. »
— — l'Eczéma	1. »
— — le Diabète	1. »
— — l'Albuminurie	1. »

HYGIÈNE & MÉDECINE FEMININES

Secrets de Santé et de Beauté

PAR LE

Docteur E. MONIN

DE LA FACULTÉ DE PARIS, CHEVALIER DE LA LÉGION D'HONNEUR

OFFICIER DE L'INSTRUCTION PUBLIQUE

PARIS

François TEDESCO, Éditeur

34, Avenue de l'Observatoire

1904

PRÉFACE

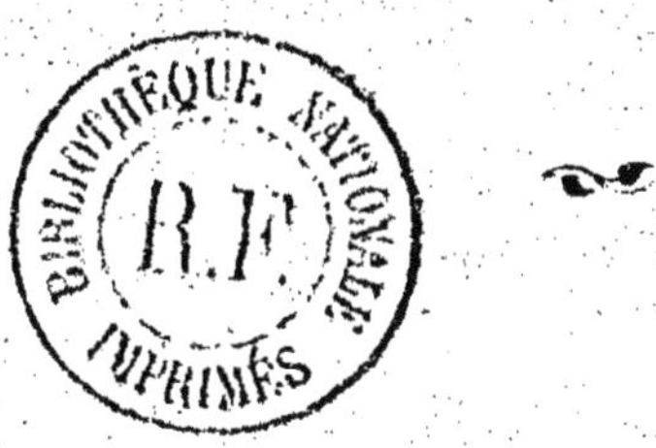

Sous la forme alphabétique commode d'un petit glossaire d'hygiène individuelle, j'ai voulu présenter à mes lectrices non pas des théories verbeuses, mais de brèves consultations, essayant de répondre aux questions les plus embarrassantes qui se posent perpétuellement dans la clientèle féminine. Cette délicate et parfois difficile vulgarisation cherche plutôt son mérite dans la clarté et la précision que dans les digressions et les fioritures de style.

Etre utile, tel est notre but, en ces inégales esquisses, où la thérapeutique journalière est mise à la portée du plus grand nombre et où un praticien donne la plus large publicité aux formules *personnelles*, qu'il a reconnues comme particulièrement efficaces depuis vingt-six ans.

Dr E. MONIN.

Secrets de Santé et de Beauté

Abattement

On donne ordinairement ce nom à la prostration physique et morale. C'est un symptôme qui frappe le système nerveux dans son ensemble. Les causes en sont extrêmement variables, ainsi que le pronostic. Chez les enfants, les vieillards, les personnes impressionnables, l'abattement est souvent passager et sans gravité. Chez les adultes, il annonce ordinairement une fièvre grave, une maladie infectieuse, un empoisonnement.

Les frictions vives, les aliments excitants ou nervins (bouillon, café, thé, alcool), les médicaments toniques du cœur ou du système nerveux (caféine, strychnine, quinine) ou réparateurs sous un faible volume (poudre de viande, peptones), rendent de grands services curatifs contre l'abattement. Il en est de même des préparations phosphorées (phosphure de zinc et hypophosphites principalement).

Abcès

Les abcès, poches ou collections purulentes, quelles que soient leurs modalités et leurs origines, ne doivent jamais être abandonnés à eux-mêmes.

Dès que la *fluctuation* indique qu'ils ne peuvent plus

être résolus et que la période *phlegmoneuse* est passée, il faut procéder à l'évacuation du liquide : ce qui est œuvre essentiellement médicale ou de petite chirurgie. Il ne faut jamais vouloir se passer de ce secours, en cas d'abcès.

Abricot

Fruit sucré et aromatique, agréable et sain lorsqu'il est bien mûr ; interdit aux diabétiques. L'abricot fournit le type des meilleures compotes et confitures, grâce à l'abondance des matières gommeuses et sucrées qu'il renferme. C'est un fruit plus indigeste, plus échauffant, plus fermentescible que ses congénères de l'été. Aussi, les personnes délicates de l'estomac ou des intestins feront sagement de s'en priver ou de ne le manger qu'en compotes.

Absences

Les absences, qu'il ne faut pas confondre avec les vertiges (voir ce mot), sont toujours les indices d'une altération sérieuse du système nerveux et représentent, le plus ordinairement, une forme atténuée de l'épilepsie. Il faut traiter ce symptôme, pour prévenir les aggravations possibles. Je recommande principalement dans ce but : l'hydrothérapie froide et le chlorure d'or (5 milligrammes par jour), le bromure de camphre et les hypophosphites de strychnine ou de quinine.

Absinthe

Boisson alcoolique distillée, dont l'*abus* produit sur l'organisme des effets profonds et pernicieux, portant principalement sur le système nerveux. L'absinthe cause, d'abord, une excitation gaie, avec contentement de soi et vertige ambitieux ; peu à peu, l'habitude aidant, ces sensations se transforment en hébétude, altération des facultés psychiques, irritabilité et émotivité extrêmes ; tendances aux grimaces, sensibilité vive à la douleur, perte de la mémoire, hésitations de la parole. Les rêves terrifiants et les hallucinations de la vue, de l'ouïe, du goût et de l'odorat, les tremblements, crampes et convulsions épileptiformes, la stupeur, la paralysie et la folie caractérisent les degrés plus élevés de l'empoisonnement absinthique. Beaucoup d'absinthés succombent aussi à la phtisie pulmonaire.

L'absinthe dangereuse surtout est celle qui est faite par les mélanges à des alcools d'inférieure qualité, des essences d'anis, absinthe, angélique, origan, badiane, fenouil, mélisse, fève tonka, mélilot, *calamus aromaticus*, etc.

Accidents

(Premiers secours)

Il faut d'abord se garder de tout excès de zèle et de tout affolement ; isoler et tranquilliser le blessé ; prévenir immédiatement le médecin. En attendant la venue de l'homme de l'art, voici, en un résumé très bref, ce qu'il faut éviter de faire et ce qu'il faut faire (il est au moins aussi important de savoir *ce qui est nuisible* que ce qui peut être utile, dans les principaux accidents).

Contusions, entorses, luxations. — Evitez les applications irritantes et malpropres, les sangsues, etc... Entourez la partie atteinte de linges propres imbibés d'eau fraîche et maintenus par une bande peu serrée.

Plaies. — Evitez tout instrument et même les doigts, évitez les onguents, les emplâtres. Lavez la plaie avec eau boriquée et la recouvrez de ouate hydrophile.

Hémorragies. — Evitez le vinaigre, les toiles d'araignées, le perchlorure de fer, les mouchoirs sales. Ne pas remuer le blessé. Placer sur la plaie un linge très propre, plié en plusieurs doubles et maintenu avec les doigts; lier le membre au-dessus de la plaie, avec une bande en caoutchouc. On arrête le saignement de nez en élevant le bras correspondant à la narine qui saigne, en faisant aspirer du jus de citron, etc.

Pendaison. — Couper la corde, étendre le pendu, irriguer d'eau froide son visage ; inhalations de vinaigre, frictions vives sur le corps, sinapismes aux membres inférieurs, respiration artificielle.

Asphyxie. — Grand air, corps nu, frictions, flagellation, respiration artificielle.

Syncope. — Tête basse, bras élevés, vêtements desserrés, air frais, eau froide au visage, inhalations d'ammoniaque (sur un mouchoir), flagellation, respiration artificielle. (Voir ce mot.)

Apoplexie. — Coucher le malade, la tête haute, dans une chambre très aérée, glace sur la tête et sinapismes aux membres ; lavement purgatif et sangsues à l'anus.

Epilepsie. — Ne pas fléchir les membres raidis, ne rien faire boire ; desserrer les vêtements et maintenir le malade doucement, pour qu'il ne se blesse pas.

Hystérie. — Les odeurs fortes prolongent les crises. Même traitement que pour l'épilepsie. On peut essayer la compression des ovaires avec le poing.

Accouchement. — Eloigner les curieux ; amener l'enfant hors des vêtements (sans tirer sur le cordon), le coucher sur le dos, la tête du côté des pieds de la mère, dans la dépression formée par les deux jambes jointes de l'accouchée ; lier le cordon à cinq ou six centimètres du nombril de l'enfant et transporter la mère sans secousses.

Fractures. — Evitez tout mouvement brusque ; couchez le blessé dans la position horizontale ; immobilisez le membre dans des attelles; entourez la région douloureuse de compresses d'eau blanche.

Insolation. — Desserrer les vêtements, frictionner le corps à l'eau froide ; compresses glacées sur la tête.

Congélation. — Eviter le feu, les chambres chaudes, l'ingestion de liquides alcooliques ; coucher le malade, déshabillé, dans une chambre froide, le frotter à l'eau vinaigrée et lui faire boire du café chaud très fort.

Submersion. — Ne pas suspendre le noyé par les pieds sous le fallacieux prétexte de lui faire rendre son eau ; éviter les secousses, l'ingestion de boissons. Déshabillement, nettoyage de la gorge avec barbe de plume ; respiration artificielle et réchauffement actif par des boules d'eau chaude.

(Voir *Asphyxie*, pour les accidents par le gaz du charbon et le gaz d'éclairage.)

Acclimatement

Les tempéraments robustes, à réactions franches et faciles, à système nerveux énergique et pondéré, s'acclimatent aisément, en général, et peuvent émigrer sans crainte. Il n'en est pas de même des sujets à prédominance sanguine ou lymphatique. Les jeunes gens résistent mieux aux perturbations résultant d'un climat nouveau, que ne peuvent le faire les adultes, les enfants ou les vieillards.

Pour s'acclimater sûrement, il faut adopter le régime et les habitudes hygiéniques du climat et surtout éviter, avec soin, les fatigues et les excès, toujours plus nuisibles loin du sol natal et dans les pays tropicaux principalement.

Accouchement

Lorsqu'il est à terme, il a lieu après 270 jours environ de grossesse. Le « travail » s'opère par des contractions viscérales énergiques, qui expulsent le produit, à la faveur d'une sorte de pression. « La contraction utérine, a dit Paver, est le résultat de la réplétion utérine, comme le besoin d'aller à la selle est le résultat de la plénitude de l'intestin, comme la distension de la vessie provoque l'envie d'uriner... »

Quinze jours environ avant l'accouchement, le ventre s'est abaissé. Au moment du travail, les contractions apparaissent, d'abord peu douloureuses et s'accompagnent d'écoulement glaireux. Bientôt, les douleurs deviennent plus fortes ; elles sont dites « préparantes » et s'accompagnent d'une sensation de dilatation. Enfin, les douleurs énergiques sont dites expultrices et « conquassantes », à cause de leur violence.

La durée de l'accouchement varie de quelques minutes à deux ou trois jours : un premier accouchement est ordinairement assez long.

Il faut conseiller à la femme qui accouche de garder toujours une position horizontale, le siège très élevé, les cuisses demi-fléchies. Elle demeurera bouche ouverte et ne devra pas s'arcbouter au moment des douleurs. Il faut aussi se précautionner, pendant l'accouchement, contre la rétention d'urine ; placer l'accouchée dans un air pur, souvent renouvelé ; ne laisser séjourner, dans sa chambre, aucun linge souillé.

L'accouchée peut, dès le lendemain, manger des potages, œufs à la coque, compotes. On ne lui permettra de s'asseoir sur son lit que le douzième jour ; de marcher, que le vingt-cinquième seulement.

Au début du travail, il est bon de faire prendre à la femme en couches un grand bain tiède de vingt minutes, alcalino-amidonné. Au sortir du bain, on la revêt d'une chemise sortie de l'étuve ; on la conduit dans un lit dont toute la literie vient d'être refaite. L'antisepsie parfaite est assurée par de larges injections tièdes de bi-iodure hydrargyrique au 4/1000. Ces injections sont également répétées après la délivrance.

Acides

On enlève les *taches* produites par les acides, en les neutralisant au moyen d'une base : ammoniaque, soude, potasse, etc.

Les taches produites par certains acides organiques (citron, groseille, etc.) s'enlèvent plutôt avec un acide minéral très dilué, tel que l'esprit de sel étendu de moitié son volume d'eau chaude.

En cas *d'empoisonnement* par un acide, il faut administrer, de suite, 40 à 50 grammes de magnésie calcinée, ou, à son défaut, de la craie pilée, de l'eau savonneuse tiède ; cette dernière a l'avantage de provoquer, en même temps, le vomissement, souvent indispensable à la guérison.

Acné

L'*acné* (mot grec qui veut dire *efflorescence*) consiste dans l'inflammation des glandes *sébacées* de la peau. Ces glandes servent, on le sait, à déverser à la surface de l'épiderme une matière grasse, destinée à assurer sa souplesse et à empêcher sa dessication. Un beau (bien vilain) jour, cette matière *sébacée* (*sebum*, suif) se trouve retenue dans le conduit de la glande : elle ne peut s'échapper, joue le rôle de corps étranger, d'*épine* inflammatoire. Alors, apparaît une élevure rouge, solide ou remplie de pus : la *pustule*, rompue, donne issue à ce liquide, mêlé de matière sébacée. Voilà l'acné simple, vulgaire, inflammatoire ou pustuleuse.

Il y en a bien d'autres variétés. Nous avons la forme *congestive*, avec dilatation des petits vaisseaux de la région, ébauche ou préface de la couperose ; l'acné *indurée* ou tuberculeuse ; l'acné *hypertrophique*, qui forme ces appendices nasaux en forme de pomme de terre, dont nos lecteurs peuvent voir un bel échantillon, au Louvre, dans le tableau de Ghirlandajo : *le Vieillard et l'Enfant*...

Les *points noirs* (points noirs dans l'existence de bien des coquettes) ne sont qu'une variété d'acné (*acné punctata*), qui se plaît aux ailes du nez principalement.

Le siège habituel de l'acné inflammatoire est au menton, au front, au dos ou à la poitrine. C'est, par excellence, la maladie de peau des jeunes filles, des adolescentes mêmes. Ses poussées successives et désespérantes menacent d'éterniser, parfois, la maladie, surtout lorsqu'il s'agit de tempéraments nerveux et lymphatiques, issus de parents arthritiques ou de goutteux. Cela, d'ailleurs, ne veut pas dire que l'acné ne puisse coïncider avec la plus belle santé apparente et même avec la vigueur la plus réelle.

Cependant, en interrogeant le sujet, il est rare qu'on ne découvre pas chez lui un peu d'atonie d'estomac, quelques digestions difficiles avec élimination intestinale insuffisante. Soignons alors le tube digestif et nous éloignerons souvent les récidives de l'acné. Eliminons du régime juvénile les mollusques, crustacés, champignons, corps gras, viandes conservées ou faisandées, ainsi que le vin pur et les liqueurs, le café et le thé, qui poussent, comme on dit, à la peau...

Certaines peaux sont, d'ailleurs, prédisposées à l'acné : elles sont luisantes, épaisses, jaunâtres, à pores largement ouverts, ce qui favorise évidemment l'infection inflammatoire des conduits sébacés par les germes microbiens. Il est fort loisible à l'hygiéniste de modifier ces conditions mauvaises du *terrain*, par des lotions chaudes, des pulvérisations avec la liqueur d'Hoffmann (alcool et éther), des badigeonnages de glycérine salicylée, des lotions habituelles à l'aide du savon au camphre et à la résorcine. Les massages doux de la peau, si faciles à pratiquer, les cures d'eaux sulfureuses, le régime végétal, dépuratif, éloignent également les prédispositions à l'acné, souvent évidentes à la période de puberté. On s'appliquera aussi à combattre chez les jeunes filles la constipation et à exalter les fonctions du foie, en donnant, tous les matins, une cuiller à café de la poudre suivante, dans une infusion de saponaire ou de pensée sauvage bien sucrée :

Sulfate de soude........................	100 gr.
Sulfate de magnésie........................	60 —
Sel de Vichy........................	40 —
Chlorure d'ammonium........................	2 —
Benzoate de lithine........................	6 —
Acide salicylique........................	3 —
Menthol	2 —

Mettre en poudre fine.

On conseillera, enfin, aux jeunes filles et aux femmes,

une vie moins sédentaire. On évitera de surexciter leur système nerveux par les émotions morales vives ; on régularisera, par tous les moyens, les efforts de la formation, en veillant assidûment sur la fonction périodique spéciale au sexe féminin.

Eloignons surtout du traitement les préparations bromurées, iodurées, ferrugineuses, arsénicales, qui ont le grave défaut de pousser aux sécrétions épidermiques : remarquons que la fonction sébacée est liée à la puberté, au développement du système pileux et que toutes les fonctions de la peau sont, en quelque sorte, solidaires. Le cheveu est une sécrétion, au même titre que la sueur...

Certaines personnes ont la stupide habitude d'ouvrir (avec une aiguille, avec les ongles, par la pression des doigts ou d'une clé de montre) leurs éruptions acnéiques et de les *taquiner* ainsi, d'une manière pour ainsi dire incessante. C'est là une sorte de *manie* ou de névropathie obsédante, qui aboutit parfois à des excoriations, à des plaies infectées du visage et finalement à des cicatrices fort laides. Il faut toute l'autorité et la surveillance de l'entourage, pour réprimer ces fâcheuses habitudes : dans un cas récent, j'ai été obligé de faire intervenir la suggestion hypnotique, comme on opère chez les enfants qui ont la manie de s'arracher les cheveux ou de se ronger les ongles.

Il existe un certain nombre de recommandations d'hygiène, indispensables aux acnéiques, avant tout espèce de traitement proprement dit. Elles devront éviter la congestion du visage par la lumière artificielle, par la chaleur et surtout le froid aux pieds (la douche froide quotidienne des pieds, de 40 secondes, est le seul traitement efficace). Elles devront régulariser leurs digestions en mangeant lentement, en mâchant bien ; en buvant, aux repas, un ou deux verres de bière de malt, additionnée de quelques gouttes d'acide chlorhydrique. Elles éviteront le port de corsets et de cols trop serrés, fréquents appoints pour la congestion faciale, cela se conçoit aisément.

Quant au régime, le plus sûr est de fuir tous les aliments suspects d'être de fraîcheur douteuse: la sobriété générale, l'abstinence des épices, des pâtisseries, des *five o'clock*, des gibiers, coquillages, charcuteries, choux,

choux-fleurs, asperges, oseille et autres aliments fermentescibles, conserves, fromages, etc.

Localement, on préviendra l'acné, en faisant, tous les matins, la toilette du visage avec une tasse à café d'eau bouillie *très chaude*, additionnée d'une cuiller à café de bi-carbonate de soude, une d'alcool camphré et une de glycérine. Lorsqu'il existe des points noirs sur la peau, on les lotionnera avec la mousse chaude de savon noir, additionnée de teinture de benjoin. Je suis aussi très partisan, à titre préventif, des préparations *soufrées* à l'intérieur. Je les préfère de beaucoup, à la levure de bière, actuellement à la mode contre les clous et qui n'a (à mon avis) aucune action préventive ni curative chez les acnéiques. Avant chaque repas, je prescris, pendant trois mois, l'un des cachets :

Soufre précipité	0 gr. 50
Extrait sec d'hamamelis	0 — 30
Benzo-naphtol	0 — 20

Pour un cachet.

M.

Voilà pour le traitement général.

La toilette du visage doit être faite, soir et matin, avec de l'eau de son bouillie et bien chaude, additionnée, par tasse, de 2 grammes de bi-carbonate de soude. Ensuite, à l'aide de ouate hydrophile, on lotionnera les éruptions avec la mixture suivante, agitée avant l'usage :

Eau distillée de roses	200 gr.
Alcool camphré	100 —
Glycérine	20 —
Résorcine	2 —
Acide salicylique	1 —
Soufre précipité et lavé	15 —

On gardera deux heures sans l'essuyer, dans la matinée, la poudre jaune de soufre, sorte de pollen déposée sur la peau par cette lotion. La nuit, elle agira jusqu'au lever. Si la peau, trop sensible au soufre, s'irrite de cette lotion, on l'interrompra, deux jours, en poudrant simplement d'oxyde de zinc : lorsqu'on en reprendra l'usage, on aura soin de l'étendre d'eau tiède, jusqu'à parfaite tolérance. Ce sont surtout les téguments délicats des blondes qui supportent mal le traitement : on sait que le vent un peu vif, l'air de la mer, les intempéries saisonnières suffisent pour irriter certaines de ces peaux. On conçoit donc leur extrême susceptibilité aux médicaments.

Lorsque la peau est sèche, on remplace la lotion soufrée par la pommade suivante :

Glycérolé d'amidon	45
Hyposulfite de soude	4
Calomel	1
Naphtol	0, 50

L'acné ponctuée (*points noirs*) disparaît après huit jours de frictions avec un linge rude imbibé de salicylate de méthyle : pour éviter le retour de cette désagréable éruption, on fait, pendant plusieurs mois, la toilette des régions incriminées au moyen de l'eau de chaux médicinale *bien chaude*. Ce traitement rationnel a pour but de supprimer l'éruption et d'enrayer l'élément congestif qui prépare ses récidives : il rétablit aussi promptement la perméabilité parfaite des conduits sébacés.

Dans certains cas, les effluves électriques (*franklinisation*) ont été appliqués avec succès pour régulariser les sécrétions cutanées et augmenter la résistance de la peau. J'en suis, par expérience, le dévoué partisan.

(Voir *Peau, Visage.*)

Aconit

Plante médicinale dont on utilise les feuilles et les racines comme préparations anti-catarrhales et antirhumatismales. Voici, par exemple, un excellent sirop contre la grippe et l'enrouement des chanteurs :

Sirop d'érysimum..............................	âà	150
Sirop de laurier-cerise.........................		
Alcoolature de racine d'aconit...........		10
M.		

Trois cuillerées à soupe par jour.

L'alcaloïde de l'aconit, *l'aconitine*, est un médicament très dangereux, qui ne doit jamais être employé sans ordonnance médicale.

En cas d'empoisonnement, on donnera, d'abord, un vomitif (0, 05 d'émétique); puis, on prescrira, par cuillerées à soupe toutes les dix minutes, le mélange suivant :

Punch au rhum.....................................	200
Teinture d'iode iodurée........................	12
M.	

Cette médication s'applique aussi aux empoisonnements par l'aconit cultivé dans nos jardins comme plante d'ornementation (bien qu'il soit moins actif que l'aconit *napel* des montagnes).

Agacement

Irritation de la pulpe dentaire, causée par les acidités de l'estomac, la grossesse, l'usage de fruits, légumes ou condiments acides. On fait disparaître l'agacement des dents, en les frictionnant avec un mélange par parties égales de magnésie calcinée et de biborate de soude.

Par extension, on nomme *agacement* un état nerveux de surexcitation impatiente et d'irritabilité mentale. (Voir *Nervosisme*.)

Age

Hygiène

« Chaque âge a son plaisir, son esprit et ses mœurs »... et aussi ses maladies. C'est ainsi que l'enfance est vouée au lymphatisme, au rachitisme, à la méningite, à la pneumonie. Certaines maladies sont spéciales même à l'enfance : le spasme de la glotte, la danse de Saint-Guy. Il faut s'abstenir de la diète excessive, de l'opium, des purgatifs énergiques, pour le traitement des maladies infantiles.

L'âge adulte (ou virilité) est disposé aux affections génito-urinaires, aux rhumatismes et à la goutte, aux maladies mentales, aux tumeurs, aux affections du cœur et des poumons. La vieillesse est l'âge de l'atrophie, des congestions et hémorragies, de la constipation, de la gangrène, du ramollissement cérébral, de l'emphysème, de la surdité, de la cataracte. Le vieillard doit s'abstenir de tout excès et de toute médication trop active.

Age critique

L'âge critique (ou *retour d'âge*) n'existe que chez la femme : il coïncide avec la cessation des époques menstruelles, entre quarante et cinquante ans. L'hygiène de l'âge critique (ménopause) se résume ainsi : exercice actif à l'air pur ; supprimer les émotions ; pratiquer la tempérance et la continence ; éviter les stimulants, les excès de table ; suivre un régime plus végétal qu'animal ; redouter le froid aux pieds, les soirées, le théâtre, les corsets serrés, les bains trop chauds, le lit trop moelleux ; se coucher et se lever tôt ; purgations salines, une ou deux fois par semaine. En cas de spasmes et d'insomnie, on donnera 2 à 3 grammes de bromure de strontium ; en cas de flatulences, des cachets de charbon et de noix vomique ; en cas du prurit, des bains tièdes avec la décoction de tilleul, 500 grammes de tilleul bouilli et versé dans un bain à 37°.

Se méfier beaucoup du froid ; soigner son estomac, éviter la constipation, fuir les poisons intellectuels (alcool, éther, morphine, chloral, café, thé). En cas de troubles mentaux, j'ai souvent conseillé, fructueusement, la distraction des voyages, les cures d'eaux, etc...

Voici une formule prescrite avec succès contre les troubles circulatoires et les palpitations de l'âge critique :

Poudre de cannelle	0 30
— d'ergot	0 05
— de digitale	0 05
— d'arséniate de fer	0 01

M. pour un cachet.

Trois fois par jour (aux repas).

En même temps, je fais pratiquer des frictions à l'alcool camphré, matin et soir, sur tout le corps, pour rétablir la circulation perturbée.

Les femmes arrivées à l'infernale période de la ménopause doivent adopter une alimentation végétale, avec de l'eau comme boisson ; éviter les chaufferettes, porter des vêtements chauds.

Traitement du prurit survenant chez les femmes à la ménopause :

Oxyde de zinc	3 cent.
Quinine	2 gr. 5
Extrait d'aloès	1 gr.
Suc de réglisse	Q. S.

Pour faire pilules n° 20 (chaque pilule contient 15 milligrammes d'oxyde de zinc). A prendre une pilule, trois fois par jour.

En même temps, les parties prurigineuses seront lavées à l'eau phéniquée faible, additionnée de menthol ou d'alcool aromatique.

(Pour les palpitations de l'âge critique, voir *Palpitations* chez les arthritiques.)

Agneau

La chair de l'agneau se mange surtout en décembre et en avril. L'agneau doit avoir au moins trois mois et être uniquement nourri de lait : alors, sa viande est tendre, très digestive, précieuse pour l'alimentation des enfants, des vieillards et des convalescents. Rôti, braisé ou en ragoût, l'agneau a besoin d'être relevé par des sauces, sa saveur étant habituellement fade.

Aigreurs

(Voir *Estomac.*)

Je conseille, au moment des aigreurs, une cuillerée à café de la poudre suivante délayée dans un peu d'eau :

Gomme arabique pulv.	40
Carbonate calcique précip.	25
Magnésie lourde	10
Phosphoglycérate calcique	8
Benzoate de bismuth	5
Saccharine	0 50

F. S. A.

(Porphyrisez et mêlez intimement.)

Ail

Stimulant et vermifuge, l'ail fournit un condiment énergique, très estimé des Méridionaux, mais mal toléré par un grand nombre d'estomacs. Son abus peut même causer la fièvre et un certain degré de narcotisme. Les nourrices doivent s'abstenir d'ail, pour ne point voir leurs nourrissons se tordre de colique. L'aïoli ou sauce à l'ail, ce beurre de Provence, appelle aisément la diarrhée, probablement par une sorte de rubéfaction de l'intestin. L'ail jouit, d'ailleurs, d'une réputation antiépidémique assez usurpée, malgré la valeur antiseptique probable de son essence sulfurée naturelle.

Air (Cure d')

Les méfaits de l'air confiné, dans les agglomérations urbaines, tiennent surtout aux poussières insalubres, si abondantes dans l'atmosphère des villes et qui sèment les germes microbiens d'un grand nombre de maladies. La cure d'air peut se faire, selon les cas, dans un climat maritime, montagneux, forestier ou de plaine. La vie en plein air pur fortifie l'économie défaillante et arme les faibles pour la lutte vitale. Mais il est évident que le séjour à l'air libre, surtout en hiver, ne saurait s'effectuer que sous certaines conditions de chaleur relative et d'abri parfait, afin que l'excitation produite ne dépasse point l'action tonique et que l'aguerrissement du champ respiratoire ne puisse offrir aucun péril Aussi, une bonne hygiène vestimentaire (régime de laine) s'impose-t-elle impérieusement à ceux qui veulent faire une cure d'air suivant l'hygiène.

Aisances (lieux d')

L'hygiène prescrit d'éloigner les latrines le plus possible des pièces d'habitation, de les aérer, de les fermer hermétiquement en dehors des besoins. Il faut empêcher le reflux de l'air intérieur par les cuvettes automatiques, dites à l'anglaise. On condamnera la fosse fixe, source d'infection et d'humidité pour la maison. La fosse mobile imperméable, facile à désinfecter et à enlever, est d'un usage sanitaire précieux. *Le tout-à-l'égout* est encore préférable : mais il faut une chasse d'eau suffisante et une pente considérable, ainsi qu'un système de syphons hydrauliques, capable de mettre obstacle au reflux des gaz intérieurs.

Les *desiderata* de l'hygiène publique se traduisent ainsi obligation, pour tout propriétaire, d'avoir un cabinet par logement ; dix litres d'eau au moins, par jour et par habitant, pour être distribuée dans les tuyaux de chute de chaque cabinet; cuvette fermant hydrauliquement et d'une manière automatique et hermétique ; en cas de fosse mobile, enlèvement régulier et fréquent des vidanges.

(Voir *Logement.*)

Albuminurie

Au début, ventouses scarifiées ou pointes de feu sur la région des lombes. Tous les matins, une cuillerée à café de phosphate de soude pulvérisé dans une tasse de tisane de ményanthe. Au milieu de chaque repas, trois des pilules suivantes :

Tannin très pur	0·05
Extrait de quinquina	0 05
Poudre de jaborandi	0 05

M.
pour une pilule.

Après chaque repas, deux grammes de lactate de strontiane dans un bol de lait.

Eviter le froid et l'humidité ; régime de laine ; frictions sèches et alcooliques ; bains sulfureux et de vapeur. Boire tous les jours deux litres de lait. Manger des viandes blanches très cuites, des légumes herbacés, du beurre, des œufs très frais, de la semoule au beurre, du pain de gruau, de la purée de pommes de terre, des crèmes d'orge, de riz, de blé, de froment. Eviter tous les autres aliments et boissons.

Quel doit être le régime des albuminuriques? — Le lait comme boisson, les bouillies de céréales (salep, crèmes d'orge et de riz), le chocolat, le fromage frais, les légumes verts et les fruits, tels sont les aliments qui conviennent le mieux aux albuminuriques. Lorsque la période aiguë du mal est terminée, on autorisera les œufs (un ou deux par jour), les viandes blanches braisées, le thé au lait. On fera, tous les jours, quatre repas peu copieux. Les aliments les plus dangereux pour les albuminuriques sont : les poissons, mollusques, crustacés, gibiers, fromages forts, boissons alcooliques, mets épicés et, en général, tout ce qui constitue la cuisine de haut goût. Le régime doit être essentiellement doux et sédatif, afin de ne point irriter les éléments du filtre rénal.

Les laxatifs, les frictions vives sur la peau, les climats secs et chauds, l'air pur et une médication variable suivant les causes de l'albuminurie, rendront au malade un état de santé, sinon absolu, tout au moins compatible avec une longue survie.

Alcoolisme

C'est un fléau redoutable et sans cesse grandissant. On a souvent émis le vœu que le gouvernement prenne des mesures pour restreindre le nombre des cabarets. Outre que cette limitation serait difficile à prononcer par un gouvernement libéral, il n'est pas absolument prouvé que le nombre des débits de boissons soit la cause véritable de l'accroissement de la consommation alcoolique. Les statisticiens semblent, ici, une fois de plus, les victimes du fameux *post hoc, ergo propter hoc*. La proposition de M. Gonse, conseiller à la Cour de cassation (tendant à favoriser la tenue des cantines ouvrières spéciales où l'on débiterait aux travailleurs des boissons saines), nous paraît, au contraire, de l'ordre de celles qui présentent une valeur pratique, pour lutter contre le fléau de l'intempérance. Nous avons, nous-même, insisté longuement sur ces réformes possibles, dans l'ouvrage que nous avons publié sur l'*Alcoolisme*, (Doin, éditeur.)

Voici une formule contre l'alcoolisme nerveux :

Teinture de capsicum......................	āā 10 gr.
— de jusquiame......................	
— de coca......................	
— d'ignatia......................	

M.

Vingt gouttes par jour, en trois fois, dans de la tisane de gentiane ou de centaurée.

Dyspepsie des alcooliques

Vin de gentiane	300 gr.
Acide bromhydrique dilué	20 —
Essence de gingembre	XX gouttes

M.

Une cuillerée à soupe dans un demi-verre d'eau à l'issue des repas. — L'acide bromhydrique a la propriété de calmer l'éréthisme du plexus solaire et d'empêcher l'atrophie graisseuse des glandes à pepsine, qui prépare la cirrhose et entretient la dyspepsie.

Forme aiguë de l'alcoolisme (ivresse)

Dans la forme aiguë (ivresse), donner du café chaud, additionné, par tasse, de 4 grammes d'acétate d'ammoniaque et cinq gouttes de laudanum.

Dans la forme chronique, prescrire les boissons chaudes (maté, principalement) ; supprimer radicalement les alcools. Avant chaque repas, l'un des cachets suivants :

Poudre de Dower	âà 0,10
— d'ignatia	
— de coca	
— de gingembre	
— de capsicum	

M. pour un cachet.

Se méfier de l'alcoolisme *inconscient* (alcoolisme des gens du monde) qui s'introduit, peu à peu, dans l'organisme, sous les espèces des vins liquoreux, des liqueurs, du thé au rhum, etc... Le plus sûr est de n'accepter, étant en visite, aucune boisson alcoolique.

Alcôve

Si ce *mot* figure dans ce dictionnaire, c'est pour mettre en garde contre la *chose* les personnes soucieuses de l'hygiène. L'alcôve est une pièce du logement insalubre par excellence : l'air, au lieu de s'y renouveler, s'y concentre et s'y vicie d'une manière dangereuse.

Alimentation

Elle doit varier avec l'âge, le sexe, le climat, les saisons, les professions, etc... L'enfant a, proportionnellement, besoin de plus d'aliments que l'adulte, à cause des nécessités de la croissance. Le vieillard n'a besoin, au contraire, que de peu de nourriture, mais il lui faut une alimentation choisie.

Les repas trop éloignés ralentissent le cours de la bile et disposent aux coliques hépatiques. (Voir ce mot.) Le régime de la viande convient aux faibles, aux relâchés, tandis que le régime maigre est plutôt celui des pléthoriques et des constipés.

L'homme ne vit pas seulement de pain et de viande ou de leurs principes hydrocarbonés et azotés. Il s'entretient aussi par le règne minéral : le sel de cuisine, le phosphate de chaux, le fer, le soufre, et surtout l'eau, qui constitue les neuf dixièmes de l'organisme, sont indispensables au maintien de la vie.

L'excès d'alimentation entraîne l'infécondité en créant les maladies arthritiques. D'abord, dit le docteur Maurel, la suralimentation est un élément de succès pour l'individu, dans la lutte vitale. Mais, au bout de quelques générations, on voit survenir la pléthore, la goutte, le diabète, l'albuminurie. Dès la jeunesse, les générations entachées d'arthritisme souffrent d'obésité, de troubles digestifs, de déséquilibration nerveuse, de maladies de peau, etc... A la troisième génération, la fécondité est très compromise : la bonne chère a tué la famille, qui, sortie du peuple, s'était élevée dans l'échelle sociale et est venue se brûler au foyer de la civilisation. Ainsi (comme je l'ai dit moi-même en mon *Hygiène des riches*), la bourgeoisie dirigeante, à force de trop penser pour et par son ventre, a consommé sa propre dégénérescence et préparé le triomphe du peuple.

Alimentation des nouveau-nés. — Le lait constitue l'aliment exclusif du nouveau-né. Les tétées doivent être réglées, pour le jour, toutes les deux heures le premier mois, toutes les trois heures du deuxième au sixième mois ; la nuit, les intervalles seront au moins le double de ceux du jour. On évite ainsi la surcharge de l'estomac et les indigestions graves qui en résultent. A partir des premières dents, on peut donner un œuf et une bouillie d'avoine comme suppléments.

Jusqu'à l'âge de cinq ans, à partir du sevrage, il faut que l'alimentation consiste en potages, bouillies, purées, panades, œufs frais, viandes blanches, poissons blancs, fruits cuits. Eviter l'abus du bouillon, des pâtisseries, des légumes secs non tamisés, et surtout les condiments, les mets épicés, le café, le vin pur, les liqueurs, etc...

Une tasse de lait chaud, matin et soir, convient à bon nombre d'enfants. Si l'on a des doutes sur la provenance du lait, il est plus sûr de ne point le consommer cru, mais stérilisé ou au moins bouilli.

Voici, en somme, les aliments qui conviennent le mieux aux jeunes organismes :

1° Toutes les matières grasses : lait, crème, beurre, chocolat, cacao, graisse de viande, moelle des os, huiles végétales et minérales ;

2° Les féculents, particulièrement ceux contenant le plus de matières grasses ou sucrées ;

3° Les diverses matières sucrées : miel, confitures, les fruits les plus sucrés ;

4° Consommer le moins de viande possible, dont la science a bien montré l'infériorité et les inconvénients.

L'aliment est un réservoir d'énergie. Mais ce n'est pas ce que nous mangeons qui nous nourrit, c'est ce que nous digérons et assimilons. C'est pourquoi tous les aliments de l'enfance seront toujours très divisés et comme en purée. Il ne faut pas compter que l'enfant mâche : c'est toute une éducation à faire. La plupart des accidents digestifs dérivent, chez lui, de la gloutonnerie et de la mastication imparfaite.

Aux époques de croissance, l'enfant a besoin de fortifiants énergiques : on insistera donc sur les œufs, le fromage frais, le beurre, le pain et les panades, les purées de pois, haricots et lentilles, les jus de viande, ris de veau, cervelles, fruits cuits, crèmes renversées au chocolat ou au café, etc... (Voir *Estomac.*)

Vieillards. — Il faut au vieillard des repas peu copieux, mais toniques : simple ration *d'entretien*, où les viandes de bonne qualité, les purées de légumes, les compotes, les vins vieux et la bière de malt jouent un rôle capital, digestif et nutritif tout ensemble.

Aliments nervins (leurs effets sur les personnes dyspeptiques et neurasthéniques). — En général, le café ne convient pas à ceux dont le cœur est émotif et sujet à des palpitations : le lait atténue, il est vrai, cette action excitante. Le cacao, nuisible aux estomacs irritables, est l'aliment intellectuel le meilleur, pour les épuisés du système nerveux. Toutefois, le maté vaut encore mieux ; il est, malheureusement, peu usité en Europe.

La question du thé est l'une des plus difficiles à traiter; l'action de cette substance varie étrangement, suivant sa qualité, sa provenance, etc...

Le thé vert, malgré les opinions courantes, est plus irritant pour le tube digestif que pour le système nerveux. La question d'accoutumance joue ici, d'ailleurs, un rôle primordial. (Voir *Café, Thé, etc.*)

Où mène l'abus des sucreries. — La dyspepsie acide, la carie dentaire, le diabète peuvent en résulter. Le régime du sucre est, toutefois, moins dangereux, lorsqu'il est suivi dans les climats froids et humides et exclusivement aux repas.

Boissons gazeuses. — Il faut se méfier de leur usage continu. Un grand nombre de vertiges d'estomac et de troubles digestifs n'ont point d'autre cause. En habituant la muqueuse gastrique à n'obéir que sous le coup de fouet de l'acide carbonique, l'abus des eaux gazeuses détermine l'atonie gastro-intestinale, affection extrêmement commune, dont j'ai décrit le traitement dans mes livres sur l'estomac.

Analyses alimentaires. — La plupart des laboratoires de chimie se chargent de ces sortes d'analyses, très utiles dans bien des cas. A Paris, on peut s'adresser aux laboratoires officiels, municipal, etc., ou à des chimistes spéciaux.

Alimentation suivant les professions. — Les personnes actives, livrées au travail musculaire, doivent consommer des aliments très combustibles : beurre, graisse, féculents, pommes de terre. Les personnes sédentaires mangeront des œufs, du laitage, des viandes blanches, des boissons caféiques, dynamophores et éliminatrices. L'habitant des villes a besoin de viande et de vin, plus que le campagnard : il le sait et ne manque pas d'en faire abus.

L'homme de sport doit consommer des aliments très digestibles, très assimilables sous un petit volume (thé de bœuf, jus de viande pressée, œufs, viande crue, bordeaux, café, thé, chocolat, boissons sucrées, eaux minérales).

Le contemplatif peut, à la campagne, se contenter parfaitement d'un régime végétarien. Dans les pays chauds, il faut surtout éviter les excès de viandes et d'alcool.

Nos lectrices trouveront des détails sur ces questions d'alimentation dans mes livres l'*Hygiène de l'estomac* et *Les maladies de la digestion* qui forment, ensemble, plus de huit cents pages, écrites à la portée de tout le monde.

Alimentation dans les maladies aiguës. — Les liquides, et notamment le bouillon, le lait, l'infusion d'orge, les bières de malt non alcooliques conviennent, ainsi que les œufs, aux malades atteints de fièvre. Ces aliments légers doivent être pris par petites fractions, les sécrétions digestives étant impuissantes à élaborer une nourriture qui ne ferait que fatiguer et encombrer les viscères. Le café au lait, le koumyss et le képhir sont, parfois, mieux tolérés que le lait. Le lait de poule (voir ce mot), les œufs à la neige, additionnés d'un peu de bon cognac ou kirsch, remontent promptement les malades. Il en est de même de l'eau vineuse froide ou de la limonade vineuse en petite proportion.

Pour varier, on peut donner de la décoction de cerises sèches ou de pruneaux, de l'infusion d'ananas ou de pommes, de l'orangeade, des décoctions de céréales sucrées avec le miel. La gelée de jus de viande, faite avec du pied de veau frais et du vin blanc, la crème d'orge, le vin de champagne, conviennent surtout aux convalescents (fièvre typhoïde).

Dans les bronchites aiguës et les fluxions de poitrine, le punch au kirsch, le café au rhum, le vin chaud sucré, additionné de cannelle et de girofle, mènent souvent à une réaction favorable et désirée.

Voici une formule pour alimenter les malades atteints d'états aigus du tube digestif :

Jaunes d'œufs	n° 2
Cognac	50 gr.
Eau de fleurs d'oranger	120 —
Sirop simple	30 —

Il est indiqué aussi d'ajouter au bouillon du tapioca, de la semoule, des pâtes, en quantités de plus en plus fortes.

Si la fièvre ne reparaît pas, on permettra d'abord un œuf à la coque peu cuit, puis, deux jours plus tard, du blanc de poulet haché, puis du bifteck, une noix de côtelette également hachée.

On passera, ensuite, aux filets de sole et de merlan, aux pieds de veau, aux cervelles, aux purées féculentes bien tamisées, au fromage à la crème, marmelades de fruits. Ensuite, les panades, le potage Colbert (bouillon aux œufs pochés), la viande grillée, la pomme cuite, l'orange douce, le vieux vin rouge coupé d'eau alcaline légère : et l'on arrive, peu à peu, à la suralimentation normale.

Chez les anémiques, je me suis bien trouvé non seulement du jus de viande, mais aussi du jus d'herbes (cresson, chicorée, etc.).

Allaitement

L'allaitement par la mère ou par une bonne nourrice constitue l'idéal de l'alimentation des nouveau-nés. Les enfants ainsi nourris se développent normalement et restent à l'abri des graves maladies du premier âge.

Pour augmenter la sécrétion du lait des nourrices. — Repos physique et moral, air de la campagne. Prendre, avant chaque repas, vingt-cinq gouttes du mélange suivant :

Teinture de jaborandi		10 gr.
—	de galéga	
—	d'urticaire	
—	d'ortie blanche	
Essence	de cumin	V gouttes
—	de fenouil	
—	de badiane	
—	de nigelle	

M.

Après chaque repas, une cuillerée à soupe de la solution de lacto-phosphate de chaux du Codex.

Comme aliments, je recommande : le lait, les œufs, les purées de lentilles, de pois et de pommes de terre, le poisson salé, morue, stockfish, haddok, poutargue, caviar, le poulet au riz, les crèmes d'orge et d'avoine, le sagou, le salep, la bouillabaisse au safran, les navets, les panais, le cerfeuil, le fenouil, le pissenlit, le chocolat, la marmelade d'oranges amères. On remplacera le sucre ordinaire par le sucre de lait ou *lactose*, dans les desserts ou entremets. Comme boisson, boire une bière forte (*stout* de préférence), coupée avec une eau bicarbonatée calcique naturelle. Abstinence de crudités, de viandes saignantes, de vin pur, de café et de thé.

Alopécie

Chute des cheveux

Contre la chute des cheveux, frictions avec le mélange suivant :

Alcoolé de citron........................	80 gr.
Extrait fluide de jaborandi...........	40 —
Teinture de cantharides..............	20 —
Pétro-vaseline liquide.................	
Essence de pin d'Autriche...........	15 gr.
Teinture de capsicum.................	
Menthol	1 gr.

M. S. A.
(Agitez avant l'usage.)

Pour lustrer la chevelure et la préserver de la chute :

Pétrole rectifié............................	80
Paraffine-oil...............................	10
Essence de lavande........................	5
— de cannelle........................	2

M.

Quelques gouttes, matin et soir, répandues sur la tête à l'aide d'un flacon stilli-goutte,

Schampoing hygiénique pour la tête. — Faites dissoudre dans un litre d'eau chaude, 50 grammes de savon noir, 50 grammes de borax, 10 grammes d'ammoniaque et 5 grammes d'eau-de-vie de lavande (à employer à la dose d'un demi-verre à la fois, en trois ou quatre nettoyages).

Chute prématurée des cheveux (cheveux secs). — Chaque matin, onctions avec gros comme un pois du mélange :

Lanoline......................................	40
Baume nerval...............................	20
Alumnol......................................	2
Huile de bouleau..........................	XXXV gout.

(Le lecteur trouvera d'autres formules, pour tous les états des cheveux, dans la dernière édition de mon *Hygiène de la beauté.*)

(Voir aussi *Cheveux, Cuir chevelu.*)

Alose

Sorte de gros hareng remontant les fleuves au début du printemps : sa chair, grasse et succulente, se prépare ordinairement sur le gril et se met sur une purée d'oseille. L'alose est interdite aux estomacs délicats.

Alouette

Cet agréable oiseau, que Monselet surnomma, méchamment, un « faisceau de cure-dents », possède une chair digestive et nutritive par excellence. Je la recommande pour le régime des gens maigres, des poitrinaires, etc... On en fait d'excellents pâtés de conserve.

Amandes

Les amandes sont amères ou douces. L'amande amère renferme une essence toxique, riche en acide prussique : elle n'est pas très comestible. L'amande douce, lorsqu'elle est fraîche, est un fruit agréable, dont les propriétés, rafraîchissantes et diurétiques, conviennent aux pléthoriques et aux goutteux. Sèche, elle est assez lourde à l'estomac, venteuse et échauffante. Elle rancit aisément. On l'emploie beaucoup, en pâtisserie et en confiserie, pour la confection des gâteaux d'amandes, nougats, pralines, dragées, massepains, macarons, sirop d'orgeat, etc... Pilées et passées, les amandes donnent un lait qui blanchit et assouplit la peau et constitue la base de bien des formules cosmétiques.

L'huile d'amandes douces *très fraîche* (car elle s'altère facilement) forme la base du cérat, du cold-cream, des brillantines, etc... A la dose de 30 à 60 grammes, elle représente le meilleur purgatif des enfants à la mamelle.

Le looch blanc, simple ou huileux, se prépare avec les amandes mondées à l'eau chaude, la gomme adragante et l'eau de fleur d'oranger sucrée.

Amers

Agents précieux contre l'atonie de l'estomac, le manque d'appétit, l'insuffisance des sécrétions digestives. Donnés avant les repas, ils triomphent de la torpidité gastro-intestinale, contractent les muqueuses engourdies et relâchées, réveillent les actes chimiques de la digestion. Ce sont les véritables *apéritifs*. La chicorée, le colombo, le houblon, la gentiane, la petite centaurée, l'orange amère, le quassia, le simaruba, l'absinthe, le pissenlit : tels sont les amers usuels de la médecine domestique.

C'est dans les strychnées (noix vomique, ignatia, gouttes de Baumé, brucine, strychnine, etc...) que se trouve le *maximum* d'activité de la médication amère. Mais la médication strychnée est trop énergique pour pouvoir sortir, sans péril, des mains médicales.

Voici une formule composée de teintures amères, capable de rendre, dans la pratique, les meilleurs services :

Teinture de quinquina gris...........	ââ 35 gr.
— de gentiane..................	
— de colombo..................	
— de cascarille.................	
— de quassia...................	
— d'écorces d'orange...........	
— de noix vomique............	6 gr.
— de Baumé.....................	2 —
M. S. A.	

Cuiller à café avant chaque repas, dans un peu de malaga pur ou coupé d'eau (le quart d'une cuiller à café pour les enfants au-dessous de dix ans).

Amidon

On utilise surtout, en médecine, l'amidon de blé, celui de riz et la fécule de pommes de terre. On l'emploie beaucoup pour poudrer la peau des enfants et des personnes grasses : l'amidon est le type des poudres isolantes, siccatives et absorbantes, qui adoucissent et assouplissent les tissus. Bouilli avec la glycérine, il forme le « glycérolé d'amidon » qui remplace, avec avantages, les corps gras servant d'excipient aux pommades médicamenteuses.

Lavement d'amidon contre la diarrhée. — Délayer une ou deux cuillerées à café d'amidon de riz dans 300 grammes d'eau tiède ou mieux d'infusion de grande consoude. Le lavement est encore plus efficace, si l'on y ajoute quelques gouttes de laudanum.

Cataplasme d'amidon. — On délaie, à froid, la poudre d'amidon dans de l'eau saturée de borax, et l'on fait cuire sur un feu doux, pendant 10 minutes environ, en tournant constamment, pour éviter les grumeaux. La gelée faite, on l'insère entre deux tarlatanes *ad hoc.*

Ampoules

Traitement des ampoules dues à la marche excessive.

Savon noir........................	De chaque 10 gr.
Ichthyol..........................	
Tannin............................	
Cérat sans eau....................	
Sous-acétate de plomb......	

M. S. A.

Une couche mince, en applications, matin et soir, et recouvrir de tarlatane boriquée. Cette formule s'applique aussi aux ampoules des mains.

Pour ces dernières, lorsqu'elles s'accompagnent de durillons, il faut les traverser par un fil de soie, qu'on laisse quelques jours, puis faire des badigeonnages sur les épaississements épidermiques à l'aide de la solution alcoolique concentrée d'acide salicylique.

Ananas

Fruit exotique, qui se mange au naturel ou saupoudré de sucre, avec addition de quelques gouttes de kirsch, de tafia ou de marasquin. Il conserve tout son arome, s'il est découpé en grosses tranches, puis en dés, et non en tranches minces, qui font écouler son jus et évanouissent tout le parfum fruité. Très digestif, l'ananas se recommande aux goutteux et aux graveleux, dont il stimule les éliminations. Je le fais entrer aussi dans le régime des dyspeptiques atoniques (ou par insuffisance du suc gastrique) ; l'ananas, comme le papayer, contient, en effet, un ferment spécial, capable de digérer seul les substances azotées ou albuminoïdes.

On trouve, dans le commerce de la pâtisserie et des glaces, une fausse essence d'ananas, sorte d'éther butyrique, qui amène souvent des éruptions d'urticaire et des troubles digestifs : on fera donc bien de se méfier des gâteaux et sorbets parfumés à l'ananas.

Andouille et Andouillette

Sorte de charcuterie ayant pour base essentielle les boyaux de veau ou d'agneau, plus ou moins condimentés. C'est un plat délicat et agréable (comme hors-d'œuvre ou comme entrée de déjeuner) ; mais il ne convient qu'aux estomacs sans peur et sans reproche et nécessite aussi une préparation des plus minutieuses de la part du charcutier.

Anémie

Traitement. — Vie au grand air, alimentation réparatrice, bains salés, frictions. Avant chaque repas, cinq gouttes de liqueur de Fowler. Après chaque repas, une cuillerée à soupe de sirop d'iodure de fer dans un demi-verre d'eau de Seltz. A l'un des deux repas, boire de la bière ; à l'autre, du vieux bordeaux coupé d'eau (je conseille de l'eau ordinaire additionnée, par litre, de 2 grammes de chlorhydrophosphate de chaux du Codex).

Les inhalations d'oxygène et les bains d'air comprimé remplacent l'air de la campagne ou de la mer, indispensable dans certaines anémies graves.

Les frictions alcooliques, matin et soir, remplacent avantageusement l'hydrothérapie et combattent les phénomènes nerveux.

Anémie nerveuse : régime et traitement. — Le régime alimentaire a, ici, une très grande importance, aussi grande que les médicaments.

Les viandes doivent être bien divisées, hachées, pulpées.

Je recommande les cervelles, le lait, les viandes tendres, les volailles, les œufs mollets, le pain de son, les soupes aux pâtes, le cacao, les purées. les fruits bien mûrs, le raisin surtout, le miel de bonne qualité. le *stout* ou le vieux bourgogne alternés, comme boissons. Le régime doit, ici, louvoyer entre la sédation et l'excitation, afin de ne pas accentuer le détraquement du système nerveux. Lorsque l'arthritisme est en cause, le repas du soir devra être peu abondant. On proscrira les sauces trop relevées et trop grasses. On recommandera les légumes verts et les fruit cuits ; on interdira le café. le thé et les liqueurs.

L'air pur, les frictions, le massage, les bains tièdes, les voyages non fatigants sont parmi les adjuvants curatifs les plus efficaces. Parmi les médicaments, l'iode, le brome et l'arsenic sont, ici, très supérieurs aux ferrugineux.

Formule d'un vin cordial ou contre l'atonie générale, facile à préparer. — Dans trois litres de vieil alicante, ajoutez : 10 grammes de liqueur d'Hoffmann, 10 de teinture de cannelle, 10 d'extrait fluide de quinquina, 5 d'extrait fluide de coca ; dix gouttes d'essence de vanille, dix gouttes d'essence de gingembre, cinq d'essence de lavande et cinq d'essence de vanille. Laissez huit jours au contact, en agitant de temps à autre. (Un verre à liqueur après chaque repas.) Cette ordonnance est surtout recommandée, d'après ma pratique, pour les femmes et les enfants.

Anesse

Le lait d'ânesse est celui qui se rapproche le plus du lait de femme par sa composition. N'était son prix élevé, il serait, pour cette analogie, préféré dans l'allaitement artificiel. (Voir *Lait.*)

Angélique

Tige confite d'une ombellifère stimulante, antiflatueuse et antigoutteuse, recommandée dans le régime des dyspeptiques lorsqu'elle n'est point trop sucrée.

Angines

Angines aiguës. — Donner, d'abord, un vomitif ; puis, trois fois par jour, l'un des cachets :

Chlorhydrate de quinine	0 15
Salol	0 40

M. pour un cachet.

Gargarismes, toutes les heures, avec l'eau d'orge tiède renfermant, par litre, en dissolution, 2 grammes de benzoate de soude, 4 grammes de chlorate de potasse et 2 grammes de résorcine. Pulvérisations d'eau phéniquée chaude au centième. Ouverture des abcès, s'il y a lieu.

Dans la convalescence, gargarismes astringents (le plus simple consiste dans une infusion de thé vert additionnée du jus de la moitié d'un citron).

Gargarisme abortif des angines. — Les personnes sujettes aux angines à répétition sont des arthritiques ou des herpétiques, qui ont besoin du traitement général de leur diathèse. On peut, toutefois, faire avorter l'angine avec le gargarisme suivant :

Eau de chaux médicinale................	500 gr.
Teinture d'eucalyptus.....................	āā 10 —
— de coca..........................	
Hydrate de chloral.........................	5 —

M.

Angines saisonnières. — Les bains de pieds sinapisés, les gargarismes avec l'infusion chaude concentrée de thé vert additionnée de jus de citron, les badigeonnages (avec un mélange à parties égales de : glycérine, salol et benzoate de soude) : voilà le traitement le plus rapidement efficace contre les maux de gorge provoqués par les vissicitudes atmosphériques (angines rhumatismales).

Gonflement des amygdales. — Pour remédier à cette variété d'angine à répétition, très commune chez les arthritiques, panser, matin et soir, chaque amygdale avec la poudre très fine de benzoate de soude. Un mois de traitement réduira considérablement le volume de ces glandes et empêchera toute récidive d'amygdalite.

Anguille

C'est le plus riche en graisse de tous les poissons. Aussi, est-il mal digéré par bien des estomacs. Sa chair oléo-phosphorée est, d'ailleurs, précieuse dans le régime des phtisiques et des anaphrodisiaques. Au point de vue culinaire, l'anguille grillée, ou frite au beurre dans la poêle, est beaucoup moins indigeste que la classique matelote ou la préparation « à la tartare ».

Anis, Anisette

L'anis est une ombellifère dont la graine est connue pour ses propriétés stimulantes et antiventeuses, dues à une essence spéciale. L'anis étoilé ou *badiane* possède les mêmes propriétés.

L'anisette se prépare par distillation. On prend 300 grammes d'anis vert et 200 grammes de badiane pulvérisée, 10 grammes de cannelle de Ceylan, 10 grammes de zeste de citron, 2 grammes de girofle, pour huit litres d'alcool à 86° et un litre d'eau.

Le tout est infusé quinze jours, en agitant trois fois par jour ; puis on distille et l'on ajoute six litres de sirop de sucre. (Filtrer et conserver dans des cruchons de grès.)

Anthrax

Ce n'est pas autre chose qu'un gros clou ou furoncle. On le prévient par le traitement du diabète ou de la diathèse urique, les lavages locaux au sublimé ou les badigeonnages à la teinture d'iode. Lorsque l'anthrax existe, on le traite par les pulvérisations, trois fois par jour, avec l'eau phéniquée au centième, suivies d'onctions avec la pommade suivante :

Lanoline	30
Ichthyol	10
Chlorate de soude	8
Essence de menthe	XV gout.
— d'eucalyptus	

M.

On recouvre ensuite de couches épaisses de coton salicylé.

A l'intérieur, pour prévenir les anthrax à répétition, je conseille, 3 fois par jour, l'un des cachets :

Benzo-naphtol	0 20
Soufre précipité	0 30
Menthol	0 05
Iodoforme	0 02

M. pour un cachet.

(Voir *Furoncle*.)

Antiseptiques

On nomme ainsi les agents médicamenteux capables d'arrêter la décomposition des matières organiques. L'antisepsie a révolutionné les méthodes chirurgicales, en supprimant les purulences. En hygiène publique, la désinfection s'opère, fréquemment, par le moyen des antiseptiques.

Les plus énergiques agents d'antisepsie sont : les sels de mercure (cyanure, bi-iodure, sublimé), ceux de zinc, de cuivre, de fer, d'argent et d'or ; l'eau oxygénée, l'iode et l'iodoforme, les acides minéraux, le permanganate de potasse, les produits extraits de la houille (acide phénique, coaltar, acide salicylique, salol, etc.). L'acide borique, actuellement très populaire, est d'une efficacité antiseptique très modérée.

(Voir *Désinfection.*)

Apéritifs

Les seuls véritables apéritifs sont les agents de l'hygiène : vie en plein air, climat marin ou montagneux, exercice actif, hydrothérapie, régularité dans les repas, variété dans les menus. Le bouillon froid, pris une heure avant de manger, un verre d'eau alcaline un quart d'heure auparavant, une bière bien houblonnée servie aux repas, ouvrent et augmentent l'appétit plus sûrement que les apéritifs médicamenteux. Quant à ceux du limonadier, je les compare aux pince-monseigneur de l'estomac : ils ouvrent l'appétit avec une fausse clef. Voici une formule de cachets applicables à l'inappétence :

Poudre de quassia	0 20
— de gentiane	0 10
— de rhubarbe	0 10
— de noix vomique	0 05
Extrait sec de quinquina	0 05

F. S. A. pour un cachet.

A prendre avant chaque repas.

Parmi les apéritifs liquoreux les plus agréables et les moins nuisibles, citons, au premier rang, le *vermouth*.

Préparation du *vermouth de Turin*.

Clous de girofle	6	grammes.
Quinquina royal	25	—
Cannelle de Ceylan	5	—
Fleurs d'oranger	10	—
Fleurs de millefeuille	20	—
Feuilles de dictame	10	—
Feuille de sauge sclarée	10	—
Fruits de cardamome	8	—
Coriandre	25	—
Feuilles d'absinthe pontique	60	—
Absinthe ordinaire	10	—
Centaurée	10	—
Cypripedium alp	15	—
Marjolaine	20	—
Quassia amara	10	—
Macis	8	—
Noix de muscade	6	—
Racine d'angélique	12	—
Calamus	10	—
Semences de nigelle	15	—
Graine de tonka	15	—
Vin blanc fort	3000	—

(Faire macérer pendant 8 jours.)

Ne pas dépasser un verre à madère (pur ou coupé d'eau avant le repas, en cas de manque d'appétit).

(Voir *Amers, Appétit.*)

Aphte

Traitement. — Attouchement avec une goutte d'un mélange d'éther et d'essence de menthe. Toutes les deux heures, une pastille de borate de soude comprimée sans sucre, à laisser fondre dans la bouche..

La répétition fréquente des aphtes indique la nécessité des gargarismes antiseptiques. Voici l'une de mes formules favorites :

Décotion de quinq. gris	100
Salicylate de soude	5
Acide phénique neig.	1
Teinture alc. de thym	XX gtt.

M. (à répéter 3 fois par jour).

De plus, il faut soigner l'estomac et l'intestin (combattre la *dyspepsie* et la *constipation*) et souvent remédier (par les alcalins et par une hygiène spéciale) à la diathèse *arthritique*, qui prédispose incontestablement aux aphtes.

Chez les enfants, l'aphte peut reconnaître pour origine un lait de vache de mauvaise qualité. Il sera donc toujours utile d'en changer la provenance ou de stériliser avec soin le liquide suspect.

Chez l'adulte, l'aphte est un symptôme d'acidisme constitutionnel qui réclame l'usage habituel des alcalins. Je donne, pendant un mois, dans ces cas, 1 gramme par repas de benzoate de soude du benjoin.

Apoplexie et Congestion cérébrales

Soins à donner. — Déshabiller le sujet et éloigner les étrangers. Asseoir le malade sur un fauteuil (chambre bien aérée), compresses froides sur la tête, sinapismes sur les membres, sangsues derrière les oreilles. A l'intérieur, faire prendre des pilules de coloquinte et de gomme-gutte (5 centigrammes de chacune) ; toutes les heures une pilule, jusqu'à effet purgatif, que l'on peut aider par des lavements huileux ou émétisés (0,30 d'émétique pour 300 d'eau).

Le régime sévère, les laxatifs, les iodures (50 à 60 centigrammes par jour), le lait en abondance, le repos physique et mental mettront à l'abri, dans une certaine mesure, contre les attaques ultérieures et atténueront les symptômes hémiplégiques laissés ordinairement par l'hémorragie du cerveau.

Premiers soins en cas de congestion. — Desserrer les vêtements, élever la tête ; appliquer des sinapismes sur les cuisses ; administrer immédiatement un lavement purgatif avec une forte infusion de séné (10 gr.) additionnée d'une cuillerée à café de teinture de coloquinte. Dès que le malade peut avaler, lui faire prendre un mélange de 60 gr. de sirop d'éther et 2 gr. de bromure de sodium.

L'hygiène générale des congestifs se confond avec celle des goutteux ou arthritiques. Mais, plus que ces derniers, ils doivent éviter les températures extrêmes et surtout les variations brusques, reconnues comme causes fréquentes d'un bon nombre de « coups de sang ».

Appendicite

L'appendice est une sorte de cul-de-sac en doigt de gant, attenant à la partie du gros intestin qu'on nomme le « cæcum » : il possède une longueur d'une dizaine de centimètres habituellement et un diamètre intérieur des plus resserrés. La malformation congénitale de cet organe nous explique la prédisposition héréditaire à l'appendicite, surtout lorsqu'il y a diathèse arthritique, constipation habituelle et gravelle intestinale. L'appendice s'enflamme volontiers chez les adolescents et les jeunes gens délicats et mal venus, sujets à l'atonie de l'estomac et de l'intestin, à l'entérite muco-membraneuse, aux spasmes viscéraux. J'estime enfin que l'abus de la bicyclette, par les contractions abdominales que nécessite ce genre de sport, est, à notre époque, une cause assez commune de lésion pour l'appendice.

Les autopsies font parfois retrouver dans l'appendice les corps étrangers coupables, véritables «corps de délit»: pierres des poires, son du pain « complet », vertèbres de sardines, fragments de petits os, de charbon ou de sable, émail des casseroles, poil des brosses à dents, vers intestinaux, que sais-je encore? Mais, le plus ordinairement, ce sont des matières fécales concrétées en calculs, qui déterminent l'obstruction en vase clos et la virulence inflammatoire microbienne poussée au comble de la septicité. Une maladie antérieure, la fièvre typhoïde et surtout l'influenza, jointes au régime carné intensif, favorisent les accidents inflammatoires du côté de l'appendice.

Douleur sourde au flanc droit, exaspérée par la pression et par la marche, ballonnement du ventre, soif, état fébrile, haleine fétide et nausées ouvrent la scène. La sensibilité du ventre augmente et l'on voit bientôt apparaître des coliques, des vomissements bilieux. Les dangers de l'appendicite résident surtout dans l'ulcération gangréneuse et la perforation de l'intestin, suivies de péritonite souvent mortelle. Les accidents sont, parfois, si rapides que les secours médicaux peuvent à peine être donnés à temps.

Le plus souvent, l'appendicite est un mal « à rechutes »; chaque crise laisse, comme souvenir, un peu plus de pesanteur au flanc droit, avec tendances marquées aux coliques. En recommandant un régime spécial de purées et de bouillies, une mastication lente, l'usage des lavements, de la ceinture-sangle abdominale et des massages abdominaux, l'éloignement des fatigues et les soins les plus rationnels du système nerveux, on évite les récidives des poussées et l'on arrive à la parfaite consolidation de la lésion cæcale toujours menaçante. Dans la catégorie des moyens préventifs des récidives, je considère comme équitable de faire une place d'honneur aux cures d'eaux minérales et principalement aux thermales sulfureuses.

En cas d'accidents aigus, le repos absolu, les cataplasmes très chauds, précédés de douces frictions à l'onguent hydrargyrique belladoné, l'application de sangsues, la prescription du calomel à l'intérieur et d'une diète exclusivement liquide, éviteront fréquemment l'opération chirurgicale. Cette dernière, pour réussir pleinement, doit être pratiquée « à froid », à moins d'avoir la main forcée par des complications foudroyantes. Ces complications affectent parfois un caractère si infectieux, surtout du côté du foie, que l'on assiste à l'apparition de vomissements noirs, exactement comme chez les malades atteints de la fièvre jaune.

Dans ces derniers temps, plusieurs médecins (et non des moindres) et même quelques chirurgiens (ce qui est un bon signe de la réaction contre les excès du bistouri) sont venus proclamer la nécessité des purgatifs et du régime végétarien, pour éviter les complications graves et les opérations obligatoires qui en dérivent. Il est certain que les Anglais et les Yankees, par leurs abus carnivores, sont trois fois plus prédisposés que les Français et dix fois plus que les Italiens et les Espagnols, aux inflammations de l'appendice. Il est prouvé, d'autre part, que le régime végétal est le plus sûr moyen, avec le lavement fréquent, d'assurer rationnellement la liberté régulière et complète de l'exonération alvine quotidienne. Car les purgatifs ont, tous, leurs inconvénients, voire même leurs dangers et n'ont jamais, du reste, constitué un traitement véritable de la constipation habituelle.

Aux personnes prédisposées à l'appendicite, je conseille, depuis plus de vingt ans, les lavements chauds à l'huile d'olive. J'ajoute, depuis quelque temps, une semaine par mois, l'emploi de la levure de bière, lorsque l'atonie de l'intestin est très marquée. Je stimule ainsi la motricité de l'organe, j'empêche les stases stercorales, j'assure l'asepsie cæcale par un écoulement plus régulier de la bile. Mais j'insiste sur la nécessité d'employer la levure fraîche de brasserie : une cuillerée à soupe avant chaque repas, délayée dans un peu de bière, ou d'eau vineuse. Les préparations sèches de la pharmacie ne remplissent pas le but et son souvent mal tolérées.

Le micrographe Metchnikoff, ayant examiné les selles d'une jeune fille atteinte d'appendicite à répétition (six crises en dix mois !), y découvrit des œufs de vers intestinaux (trichocéphales et ascarides) en très grand nombre. En instituant un traitement vermifuge à l'aide de la santonine et de l'huile de ricin, il eut la satisfaction de guérir radicalement sa cliente. Cette observation ne doit pas rester perdue pour le praticien : la littérature médicale fourmille, d'ailleurs, de récits des méfaits imputables aux vers, surtout parmi les enfants et les jeunes gens. Les helminthes sont, au plus haut point, capables d'éroder et même de perforer la muqueuse appendiculaire et aussi d'apporter avec eux, dans le vase clos, les microbes et les bactéries les plus toxiques.

On évitera les dégâts produits par les vers (songez que la femelle de l'ascaride lombricoïde est assez féconde pour pondre plus de quinze mille œufs par jour !) en faisant bien attention de filtrer ou de faire bouillir les eaux de boisson et de nettoyer ou de peler convenablement toutes les crudités comestibles (fruits, salades, racines, artichauts, potiron, concombre, betterave, etc.), véhicules ordinaires des vers intestinaux. La cuisson générale de tous les aliments offrirait, pour les jeunes sujets, une sécurité plus absolue encore.

De plus, il faut modifier, par les remèdes appropriés, le lymphatisme de la jeunesse, terrain fertile à la pullulation vermineuse; pour ma part, je n'ai jamais vu persister les vers chez les jeunes personnes soumises à l'action du fer, de l'iode, du phosphore ou de l'arsenic, poisons expulsifs fidèles de ces importuns parasites.

Appétit

Besoin instinctif, attaché au sentiment de la conservation, l'appétit a son siège dans le système nerveux central : c'est pourquoi l'opium, le tabac, l'alcool suppriment cette sensation, liée au souvenir gustatif. L'enfant, qui supporte si mal l'abstinence, a un appétit souvent énergique, qui a besoin d'être discipliné. L'hiver, qui accélère toutes les combustions vitales, excite l'appétit. Les sujets bilieux, sanguins, à existence active, ont l'appétit plus régulier que les lymphatiques et les nerveux, à vie sédentaire. Dans toutes les maladies aiguës et fébriles et dans bon nombre de maladies chroniques, l'appétit se supprime. Chez certains diabétiques, névropathes, épileptiques, l'appétit est exalté d'une façon vorace et insatiable : une pilule avec 2 centigrammes d'extrait de chanvre indien, 3 centigrammes d'extrait de jusquiame et 1 centigramme d'extrait thébaïque (prise avant les repas) refrène cette *boulimie*. Les dépravations de l'appétit ne sont pas rares chez les anémiques, les hystériques, les femmes enceintes: contre ces états mentaux, il n'est guère que la suggestion qui puisse agir efficacement.

Il ne faut pas abuser des assaisonnements, des épices, des hors-d'œuvre piquants ou sapides à l'excès. Ces condiments développent, d'abord, l'appétit, pour le ruiner ensuite. Mieux valent les aliments amers : chicorée et pissenlit cuits, salades d'endives ou de scorsonères, bière bien houblonnée prise en mangeant.

Parfois, l'absence d'appétit, chez certains malades ou convalescents, vient de ce que la langue est recouverte d'un épais enduit saburral. Il importe alors de la décaper avec un linge rude, trempé de jus de citron ou d'orange acide : on met ainsi à nu les papilles du goût et l'on assiste bientôt à la renaissance de l'appétit oblitéré.

(Voir *Amers, Apéritifs.*)

Araignée

Insecte dont la piqûre cause, parfois, une légère éruption urticarienne, qui disparaît par une simple friction à l'eau de Cologne.

Rien n'est plus malpropre et plus contraire à l'hygiène que l'emploi des toiles d'araignées pour arrêter le sang des plaies et blessures. On a cité des cas de tétanos survenus à la suite de cette pratique populaire.

Argenterie

L'hygiène conseille d'entretenir soigneusement l'argenterie, après chacun de ses usages domestiques. On la plonge, d'abord, dans l'eau bouillante, puis, on la nettoie dans l'eau tiède savonneuse, on la repasse à l'eau claire toujours en la brossant, puis on l'essuie à la flanelle et finalement à la peau.

Pour rendre à l'argenterie l'éclat du neuf, on l'enduit, une fois par mois, du mélange suivant :

Blanc d'Espagne	40 gr.
Acide tartrique	20 —
Alcool à 86°	100 —

M.

que l'on agite avant l'usage. Le mélange étant à peu près séché sur le métal, on l'enlève avec une brosse douce et l'on essuie à la peau.

On nettoie convenablement l'argenterie et les ustensiles de ménage argentés ou plaqués, lorsqu'ils ont été noircis par les acides, en les brossant avec une brosse douce mouillée de la composition suivante :

Carbonate de soude	40 grammes
Vinaigre	10 —
Eau	1 litre

On rince ensuite les objets à grande eau, et on les fait sécher. Le séchage dans la sciure de bois bien fine est le meilleur procédé de dessication.

Arnica

Plante qui entre dans la composition de préparations vulnéraires très nombreuses. Localement, la teinture d'arnica possède quelques propriétés résolutives : à l'intérieur, elle stimule le système nerveux et peut empêcher l'adynamie qui suit certains accidents graves. Mais, en général, les propriétés de l'arnica ont été surfaites. Stoll le nommait « quinquina du pauvre » : c'est plutôt un pauvre quinquina (Cazin). Toute boisson alcoolique peut suppléer, à l'intérieur, à l'arnica ; extérieurement, nous avons une foule de résolutifs bien plus efficaces.

Arsenic

Remède stimulant de l'estomac et de l'intestin, précieux contre l'appauvrissement du sang, l'oppression respiratoire, les perturbations de la nutrition, de la peau et du système nerveux, l'arsenic doit être administré à faibles doses et dilué dans du lait ou mélangé aux aliments. Il augmente l'appétit et les forces, rafraîchit le teint, pousse à l'embonpoint, accroît l'amplitude respiratoire, le nombre des globules rouges du sang et les degrés de la chaleur animale, excite les nerfs et le sens génital. On l'emploie contre la danse de Sant-Guy, les névralgies, le rhumatisme chronique, le diabète arthritique, l'eczéma, l'herpès, le psoriasis, l'asthme, les bronchites chroniques, la tuberculose, la maigreur, les tumeurs malignes des ganglions (lymphadénomes). Il est un des agents internes les plus efficaces de l'hygiène de la beauté.

Les préparations les plus usitées d'arsenic sont : l'acide arsénieux (1 à 8 milligrammes par jour), l'arséniate de soude (3 à 12 milligrammes), la liqueur de Fowler (5 à 20 gouttes) et les eaux minérales naturelles arsénicales. A doses élevées, l'arsenic devient toxique et cause des phénomènes d'empoisonnement offrant certaines analogies avec le choléra-morbus. Le contre-poison efficace de l'arsenic (lorsqu'il est pris à temps) est le peroxyde de fer gélatineux ou mieux encore la mixture suivante :

Magnésie calcinée........................	12 gr.
Perchlorure de fer........................	30 —
Eau distillée................................	240 —

M.

Une cuillerée à soupe toutes les cinq minutes.

Arthritisme

On nomme ainsi la prédisposition générale, si répandue, engendrant la goutte et les rhumatismes, ainsi que les états qui en dérivent.

Les arthritiques doivent se soumettre à un régime sévère et vivre dans la sobriété : peu de viandes, du lait, des légumes verts, des fruits, des boissons aqueuses, la vie en plein air, les frictions et les bains, tel doit être, en résumé, leur genre de vie. Ils doivent compter davantage sur l'hygiène que sur les médicaments. Voici, toutefois, ce que je conseille, en général, aux arthritiques, vingt jours de suite par mois :

1° Tous les matins, dans une infusion très chaude de café vert, une cuillerée à café de :

Extrait fluide de quinquina.........	300 gr.
Teinture d'iode iodurée..............	20 —

M.

2° A chaque repas, deux des pilules :

Extrait de gaïac..........................	ââ 0 10
Poudre de jaborandi....................	
Salicylate de lithine.....................	

M. pour une pilule.

(Quatre par jour.)

Artichaut

Chardon cultivé, riche en mucilage et en tannin, l'artichaut est un légume tonique et anti-diarrhéique, de digestion facile lorsqu'il est cuit. Cru, il ne convient qu'à des estomacs très robustes.

L'artichaut cuit convient aux goutteux, aux arthritiques et hépatiques, qui devront le manger seulement avec une sauce à l'huile, aiguisée d'un peu de citron. Les fonds d'artichaut se prêtent à une foule d'accommodements culinaires.

D'après Schlagdenhauffen, l'artichaut contient une matière résineuse, la *cinarine*, qui excite les battements du cœur.

Asperge

Légume printanier, qui repose l'estomac fatigué par la forte nourriture de l'hiver. Il faut la faire cuire, fraîchement cueillie, environ, un quart d'heure, dans l'eau bouillante. Aliment nourrissant et tonique, apéritif et sédatif du cœur, utile aux convalescents, nuisible à ceux qui souffrent des voies urinaires, l'asperge doit être mangée modérément par les diabétiques, dont elle excite les excrétions sucrées.

Les pointes d'asperges servent à faire des garnitures de viandes ou des œufs brouillés. Les asperges proprement dites se préparent à la sauce blanche (voir ce mot), à l'huile, au beurre noir, à la hollandaise, etc...

Quelques gouttes d'essence de térébenthine dans le vase de nuit suffisent à transformer en odeur de violette la désagréable senteur que l'asperge communique aux urines (Voir mon livre : *Les Odeurs du corps humain.*)

Asphyxie

L'asphyxie par le charbon.

C'est le mode de suicide le plus fréquemment enregistré par nos faits-divers. C'est le suicide du pauvre, et il n'en est point, pour cela, moins pratique ni plus désagréable que les méthodes raffinées auxquelles ont recours les malheureux riches pour s'évader de l'existence!

Les immortelles recherches de Cl. Bernard ont démontré que le gaz des réchauds, l'oxyde de carbone, n'est pas seulement un gaz irrespirable, asphyxique ; c'est un véritable poison du sang ; et son action délétère sur le globule rouge se prolonge et persiste après qu'il a cessé d'être mis en contact de l'arbre aérien. L'oxyde de carbone est un agent *réducteur* des tissus et notamment de l'hémoglobine du sang, sur lequel il se fixe comme sur de la mousse de platine. De là, l'immense danger de ce gaz, si vivement absorbé par l'économie, ainsi que le démontrent les expériences de Gréhant. Incolore et inodore, il suffit qu'il existe dans l'atmosphère à la dose d'un millième pour causer rapidement la mort. Voyez comme celle-ci est fréquente, dans les empoisonnements volontaires (suicides) ou involontaires (poêles mobiles) par le gaz du charbon !

Quand l'atmosphère respirée renferme 10 % d'oxyde de carbone, le sang en renferme déjà 4 % au bout de dix à vingt-cinq secondes. Après une minute un quart ou une minute et demie, le sang renferme de 18 à 19 % de gaz toxique. A ce moment, la mort devient inévitable. (Gréhant.)

Les braseros, usités encore dans certains pays d'Espagne et d'Italie ; les briquettes, naguère employées au chauffage de nos voitures ; les vices de construction des cheminées (dans les plus belles maisons), ont fréquemment causé des morts accidentelles par intoxication oxycarbonique. Dans les incendies (Ring Theater, Opéra-Comique), les explosions, etc., la mort a lieu, habituellement, par ce mécanisme. On l'a aussi constatée chez des individus qui s'étaient endormis au-dessus de fours à chaux.

Souvent, d'ailleurs, l'intoxication a lieu pendant le sommeil, à la faveur d'une syncope, précédée de violents maux de tête et parfois de vomissements. Ce qui prouve bien, cliniquement, que l'oxyde de carbone est un poison sanguin, c'est l'anémie avec troubles nerveux) qui domine, chez les cuisinières, les repasseuses et autres corps de métier exposés, d'une manière continue, à l'absorption lente de faibles quantités de gaz des fourneaux.

Pour triompher de l'empoisonnement par l'oxyde de carbone, il faut deux conditions : que les globules mortifiés s'éliminent, d'abord ; puis, que l'économie en fabrique de nouveaux. Cette double condition réclame beaucoup de temps et de soins.

Combien de savants, d'hommes de cabinet, de femmes du monde, attribuent à la sédentarité ou au surmenage cérébral des accidents d'anémie nerveuse, dus uniquement à un empoisonnement chronique par le chauffage et l'éclairage de leurs appartements en hiver !

L'hygiène préventive préconise l'abandon des poêles mobiles, « véritables appareils pour la préparation de l'oxyde de carbone », selon le mot de Moissan. Malheureusement le souci de la santé ne prévaudra jamais contre les avantages économiques liés à la combustion lente. Et le vulgaire continuera, longtemps encore, à momifier ses globules rouges et à compromettre son hématose ; aussi longtemps que les conseils d'hygiène tolèreront la vente des appareils empoisonneurs !

Dès qu'on soupçonne la présence de gaz oxyde de carbone dans l'atmosphère (Gréhant conseille à cet égard, comme réactif très sensible, une cage avec de petits oiseaux), il faut s'empresser d'ouvrir largement les fenêtres. C'est même une précaution à prendre, en hiver, dans toute chambre chauffée par un poêle, toutes les trois ou quatre heures au moins.

Il faut bannir, sans retour, la méphitique chaufferette et redouter également, comme producteur de gaz oxyde de carbone, le gaz d'éclairage qui, d'après Guillié, est loin d'avertir toujours de ses dangers par ses qualités odorantes. En effet, surtout en hiver, l'expérience a montré que lorsque le gaz d'éclairage a parcouru un tuyau rempli de terre long de 10 à 12 mètres, les hydrocarbures sont absorbés par la terre et que, seul, l'oxyde de carbone passe. C'est ainsi que l'on a vu des personnes mourir intoxiquées par le gaz d'éclairage, ayant encore une lampe à côté d'elles.

Comme toujours, c'est à l'époque des gelées, alors que le sol imperméabilisé ne permet plus aux gaz de sortir à la surface de la chaussée, que ceux-ci pénètrent dans les murs mal jointoyés qui les constituent.

L'acétylène qui, pour nous, a un très grand avenir dans l'hygiène de l'éclairage, est beaucoup moins dangereux que le gaz vulgaire, malgré la réputation terrible que se sont plu à lui faire quelques traités classiques de chimie.

Séjour au grand air ; inhalation d'oxygène ; respiration artificielle longuement effectuée ; tractions rythmées de la langue ; frictions sur le corps avec un mélange d'alcool à 90° et de térébenthine (essence) : voilà, en résumé, à quoi se borne l'intervention curative immédiate, dans l'asphyxie oxycarbonée. La transfusion sanguine ou séreuse artificielle, l'emploi de l'eau oxygénée à l'intérieur

(4 à 8 gr.) dans une potion, les injections sous-cutanées d'éther, de caféine et d'huile camphrée, constituent un ensemble thérapeutique applicable seulement par l'homme de l'art.

Je dois signaler, pour terminer, les rapports importants affectés par l'oxyde de carbone avec l'hygiène publique. En ce qui concerne les villes, et notamment les villes industrielles et les grandes agglomérations, les fumées déversent constamment dans l'atmosphère le redoutable gaz du charbon. Les effets anémiants des centres urbains tiennent assurément, en partie, à cette cause de viciation du pain respiratoire, *pabulum vitæ*, plus indispensable à la santé que le quotidien pain de froment.

Rien d'étonnant que Londres ait fondé des sociétés et destiné des prix importants pour la suppression systématique de son légendaire autant que pernicieux brouillard, qui n'est, on le sait, que de la fumée. « Dans les grandes villes, dit Brouardel, l'oxyde de carbone, éminemment dangereux, est produit en quantité considérable par différents procédés de chauffage, d'éclairage, dans certaines industries. Les foyers sont si multiples et si abondants que, d'après les enquêtes suivies depuis dix ans, on doit le considérer comme un des facteurs les plus importants de l'anémie des habitants des villes. Les symptômes, les caractères anatomiques de l'intoxication par cet agent sont nets. »

Aux ingénieurs civils, ces médecins de la salubrité urbaine, de prescrire, s'il en existe, des remèdes !

Asphyxie des nouveau-nés : traitement. — Laisser couler deux cuillerées de sang par le cordon ; enlever les mucosités de la gorge ; frictions vigoureuses, flagellation, eau fraîche au visage, insufflation de bouche à bouche, exposition au feu, inhalation d'oxygène, bain de vin aromatique chaud.

Autres modes d'asphyxies : leur traitement général. — Chercher la cause, enlever l'obstacle.

Chambre très aérée, tête haute, éviter les constrictions. Respiration artificielle, ventouses sèches.

Faire respirer de l'ammoniaque, de l'oxygène ; pratiquer l'électrisation du thorax, le marteau de Mayor, les injections d'éther ou de caféine.

Par submersion. — Couper les vêtements, coucher le malade sur le côté droit, le réchauffer avec des briques chaudes, le frictionner avec de l'ammoniaque ; lui faire respirer des sels anglais ; respiration artificielle, insufflation d'air de bouche à bouche. Vomitif. Lavement avec 5 gr. de tabac.

Par strangulation — Dess rrement des liens, saignée, etc...

Par gaz irrespirables. — Si c'est l'ammoniaque, inhalations de chlorure de chaux ; si c'est le chlore ou l'hydrogène sulfuré, inhalations d'ammoniaque. Injections d'éther sous la peau, etc...

Assainissement

L'architecte Lucas a donné d'excellents conseils pour l'assainissement des habitations.

La disposition des pièces et la réduction de leur nombre au strict indispensable doivent faciliter, pour la mère de famille, la surveillance de jeunes enfants souvent nombreux, en même temps qu'apporter toute l'économie possible dans l'éclairage et dans le chauffage.

L'absence de moulures rapportées et l'arrondi, à la rencontre des parois verticales entre elles et de ces parois avec le plafond, doivent empêcher les angles favorables au dépôt de poussières, de moisissures et d'insectes.

La préférence donnée à la peinture à l'huile pour recouvrir les parois et aussi le plafond, doit permettre, à l'aide d'un simple lessivage, la mise en état de propreté plus encore que ceux destinés à être acquis par leurs lovantage le dépôt de germes nuisibles.

L'établissement, dans les locaux destinés à être loués, plus encore que ceux destinés à être acquis par leurs locataires, de ce que l'on pourrait appeler un mobilier fini, doit atténuer les inconvénients de la rareté du mobilier et le coût de son transport pour des familles peu aisées, que la nature de leurs occupations et les variations de l'industrie locale peuvent forcer à changer fréquemment de résidence.

(Voir aussi *Désinfection*, *Logement*.)

Voici une recette qui donnera un excellent produit pour enlever les mauvaises odeurs d.s cabinets, chambres de malades, caves, etc.

Sulfate de zinc	100 gr.
Sulfate de cuivre	100 —
Naphtol	50 centigr.
Essence de thym	X gtt.

Dissolvez dans un litre d'eau bouillante, agitez pendant le refroidissement, filtrez.

Cette solution se conserve parfaitement en la tenant bien bouchée ; elle répand une odeur agréable et peut être diluée avec 5 ou 10 fois son volume d'eau, suivant l'usage qu'on en veut faire.

Asthme

Névrose spasmodique des voies respiratoires, survenant, par crises soudaines, chez les arthritiques. Les accès, ordinairement nocturnes, sont provoqués par les conditions les plus variables, au nombre desquelles figurent, au premier plan, les écarts de régime.

Les asthmatiques doivent éviter les altitudes, les variations de température, le vent, les courants d'air, poussières, vapeurs et fumées, vivre au grand air, faire des cures d'eaux sulfureuses, des frictions, etc... Négligé, l'asthme se complique d'emphysème et de maladies de cœur bientôt incurables.

Pour parer aux accès d'asthme, il faut éviter aussi la distension gastrique et recourir, de temps à autre, aux purgations et vomitifs. Il est bon enfin de faire toujours examiner les fosses nasales, d'où partent quelquefois les crises, surtout chez les enfants.

Pilules antiasthmatiques :

Sulfate de strychnine.............	0 010 à 0 020
Poudre d'ipéca.....................	0 80
Poivre noir en poudre...........	0 30
Extrait de gentiane...............	1 20
Essence de wintergreen........	I gtt.

Mêlez et F. S. A. 20 pilules.
Prendre une pilule après chaque repas.

Cachets contre l'asthme :

Phénacétine	4 gr.
Sulfate de quinine..............	2 —
Chlorhydrate d'ammoniaque...	6 —
Poudre de capsicum..............	0 — 25
Sulfate de strychnine...........	0 — 06

Mêlez et divisez en 32 cachets. A prendre 4 cachets par jour.

Asthme arthritique :

Sirop de café........................	300 gr.
Alcoolature d'aconit.............	XX gtt.
Iodure de lithium.................	10 gr.

M. S. A.

Une cuillerée à soupe avant le dîner et une dans la nuit.

Cigarettes antiasthmatiques (Hirtz) :

Extrait de datura.................	5 gr.
Alcool à 40°.........................	50 —
Feuilles de tabac.................	100 —
Nitre	àâ 5 —
Iodure de potassium..............	

F. S. A. 100 cigarettes.

Sirop d'éther, une cuillerée à café, de quart d'heure en quart d'heure, pendant les accès.

Looch balsamique :

Eau distillée de fleurs d'oranger......	110 gr.
— de laurier-cerise.........	10 —
Baume du Pérou..........................	2 —
Sirop d'orgéat..............................	30 —
Gomme arabique..........................	5 —

M.

A prendre par cuillerées à soupe.

Asthme de foin ou coryza des roses. — Ce mal est, aujourd'hui, envisagé comme une rhinite spasmodique, nécessitant surtout un traitement local des fosses nasales, sans négliger, bien entendu, la médication générale, variable suivant les cas.

Pour prévenir les accès d'asthme, voici une excellente formule :

Teinture de polygala....................	ââ 10 gr.
— de quebracho................	
— de lobélie........................	
— de datura.........................	
— de grindelia......................	
— d'aconit............................	
— de noix vomique.............	

M.

Vingt gouttes avant chaque repas.

En se couchant, prendre 1 gramme d'iodure de sodium et 5 centigrammes de sulfate de spartéine avec un verre d'eau de Seltz.

(Voir mon livre : l'*Hygiène des riches.*)

Ataxie locomotrice

Le *tabes dorsalis* (ou ataxie) est surtout un trouble de la sensibilité musculaire, une perte de la précision motrice, une dégénérescence dans les attitudes d'équilibre, propres à la station debout et à la marche.

Le surmenage physique et intellectuel, les excès sexuels, l'abus de l'alcool et du tabac, les émotions vives et, par-dessus tout, les affections syphilitiques antérieures, constituent les grandes causes primordiales des maladies de la moelle.

Dès que vous remarquez, chez un quadragénaire, un certain degré d'incertitude et d'incohérence dans la marche, avec tendances aux chutes dans l'obscurité et intégrité bizarre de la force musculaire, il faut diagnostiquer l'ataxie et la traiter. N'attendez pas, pour cela, que les douleurs, la cécité, la surdité, les perturbations viscérales ou les complications cardiaques aient épuisé les tabétiques et aboli chez eux toute tendance réactionnelle. La démarche *en faucheur*, le tremblement des mains, la vue qui baisse, sont encore des symptômes précoces, réclamant une prompte sédation. Car le mal gagne vite, de proche en proche ; le sujet ne peut plus marcher sans aide, son vacillement et ses douleurs augmentent, pour aboutir promptement à une décrépitude lamentable, à des affres poignantes, à des tortures inexorables.

L'un de nos romanciers, Xavier Aubryet, a décrit, sur lui-même, l'agonie des ataxiques : La mort ne les démolit pas, elle les dévisse. Un omnibus passe vingt-quatre heures par jour sur leur corps jaune et émacié, mis à la question, enlacé d'un réseau de fer et de feu, qui va se rétrécissant. Le squelette entier prend, dit-il, la sensibilité d'une dent malade. Tout mouvement devient un labeur, et toute fonction un problème : jamais une heure de répit, dans cet infini des barbaries physiques. Puis c'est la cécité qui survient, graduelle, calculée, terrifiante. C'est la nuit qui vient. Et, cependant, le cerveau demeure net et lucide, présidant à ces désastres du corps, comme un soleil sans tache qui n'éclairerait que des ruines.

Ces lamentations jérémiques d'un ataxique célèbre doivent nous engager à traiter énergiquement les maladies de la moelle, dès leur période d'affaiblissement général, avant que l'atrophie des éléments nerveux, les vertiges, les bourdonnements d'oreilles, la toux spasmodique, les troubles de la vue, les déformations articulaires et l'amaigrissement, n'aient marqué, de leurs funèbres stigmates, la confirmation de la maladie.

L'hérédité du mal existe, surtout pour certaines professions exposées aux refroidissements et aux chutes (cochers). Dans ces cas-là, en appliquant, de suite, l'anode statique sur les points réfrigérés, on évite les troubles médullaires ultérieurs, dus à l'atrophie des éléments de la moelle. C'est fréquemment autour d'un caillot ou d'une petite hémorragie, formant épine inflammatoire, que se développent les plus graves maladies nerveuses.

L'ataxie entraîne assez volontiers, de la part du médecin, des erreurs de diagnostic. C'est ainsi que l'on confond souvent la forme stomacale de l'ataxie avec l'ulcère de l'estomac ; l'entéralgie avec la colique de plomb ; les affections ataxiques du cœur avec l'angine de poitrine. Les irritations des reins et de la vessie sont rapportées à la gravelle ou à des calculs. Les paralysies oculaires, bien que temporaires et passagères, sont, faussement attribuées à une syphilis, plus ou moins problématique. Enfin, la sensibilité extrême des ataxiques au froid, les douleurs vives, les atrophies musculaires et les troubles nutritifs des articulations, en imposent, parfois, pour du rhumatisme chronique. Il faut éviter, avec soin, ces erreurs de diagnostic, fort préjudiciables aux familles et aux malades.

Les excès de la deuxième jeunesse, surtout dans la race juive, se retrouvent, fréquemment, à l'origine latente des troubles locomoteurs. L'incertitude d'équilibre dans la descente d'un escalier, la difficulté de croiser les jambes dans la position assise, celle de marcher et de s'arrêter au commandement, ou bien encore d'aller à cloche-pied, sont considérées par A. Fournier comme de véritables *réactifs* de l'ataxie récente. Il ne faut jamais les négliger, dans l'interrogatoire des suspects : ce sont des épisodes prodromiques qui doivent nous guider pour l'application précoce des traitements. De même, la torpeur mentale, la tristesse opiniâtre, les anomalies oculaires, les crises du larynx et de l'estomac, les fractures faciles, constituent des symptômes préataxiques, à ne point méconnaître.

L'hygiène conseille à l'ataxique de vivre posément, à la campagne, loin de tout surmenage et de tout excès, comme le ferait un vieillard. L'air et le soleil lui sont favorables. Le séjour au lit améliore également l'état général et possède une heureuse influence sur l'état psychique des malades et sur leur nutrition.

Comme médicaments, les meilleurs sont : l'iodure de potassium, la belladone et le nitrate d'argent ; les pointes de feu le long de la colonne vertébrale, l'hydrothérapie l'été et l'électricité l'hiver. Certaines stations hydro-minérales rendent de grands services dans la cure des ataxiques, surtout au début du mal.

Au surplus, voici le libellé d'un traitement rationnel de l'ataxie :

Interdire le café, le thé fort, l'alcool, les rapports sexuels, les bains de vapeur, les eaux thermales trop fortes. Comme électrothérapie, courants continus (trois séances par semaine). En cas de syphilis, frictions hydrargyriques.

Suspensions, par la méthode de Motchukowsky (d'Odessa).

Pulvérisations d'éther et douches froides sur la colonne vertébrale.

Pilules de Muller :

Nitrate d'argent	0 gr. 30
Ergotine pure	3 —
Poudre de quassia	} ââ Q. s.
Extrait de quassia	}

Pour 30 pilules.

Une trois fois par jour ; augmenter jusqu'à neuf et diminuer (surveiller les gencives).

Tous les jours, trois granules d'arséniate de strychnine à 1 milligramme.

Attitude

Hygiène

La station verticale ne saurait se prolonger qu'à la condition de prendre une position *hanchée*, dans laquelle le tronc se porte, alternativement, sur l'une et l'autre jambe. La station assise nécessite un dossier pour le soulagement du tronc.

L'attitude sur les genoux, infligée encore quelquefois aux enfants comme punition absurde, expose aux hernies, de même que la verticalité exagérée expose aux varices. L'attitude couchée sur le ventre calme les coliques ; sur le dos, elle soulage le cœur et les poumons, mais favorise le ronflement et les rêves. C'est le repos sur le côté droit qui est le plus hygiénique : il s'oppose à la compression du cœur et des poumons par l'estomac et le foie et favorise la digestion intestinale.

L'éducation de l'attitude s'opère, peu à peu, chez l'enfant, en même temps que se conquiert la notion du milieu. L'hygiène des attitudes consiste essentiellement à les varier, à les coordonner, à en abréger la durée. Elle commence avec la première enfance : l'enfant que porte la nourrice sera souvent changé de bras ; son corps sera rectifié par un maillot bien compris ; on ne cherchera pas à hâter la marche. A l'école, on préviendra les mauvaises attitudes ; la gymnastique, les jeux, les jardins d'enfants contrebalanceront les effets nocifs du mobilier scolaire.

La concordance et l'harmonie doivent présider à l'hygiène de l'attitude. Toutes les parties du corps sont solidaires : rien de plus disgracieux qu'une grosse dame qui se serre la taille !

La gymnastique d'attitude, sans appareils, rend de bien grands services préventifs et curatifs. Voici un exemple d'exercice pour la gérison du *dos rond*, malformation juvénile très commune : Laissez tomber les bras le long du corps ; développez la poitrine dans toute son extension musculaire ; rentrez le menton. Elevez-vous, lentement, sur la pointe des pieds, à la plus grande hauteur possible, afin d'exercer tous les muscles des jambes et du corps ; revenez à la position primitive sans pencher le corps en arrière en dehors de la ligne droite.

Pour détails sur l'hygiène de l'attitude, consulter mon ouvrage *l'Hygiène de la Beauté.*

Automne

Hygiène saisonnière

Méfions-nous des premiers froids : la traîtresse bronchite nous guette. Combattons les influences automnales par l'exercice au grand air et le vêtement de laine, qui règlent l'activité de la peau et nous permettent de réagir contre l'abaissement de la température. Fuyons l'humidité et le brouillard du matin et du soir, afin d'éviter les manifestations musculo-articulaires du rhumatisme.

Le meilleur chauffage d'automne est un feu de bois bien flambant dans une cheminée à bon tirage ; il faut se mettre en garde contre les accidents souvent occasionnés par les poêles à faible combustion.

Autoplastie

On nomme ainsi l'opération chirurgicale ayant pour but le remplacement d'une portion détruite de la peau par des portions saines du même individu. C'est ainsi que l'on peut refaire les paupières, le nez, le voile du palais, suivant différentes méthodes (française, indienne, italienne) adoptées suivant les cas et nécessitant toutes une certaine délicatesse opératoire.

(Voir *Nez.*)

Audition

Hygiène

Toute oreille est mauvaise qui perçoit le tic-tac d'une montre à une distance de 0, 50 centimètres seulement : la limite normale est de 1 m. 50 à 2 mètres. Il faut éviter l'action du froid et de la malpropreté sur les oreilles ; ne jamais laisser *couler* les oreilles d'un enfant ; combattre les accumulations de cérumen par le moyen de l'huile d'amandes douces ou de la glycérine saturée de borax, versées dans le conduit auditif. (On désagrège et on ramène au dehors les bouchons par d'abondantes injections d'eau tiède.)

La *surdité* est parfois d'origine pharyngienne : elle se guérit alors, par les gargarismes, les lavages du nez, l'extirpation de végétations adénoïdes.

Contre les *bourdonnements*, frictionner le derrière des oreilles, trois fois par jour, avec un morceau de flanelle imbibée de :

Alcoolé de lavande..........................	40 gr.
Baume Fioravanti.......................... —	
Ether sulfurique..........................	XL gtt.

M.

L'hygiène de l'audition dans les écoles doit remplir les conditions suivantes : les classes seront de 30 élèves ; elles auront 8 à 9 mètres de plancher ; leurs parois seront assourdies par des cloisons de liège ; le pavage en bois de la rue les abritera contre le bruit extérieur. On évitera les voûtes sonores, les plafonds à compartiments, les arêtes réfléchissant des résonances fâcheuses. Les escaliers seront sourds et éloignés des classes. Le maître ne dictera jamais en se promenant : après une dictée où l'on reconnaîtra les fautes d'inaudition, les enfants durs d'oreilles seront placés au pied de la chaire et les parents seront prévenus de la nécessité de leur traitement sérieux. Il faut, d'ailleurs, noter, comme défectueuse, tout oreille d'enfant ne percevant pas, à cinq mètres de distance, une dictée faite à voix basse.

(Voir *Oreilles*.)

Avoine

Outre sa richesse en gluten et en amidon, l'avoine renferme beaucoup de phosphates et une matière grasse, sorte d'huile essentielle à action stimulante, l'avénine. Les peuples qui se nourrissent d'avoine (Ecossais, Bretons) présentent une grande vigueur nutritive et une endurance remarquable à la fatigue.

La bouillie d'avoine, préparée à l'eau ou au lait, est un aliment complet, digestif et nutritif, précieux pour le sevrage, ainsi que pour les personnes débilitées par certains états morbides. Elle doit surtout faire partie du régime alimentaire prescrit dans les maladies de poitrine et les amaigrissements en général.

Baba

Entremets d'origine polonaise, dont la pâte est délicate et légère même aux estomacs peu robustes. Le beurre fin, la levûre de bière, la farine de seigle tamisée et les raisins secs contribuent, avec une bonne cuisson, à la digestibilité de cette pâtisserie, que l'on imbibe parfois de rhum ou de kirsch.

Badiane

Appelée aussi *anis étoilé*, c'est le fruit d'une magnoliacée : ses propriétés sont carminatives et stimulantes comme celles de *l'anis vert.*

L'essence qu'on en tire est la base de l'anisette et de l'absinthe. C'est un des produits de notre colonie du Tonkin. L'espèce utile est la badiane de la Chine. C'est un arbrisseau de trois à quatre mètres de haut, dont le fruit donne une graine nommée anis étoilé à cause de son parfum. Le bois de l'arbrisseau répand également ce parfum, mais l'odeur en est bien moins prononcée. C'est cette graine qui sert à fabriquer l'arack de l'Inde.

(Voir *Anis.*)

Badigeonnages

En médecine, on emploie cette méthode contre les douleurs rhumatismales ou autres. Voici l'une de mes formules favorites de badigeonnages (à employer matin et soir, puis recouvrir de ouate) :

Teinture d'iode...........................	25 gr.
Essence de wintergreen...............	15 —
Gaïacol synthétique......................	5 —
Menthol	2 —
Cocaïne chlorhydrate....................	0 — 50
Morphine —	0 — 25

M. S. A.

Bains

Le bon fonctionnement de la peau préserve des maladies. Les bains froids (au-dessous de 25°) sont toniques et diurétiques ; les bains tièdes (25° à 32°) sont calmants et antirhumatismaux.

Les bains sulfureux sont reconstituants, ainsi que les bains salés, les bains de mer. Les bains de son, d'amidon, alcalins et gélatineux sont précieux contre les affections de la peau.

Pour rendre la peau blanche et souple, je préconise souvent un bain composé de 500 grammes d'amidon, 100 grammes d'acide borique et 60 grammes de sel ammoniac, parfumé avec un peu d'essence de thym ou de lavande.

Ballonnement

Voici le traitement à employer chez les personnes nerveuses :

1° Tous les matins, cuiller à café dans une infusion chaude d'anis :

Eau chloroformée	200 gr.
Bromure de strontium	20 —
Menthol	2 —
Teinture de quillaya	q. s.

M. (Agitez.)

2° Avant chaque repas, un cachet :

Charbon naphtolé	0 gr. 50
Cannelle pulvérisée	0 — 30
Vanille —	0 — 20
Ignatia —	0 — 05
Extrait sec de valériane	0 — 15

M. pour un cachet.

3° Limonade chlorhydrique (voir ce mot) aux repas. Onction sur le ventre, matin et soir, avec pommade à l'extrait de bryone (10 % d'axonge).

Beauté

L'art de rehausser la beauté féminine par les moyens physiologiques constitue une branche importante de l'hygiène, un complément, trop négligé, des études médicales.

La beauté du visage, chez les anciens, résidait surtout dans la pureté des lignes : les modernes attachent, avec raison, une bien plus grande importance à l'expression physionomique. Même dans la nuit du moyen âge, l'hygiène faciale ne perd point ses droits : parcourez tel fabliau ou tel « mystère » et vous assisterez à la toilette d'une folle pécheresse énumérant « tous amignonnements pour tenir son cuyr bel et frais », etc... La beauté est un présent naturel qu'il faut savoir garder. Mais il ne suffit pas d'une plastique irréprochable : il faut que la flamme intérieure anime Galatée. Aussi, le culte du beau est-il essentiellement moralisateur.

Plaire représente, pour la femme, une manière de sacerdoce : le charme est sa loi et la parure son armure. Mais les traits ne sont jamais fixes : ils ne se ressemblent pas tous les jours. « Les femmes, dit Mme Roland, sont aussi mobiles en leur physique que l'air qu'elles respirent. » Malheureusement, dans l'hygiène de la beauté, on attache toujours trop d'importance aux téguments et jamais assez à l'attitude. Rappelez-vous l'humoristique plaisanterie d'Hamilton sur la beauté anglaise : « Mistress Wetenhall avait un visage des plus mignons, pétri de lis et de roses, de neige et de lait, quant aux couleurs ; mais c'était le même visage toujours, sans âme et sans air. On eût dit qu'elle le tirait, le matin, d'un étui, pour l'y remettre en se couchant. » La femme a le grand tort d'oublier que le geste fixé, c'est la pose, de même que le sourire figé, c'est la grimace !

Il est deux champs d'observation dans la physionomie : les parties solides, qui décèlent les facultés natives et peu modifiables ; les parties molles, qui représentent les habitudes acquises en dehors des dons naturels. Ce sont ces dernières parties dont il est loisible à l'hygiéniste de faire varier et modifier les destinées matérielles. C'est ainsi que les muscles présidant à l'expression faciale peuvent être assouplis par le massage, l'électricité, les exercices spéciaux. Ces pratiques ramènent l'harmonie en des traits ravagés, effacent les rides précoces et métamorphosent le visage. Le regard, la mobilité du nez, de la bouche, du front et du menton, la flexibilité et les ondulations du cou sont, au plus haut point, susceptibles d'éducation modificatrice.

Dans son divin traité de la *Plastique*, le poète Herder définit très bien les divers attraits du visage. Il compare la tête à un Olympe dont la chevelure est la forêt. Le cou noble et dégagé annonce la dignité et la condition. Le front est la table d'airain où les sentiments se concentrent, gravés en caractères de feu. Au-dessous du front se tient le sourcil, arc-en-ciel de paix dans les sentiments doux, arc tendu de discorde dans l'expression du courroux et, dans l'un et l'autre cas, symbole annonciateur des affections.

Les yeux et le nez sont les organes de la volonté et de

la vie active ; la bouche délicate et pure est une recommandation pour la voix qui s'y fraie passage, interprète de l'âme, expression de la vérité, de l'amitié et de sentiments plus tendres encore...

C'est évidemment aux parents, aux instituteurs, aux médecins intelligents, qu'est dévolu le rôle complexe de veiller sur l'attitude et de lui imposer un régulier conseil de revision. La mauvaise humeur est l'ennemie de la beauté. Elle durcit les traits, ankylose le regard, pince l'expression buccale et raidit l'ensemble de l'attitude. La coiffure possède aussi sur l'expression une incontestable influence : une figure enjouée devient sérieuse sous des bandeaux, une figure jeune vieillit et se chiffonne sous d'excessives frisures.

L'habitus général du corps possède sur la beauté une influence adéquate à celle du visage. On ne saurait imaginer l'action de l'attitude, non seulement sur l'esthétique, mais sur la santé même.

Un magistrat se plaignait à un grand médecin de souffrir de sciatique : « Sur quelle jambe jugez-vous ? » lui demanda le savant. Après réflexion, le magistrat déclara qu'il se tenait volontiers appuyé sur la jambe gauche : il jugea, dès lors, « sur les deux jambes » et guérit de sa sciatique.

Malheureusement, les femmes sont moins avisées que les magistrats : sans jamais se plaindre, elles supporteront les tortures et les déformations du corset, pour obtenir une taille fine, flexible et bien cambrée. L'être féminin est toujours celui que Taine définissait, il y a cinquante ans, dans son *Voyage en Italie* : un scarabée sanglé et raide dans son corselet luisant, chargé d'appendices et d'enveloppes brillantes. « La meilleure partie de sa beauté, ajoutait le grand philosophe, consiste dans la vivacité nerveuse, dans l'arrangement de l'enveloppe lustrée, dans l'appareil compliqué et diamanté qui bruit autour. »

La recherche de la fine taille ne finira qu'avec le beau sexe. Chez les Romaines, la mode était déjà à la sveltesse, puisqu'un personnage de l'*Eunuque*, de Térence, s'en plaignait ainsi sur le théâtre : « Une jeune femme a-t-elle un peu d'embonpoint, on dit que c'est un athlète et on lui coupe les vivres ; la complexion de nos femmes a beau être solide, le régime en fait des fuseaux. » Hélas ! que de victimes, depuis Térence, la recherche de la maigreur et la constriction de la taille n'ont-elles pas mises au tombeau !

La toilette tapageuse est loin, aussi, d'être passée de mode. Et pourtant, comme elle sait mal rehausser la beauté ! Le cadre ne tue-t-il pas souvent le tableau, en monopolisant tous les regards ? Combien il est difficile, surtout à une beauté, de rester simple, de ne point paraître trop ornée ! Cependant, le charme et la grâce (qui n'est que la beauté en mouvement) sont les prix de la simplicité et du bon goût naturels, qui n'excluent point, d'ailleurs, la richesse du costume. L'art décoratif de la parure doit s'efforcer d'être en harmonie avec celle qui la revêt ; faire partie intégrante de la femme ; lui être, en quelque sorte, assimilé comme un parfum, ou comme une portion physiologique de son attitude corporelle. Tout est là.

(Pour les détails, voir mon livre *Hygiène de la Beauté.*)

Beurre

C'est un corps gras de facile digestion lorsqu'il est frais. Il convient aux personnes maigres, faibles et lymphatiques.

Le beurre de vache est consommé sous les cinq formes suivantes :

A l'état de beurre frais ;

A l'état de beurre salé
A l'état de beurre fondu } beurres de conserve ;

A l'état de simple fusion, comme dans l'omelette et les œufs sur le plat ou les œufs brouillés, ainsi qu'avec les végétaux : pommes de terre, carottes et légumes verts en général ;

Enfin, à l'état de beurre surchauffé, « beurre noir », comme l'on dit vulgairement, dans son emploi avec certains poissons (raie par exemple), ou même pour les œufs dits également au « beurre noir ».

D'après le savant chimiste Gautrelet, le beurre noir

serait le plus digestible des beurres alimentaires ; leur classement définitif devant être, en résumé, le suivant :

Beurre noir :	très digestible.
Beurre frais : Beurre salé :	assez digestibles.
Beurre en fusion : Beurre fondu :	peu digestibles.

Mais j'estime, pour ma part, que les estomacs varient beaucoup, sous ce rapport comme sous bien d'autres !

Les obèses et les hépatiques doivent se méfier de l'usage tant soit peu abusif du beurre.

Bière

La bière exalte la digestion, aide à la nutrition et à la formation globulaire du sang.

Elle constitue, de plus, grâce aux principes somnifères du houblon, un calmant *doux*, autant qu'efficace, dans tous les cas d'excitation nerveuse et d'insomnie dus à une suractivité cérébrale anormale. Le docteur Ott est porté à croire même que l'usage de la bière, comme boisson, crée un type distinct d'humanité, possédant un caractère particulier, fait de bienveillance et d'honnêteté, d'amour de la famille et de sentiments altruistes.

Il est certain que la lourdeur et l'apathie sont plus communes aux pays du pampre, Mais il est certain aussi que la phtisie et le nervosisme y font moins de victimes, et que l'aimable enbonpoint est l'apanage des buveurs de bière, s'ils n'usent, entre leurs repas, que modérément de la tisane de Gambrinus, ce *vin de grain*, excellemment *nutritif* lorsqu'il est mélangé au bol alimentaire.

Je ne rappellerai pas les propriétés de la bière chez les nourrices, : tout le monde les admet et prescrit cet aliment, si richement phosphaté, en vue d'obtenir une sécrétion mammaire riche et abondante.

D'après le *Médical Record*, les grands buveurs de bière

souffrent toujours de maux divers : flatulences, troubles de circulation, congestions, perversion de l'activité des fonctions, inflammation du foie et des reins. Intellectuellement, une stupeur, qui s'élève parfois jusqu'à la paralysie, arrête la raison, précipite toutes les facultés dans un animalisme sensuel, égoïste, vil, que viennent seulement varier des paroxysmes de colère insensés et brutaux.

Le buveur de bière peut paraître en bonne santé ; en réalité, il est des plus incapables à résister à la maladie. Une petite lésion, un refroidissement un peu sérieux, un choc quelconque, corporel ou mental, déterminent assez généralement une maladie aiguë qui l'emmène. L'usage continu de la bière, jour après jour, ne laisse pas au système le temps de récupérer ses pertes, et affaiblit graduellement les forces vitales.

L'observation nous a démontré que l'une des pires classes d'aliénés se recrutait parmi les buveurs de bière ; les filous les plus dangereux sont aussi de ses bons amis. Des autorités compétentes vont même jusqu'à déclarer que les maladies héréditaires seraient plus à craindre chez cette classe de buveurs que parmi les amateurs de boissons dites alcooliques.

Bœuf

(Voir *Viande.*)

C'est la viande de bœuf qui est le type le plus parfait de nos ressources alimentaires.

Cependant, grillé ou rôti, le bœuf ne convient pas à tous les estomacs. Les dyspeptiques préfèreront, avec raison, le bœuf en daube ou à la mode, généralement bien digéré, surtout lorsqu'il est froid.

Bœuf à la mode. — Prenez un bon morceau dans la cuisse, piquez-le de lard que vous aurez assaisonné de sel, poivre et persil haché, mettez dans une casserole bien juste et fermant hermétiquement, avec oignons, un bouquet garni, couennes de lard, un pied de veau coupé en deux morceaux, un clou de girofle et un bon verre d'eau, vous laisserez tomber à glace en ayant soin que la viande n'attache pas, mouillez avec du bouillon, un verre de vin blanc, un peu d'eau-de-vie, ajoutez des carottes coupées en quatre ; laissez cuire le tout pendant six heures, à petit feu, et servez après avoir dégraissé.

Boisson de tempérance

Cette boisson jouerait assez bien le rôle d'un pseudo-vin et pourrait satisfaire les alcooliques en leur donnant l'illusion de leur poison favori. Voici la formule :

Cassonade blanche	1	kilogramme.
Cassonade brune	1	—
Orge mondé	500	grammes
Houblon	30	—
Coriandre	30	—
Violettes	25	—
Vinaigre	1	litre
Eau	50	litres

Versez dans un tonnelet bien propre le vinaigre, la cassonade, puis les autres ingrédients ; brassez le tout avec une palette de bois. Versez ensuite l'eau et laissez infuser une quinzaine de jours. Tirez alors le liquide en le passant sur un tamis fin ou une étamine et mettez en bouteille, en bouchant solidement, car le mélange devient mousseux. Ce liquide fort peu coûteux, le litre revient environ à 7 centimes, a une couleur de vin blanc et le goût d'un vin mousseux. C'est une boisson fraîche et agréable pouvant rendre des services dans la diététique des travailleurs et qui n'a de vin que le nom qu'on peut lui donner.

(Voir *Aliments.*)

Bouche

Sécheresse de la bouche. — Prendre, trois fois par jour, une pastille renfermant 5 centigrammes de menthol et un milligramme d'azotate de pilocarpine. Chez les diabétiques, remplacer le sucre de la pastille par la gomme adragante et la saccharine.

(Voir *Dents.*)

Rince-bouche des fumeurs. — Mélange dont on met une cuillerée à thé dans un demi-verre d'eau tiède pour laver la bouche :

Salol	1 gr.
Alcool de menthe.............................	100 —
Teinture de cachou.........................	4 —

Bouillon

Ce n'est pas un aliment bien nutritif, mais c'est un condiment souvent utile, un bon apéritif, un peptogène savoureux : absorbé sans travail, il stimule la digestion et l'absorption, il ouvre les voies à des aliments plus substantiels. Les estomacs dilatés doivent s'abstenir de bouillon à l'état liquide.

Bourdonnements d'oreilles

Contre les bourdonnements d'oreilles, cinq gouttes, dans chaque oreille, du mélange suivant :

Eau de laurier-cerise.......................	20 gr.
Sulfate d'atropine............................	0 — 20
Nitrate de pilocarpine......................	0 — 20

M.

(Voir *Oreilles, Surdité.*)

Boulettes

Voici une excellente recette publiée par le Dr Toussaint, d'Argenteuil, et qui convient très bien aux jeunes enfants en âge de manger, mais qui ne savent pas bien broyer les aliments et avalent sans mâcher.

Ces boulettes se préparent de la façon suivante :

Mettez dans un bol :

1° Un jaune d'œuf, cru ;

2° Gros comme une noix de viande de bœuf (filet ou faux-filet), bien maigre, *hachée;*

3° Une petite pomme de terre cuite à l'eau salée, ou sous la cendre ;

4° Un morceau de mie de pain rassis bien imbibé de lait.

Ecrasez le tout ensemble avec une fourchette, et salez à votre goût.

Séparez en boulettes que vous aplatissez ; puis, faites sauter au beurre dans une sauteuse ou simplement à la poêle.

Les boulettes prennent très rapidement une belle couleur jaune d'or, et cuisent à point en quelques minutes.

Les enfants les mangent avec ou sans pain, avec une fourchette ou une cuiller à café.

Bronchites

Pulvérisations contre la toux sèche

Eau de laurier-cerise	100 gr.
Teinture éther d'eucalyptus	50 —
Benzoate de soude	20 —
Chlorure d'ammonium	5 —

M.

Une cuillerée à soupe pour six d'eau chaude, en pulvérisations toutes les deux heures.

Grog pectoral.

Infusion de feuilles fraîches d'oranger.	100 gr.
Sirop d'érysimum	20 —
Vieux kirsch	20 —
Térébène	X gtt.

M.

A avaler chaud en se couchant.

Bronchite grippale.

Sirop de badiane	300 gr.
Alcool camphré	30 —
Acétate d'ammoniaque	20 —

M.

Une cuiller à soupe toutes les deux heures dans une infusion chaude de quinquina jaune.

Vésicatoire indolore.

Menthol }	ââ 1 gr.
Chloral hydraté }	
Beurre de cacao	2 gr.
Spermacéti	4 —

Mêlez pour faire une pâte.

Cette pâte sera étendue sur la toile ou sur l'emplâtre diachylon. Elle agirait comme l'emplâtre de cantharides. (Voyez *Grippe.*)

Brûlures

Appliquer le mélange suivant et recouvrir d'une bonne couche de ouate :

Lanoline }	ââ 40 gr.
Huile de ricin }	
Aristol	10 —
Dermatol	6 —
Salol	5 —
Huile de pin du Canada	12 —

Mêlez intimement.

Cette pommade m'a toujours donné de merveilleux résultat. Comme elle se conserve longtemps, on peut la faire préparer d'avance, en prévision d'accidents possibles.

Cacao

Surnommé par Linné *theo-broma* (mets divin), le cacao est un aliment gras (par son beurre) et un stimulant des forces (par sa théobromine). Il forme la base du chocolat, aliment réparateur et analeptique, utile aux amaigris et aux énervés. Un peu de cannelle ou de vanille ajoutent à sa digestibilité. Il est bien mieux digéré lorsqu'on l'épaissit en bouillie à l'aide de la farine d'orge ou d'avoine (racahout).

Café

Je déconseille l'emploi du café noir aux femmes nerveuses. Elles peuvent user du café au lait (café faible, additionné de chicorée, de malt ou de glands torréfiés). Les préjugés *particuliers* concernant le café au lait dans l'hygiène de la femme et de la jeune fille n'ont, je puis l'affirmer, aucune raison d'être.

Le café est un stimulant du système nerveux et un tonique de la circulation. Il augmente la tension dans les artères et la quantité des urines, diminue les pesanteurs digestives et soutient les forces dans une large mesure.

Chez les femmes nerveuses, le café est fréquemment contre-indiqué comme amenant l'insomnie et augmentant les signes désagréables des névroses.

Je conseille l'infusion chaude et concentrée de café aux personnes dont les époques sont trop abondantes et qui sont sujettes à la migraine, aux congestions du bas-ventre.

L'usage abusif du café cause la pituite, la gastralgie, le dégoût des aliments, les renvois acides, l'insomnie avec cauchemars, le ralentissement du pouls. Chez les enfants, l'usage abusif du café peut entraîner l'arrêt de développement.

L'infusion de café est excellemment antiseptique, d'après les expériences du Dr Luderitz.

Il a pris quelques gouttes d'une culture de différents microbes, et les a laissés séjourner dans une infusion de café pendant un temps variable. Dans une infusion de café à 5 %, le bacille typhique meurt après un délai qui varie entre deux et trois jours ; le microbe de l'érysipèle meurt en un jour, dans l'infusion à 10 % ; il cesse de croître sur la gélatine au café à 1 % seulement.

L'infusion pure de café à 1 % a une influence considérable et presque immédiate sur le bacille du choléra ; elle le tue au bout de sept à huit heures et, si l'infusion est à 30 %, elle le tue en une demi-heure. Pour le bacille du charbon, il est tué en deux ou trois heures par une infusion à 10 %, en deux heures si l'infusion est à 30 %, à condition que ce bacille soit dépourvu de spores ; le bacille chargé de spores est incapable de communiquer le charbon à des souris après un séjour de trente-trois jours dans une infusion à 10 %.

M. Luderitz, pour compléter ses recherches, a voulu savoir quelle était précisément la substance active du café ; la caféine n'agit nullement ; quant au tannin, il agit peu ; selon lui, l'action antiseptique doit être attribuée à des produits empyreumatiques.

Cannelle

Stimulant général, stomachique et tonique. Je conseille, après chaque repas, aux personnes fatiguées par des pertes utérines, un verre à liqueur du mélange suivant :

Vieux bordeaux........................	parties égales.
Sirop d'écorces d'orange............	
Alcoolé de cannelle de Chine......	

M.

L'essence de cannelle *de Ceylan* possède une action utile sur la nutrition du cuir chevelu.

Caoutchouc

Dissous dans le chloroforme, le caoutchouc est un excellent topique contre certaines maladies de la peau. Voici, par exemple, une formule que j'emploie souvent contre les taches de la peau, le psoriasis, etc. :

Chloroforme	90 gr.
Gutta-percha	2 —
Benzo-naphtol	3 —

M.

En badigeonnages, matin et soir.

Pour rendre la souplesse aux vêtements en caoutchouc. — L'usage de ces vêtements étant très répandu, il peut être utile de connaître le moyen à employer pour rendre sa souplesse à l'imperméable qui se durcit : il suffit de le plonger dans le bain ammoniacalisé qu'on prépare de la façon suivante :

Eau de pluie	10 parties.
Ammoniaque ordinaire	1 à 2 —

Les vêtements de caoutchouc sont fort malsains, parce qu'ils gênent les fonctions respiratoires de la peau.

Capucine

Je conseille aux personnes lymphatiques les fleurs de capucine dans la salade. Elles m'ont semblé posséder à peu près les propriétés du cresson.

Carotte

Dissipons ici le préjugé relatif à la grande valeur digestive de la carotte et à son utilité contre la jaunisse et les affections du foie.

La carotte est, au contraire, assez indigeste et doit être bannie du régime des dyspeptiques atoniques. Sa valeur laxative est nulle, sauf à l'état très jeune.

Elle est surtout utile, en cuisine, pour aromatiser potages, sauces et ragoûts et leur communiquer une saveur agréable.

Caroubier

La médecine russe recommande les fruits du caroubier comme très riches en hydrates de carbone assimilables. Le docteur Koundriouskoff rapporte l'histoire d'un étudiant russe phtisique et considérablement affaibli ; en désespoir de cause, il renonça à tous les médicaments et se mit à prendre l'infusion de fruits du caroubier (*ceratonia siliqua L.*), à la dose de trois, quatre, jusqu'à six et sept par jour. Grâce à ce traitement, continué pendant huit mois, le malade s'est rétabli complètement, a augmenté considérablement de poids et est de nouveau à même de vaquer à ses études. S'il est vrai qu'on entend encore quelques râles au sommet droit dans l'inspiration profonde, il est tout de même incontestable, dit notre confrère russe, que l'effet de la médication était on ne peut plus surprenant.

Cauchemar

La disposition au cauchemar réclame l'emploi des préparations de valériane et de bromure, la bonne aération de la chambre à coucher, les frictions d'eau-de-vie camphrée pratiquées au moment de se mettre au lit.

Caviar

Œufs de l'esturgeon femelle. C'est surtout dans la gelée huileuse que renferme l'œuf d'esturgeon que réside cette saveur délicate, ce *flavour* qu'appréciait tant Hamlet de Shakespeare. Grâce à son goût légèrement acide, le caviar — surtout lorsque l'esturgeon est pêché en eaux profondes — stimule l'appétit en favorisant la sécrétion du suc gastrique.

Céleri

Le céleri cuit, surtout le céleri-rave, m'ont paru très utiles dans le regime des atoniques et des arthritiques.

Chaleur animale

On peut la développer plus ou moins à l'aide de certains aliments. Il faut savoir que :

100 gr.	de lait complet équivalent à........	67	5	calories
—	de lait écrémé........................	39	61	—
—	de crème..............................	214	70	—
—	de lait de beurre.....................	41	56	—
Un œuf	équivaut à............................	80	»	—
50 gr.	d'œufs brouillés équivalent à......	93	8	—
100 —	de pain grillé représentent..........	258	8	—
—	de biscotte de froment................	357	»	—
—	de biscuit anglais....................	419	»	—
—	de cakes..............................	374	»	—
50 —	de beurre.............................	407	»	—
100 —	de viande de bœuf ou gibier (crue).	118	95	—
—	— rôtie...............................	213	»	—
—	— bouillie............................	207	»	—
—	de côtelette de veau (crue)..........	142	45	—
—	— rôtie...............................	230	5	—
—	de pigeon cru.........................	99	7	—
—	de cervelle de veau crue..............	140	0	—

etc., etc. Ce tableau complet représente assez d'aliments

pour qu'il soit possible d'établir scientifiquement la diète relative aux différentes affections de l'estomac, qu'il s'agisse de cuisine toute simple ou un peu plus prétentieuse.

(Voir *Aliments.*)

Cheveux

Hygiène et médecine

Balzac observe, dans sa *Femme de trente ans*, que toutes les femmes ayant de très longs cheveux sont « pâles et parfaitement blanches ». J'ai, dans mon *Hygiène de la beauté*, donné l'explication de cette particularité, en démontrant que, pour sa croissance, le cheveu dérobe au sang une foule de substances minérales des plus importantes à l'organisme : le fer, la chaux, le soufre, la silice, etc..., dont l'absence cause précisément la chlorose, l'anémie et les maladies de faiblesse.

Pour que le cheveu acquière les éléments de nutrition dont il a besoin pour sa prospérité, il faut que la digestion soit parfaite, que les repas soient réguliers, que les soucis soient réduits à leur *minimum*. Voilà pour les causes générales. Pour les causes locales, c'est surtout l'absence de ventilation qui amène la chute des cheveux. L'abus des frictions alcooliques, l'action de la quinine, du sublimé, etc., sont également fort nuisibles à la couleur et à la conservation de la chevelure.

Une chevelure qui résiste est un bon signe de longévité. Les arthritiques et les phtisiques sont chauves de bonne heure. Les centenaires sont presque toujours chevelus.

Depuis que la mode des coiffures lourdes et serrées a disparu pour la femme, la calvitie est devenue plus rare dans le beau sexe, malgré l'effroyable consommation des teintures les plus nuisibles auxquelles se livre un certain monde féminin.

Pourquoi les rhumatisants perdent-ils leurs cheveux prématurément ? A cause de leurs sueurs acides. La frisure agit aussi comme une cause puissante de calvitie, grâce aux tractions mécaniques qui s'efforcent d'entraîner la chute du cheveu, directement arraché de son bulbe.

Lotion pour le nettoyage des cheveux :

Eau de roses	500 gr.
Eau-de-vie camphrée	85 —
Borate de soude	30 —

M. (Employer largement.)

Onctions contre les pellicules (cheveux secs) :

Lanoline	35 gr.
Huile de ricin	10 —
Tannin	1 —
Nitre	2 —
Soufre précipité	1 — 50
Essence de jasmin	XX gtt.

M.

Gros comme un pois (matin et soir).

Lotion pour nettoyer la tête grasse :

Teinture de quillaya	60 gr.
Ether de pétrole	40 —
Alcoolé de Fioravanti	30 —
Huile de pieds de bœuf	8 —

M.

Agitez avant l'usage.

Comment empêcher les cheveux de se défriser? — Au lieu d'employer, comme on le fait le plus souvent, les liquides alcooliques dans la frisure et l'ondulation, se servir de l'huile de *paraffine*. Quelques gouttes de cette substance mettront les cheveux à l'abri de l'action hygrométrique de la pluie et du brouillard et empêcheront la chevelure de se transformer en saule pleureur.

Lotion pour favoriser l'ondulation et la frisure :

Eau distillée de laurier-cerise	200 gr.
Alcoolé de Fioravanti	50 —
Gomme fine du Sénégal	20 —

M.

Eviter toujours la frisure au fer chaud, nuisible à la vitalité du cheveu.

Commencement de canitie. — Lorsque les cheveux commencent à blanchir de très bonne heure et que cette canitie précoce coïncide avec un peu de pityriasis du cuir chevelu (pellicules) il faut employer le mélange suivant (brillantine), matin et soir :

Essence de wintergreen..................	āā 20 gr.
Liqueur d'Hoffmann......................	
Vaseline liquide........................	
Nitrate de pilocarpine..................	0 gr. 20

M. S. A.

(Pour friction avec une brosse douce.)

Chute des cheveux. — Il est impossible de donner des formules s'appropriant à tous les cas. Ce n'est qu'après avoir déterminé, le plus rigoureusement possible, la raison de l'alopécie, qu'on peut libeller, en toute certitude, un traitement curatif. Pour satisfaire, ici, aux demandes de nombreuses lectrices, je donnerai deux formules capables d'exciter la repousse. La première s'adresse aux cheveux naturellement secs, la deuxième aux cheveux gras :

Alcoolé de bergamote......................	80 gr.
Huile de ricin............................	40 —
Essence de cannelle de Ceylan.........	10 —
Teinture de cantharides...............	5 —
Naphtol B.................................	1 —

M. S. A.

(Agitez avant l'usage. Pour frictions à l'aide d'une brosse douce.)

Liqueur d'Hoffmann.......................	200 gr.
Glycérine redistillée.....................	25 —
Résorcine	10 —
Essence de géranium......................	5 —
Teinture de quillaya (quantité suffisante.)	

M. S. A.

pour émulsion à appliquer, à l'aide d'un flacon à stilli-goutte, matin et soir.

Ces deux formules ne réussiront pas fatalement dans tous les cas, mais elles auront au moins l'avantage de ne point nuire à qui les emploiera. Bien appliquées, elles arrêteront, dans la plupart des cas, la chute des cheveux à son début.

N. B. — Le traitement général, constitutionnel, est nécessaire dans presque tous les cas de chute des cheveux, parce que l'alopécie reconnaît fréquemment une cause morbide organique dont elle n'est que le symptôme ou le reflet.

(Voir *Alopécie*.)

Pour activer la pousse des cheveux. — Friction, matin et soir avec :

Vieux rhum Jamaïque	àà 100 gr.
Extrait fluide d'arnica	
Huile de ricin	80 —
Essence de peau d'Espagne	4 —

M.

(Agitez avant l'usage.)

Lotion contre la chute des cheveux :

Alcoolé de lavande	60 gr.
Glycérine boriquée	8 —
Teinture de cantharides	9 —
Essence de cannelle	XX gtt.
Salicylate de pilocarpine	0 gr. 35

M.

En frictions matin et soir.

Chute des cheveux (cheveux gras) :

Glycérine	30 gr.
Baume du Pérou	5 —
Alcool camphré	15 —
Teinture de cantharides	XX gtt.
Benzoate de lithine	2 gr. 50
Essence de bergamote	XXV gtt.

M.

Pour frictions avec une brosse demi-dure imbibée de ce mélange (matin et soir).

Je conseille aussi cette mixture en cas de chute rapide et de cassure facile des cheveux. Les cheveux friables, bifurqués et moniliformes se traitent efficacement par ce cosmétique énergique et commode.

Quand les cheveux sont particulièrement grêles, affligés de cette minceur spéciale qui en prophétise la chute à bref délai, je conseille le brûlage méthodique des pointes, que l'on répète tous les mois. Cette méthode restitue aux cheveux consistance et solidité parfaites.

(Voir *Cuir chevelu.*)

Teintures de cheveux. — La seule teinture blonde que je conseille, c'est le peroxyde d'hydrogène récent ; mais je l'emploie toujours sous forme de pommade. Fréquemment, l'état nerveux est cause de canitie. Reinhard a observé, chez des épileptiques, de curieux changements dans la coloration des cheveux. Aux exemples de canitie soudaine par émotion (que j'ai cités, nombreux et authentiques, dans mon *Hygiène de la Beauté*), j'ajouterai celui du savant Guarino, de Vérone, qui, ayant perdu dans un naufrage tout son butin scientifique, vit ses cheveux blanchir de douleur subite...

Le *henné*, cette panacée de l'Algérie et de la Tunisie, est actuellement, fort à la mode, comme teinture. Il se vend en feuilles pulvérisées, à raison de 80 centimes le kilogramme, sur les marchés arabes. Sa macération dans l'eau distillée donne une pâte d'un brun rougeâtre et d'une odeur agréable : vingt-quatre heures suffisent pour obtenir le *maximum* de coloration.

La couleur du henné pénètre le cheveu, qu'il tanne en quelque sorte et momifie. Mélangée à l'indigo, sa bouillie donne une belle coloration noire, à reflets bleuâtres. Uni, en proportions définies, à l'alun et au sulfate de fer, le henné donne diverses nuances de brun. Ce qui fait le succès de cette teinture, c'est surtout sa solidité, son innocuité relative et le bas prix de revient auquel les industriels de la teinture, les Raphaëls de la perruque, peuvent se la procurer...

Toutes les teintures ont une action plus ou moins néfaste

sur la constitution du cheveu ; elles le rendent caduque et fragile. Mais il faut surtout se garer des teintures à base de sels de plomb, très nombreuses dans le commerce, et dont la vogue incroyable n'a pas été, jusqu'ici, entravée par un règlement d'hygiène publique absolument désirable. Pour ma part, j'ai vu déjà tant d'accidents, généraux et locaux, déterminés par des teintures plombifères, que je conseille toujours (dans mes articles et dans mes livres) de ne jamais faire usage d'une teinture quelconque sans être préalablement édifié sur sa composition par une consultation compétente et une analyse.

Les teintures à base de permanganate de potasse (60 grammes pour un litre d'eau distillée) donnent des colorations brunes, mais dont les reflets verdâtres ou violâtres sont généralement peu appréciés. Cela est fâcheux, car les teintures manganiques sont certainement celles qui attaquent le moins le tissu corné constitutif du poil.

Les teintures à base de sels d'argent sont contenues, d'ordinaire, dans un flacon bleu ; l'autre flacon, blanc, est rempli d'une solution alcoolique. On obtient toutes les variétés de brun et de noir par des applications de couches successives de teintures.

De même, avec l'eau oxygénée, on obtient toutes les nuances, depuis le blond cendré jusqu'au jaune d'or. Mais le maniement de ces teintures est, ordinairement, assez délicat pour être abandonné aux coiffeurs spécialistes. Les personnes assez habiles pour se teindre elles-mêmes sont rares. Il faut toujours bien réfléchir et consulter avant de se déterminer à une pratique qui entraîne, maintes fois, des regrets cuisants, se traduisant même *par des états morbides irréparables de la chevelure et du cuir chevelu.*

Il arrive, parfois, qu'à la suite d'une application tinctoriale mal faite, les cheveux prennent une teinte acajou d'aspect assez désolant. Je conseille, en pareil cas, de les brosser avec un mélange de 2 grammes de teinture d'iode pour 30 d'eau de Cologne, puis de les laver, cinq minutes après, avec une solution concentrée tiède d'hyposulfite de soude. Les cheveux reprendront leur teinte naturelle.

Outre les accidents généraux d'empoisonnements, si

fréquents avec les teintures métalliques, on peut reprocher à tous ces cosmétiques, presque sans exception : 1° de provoquer la chute prématurée des cheveux ; 2° de solliciter la production d'éruptions eczémateuses graves et rebelles, qui, d'abord localisées au cuir chevelu, s'étendent bientôt au front et à la face. Il faut donc (ainsi que je l'ai dit et proclamé dans tous mes écrits) réfléchir longuement avant de se décider aux pratiques tinctoriales. Le remords les suit de près.

Voici principalement une teinture dont on fera sagement de se méfier :

Le *chlorhydrate de paraphénylène-diamine* possède la propriété de noircir les cheveux, à l'air, ou en présence de l'oxygène contenu dans l'eau oxygénée. J'ai vu plusieurs accidents d'eczéma du cuir chevelu, dus à cette teinture fort irritante. Dans l'un de ces cas, il s'est agi d'un véritable érysipèle ; mais (chose curieuse), les symptômes inflammatoires ont été suivis (chez une dame de 45 ans, à chevelure très raréfiée), d'une merveilleuse et abondante repousse de poils noirs et épais : « Ce n'est pas acheter trop cher de semblables accidents, » m'affirmait ma cliente, fort coquette, malgré son âge...

Une formule inoffensive (pour l'état général) de teinture noire. — Je précise « pour l'état général », parce qu'il est bien entendu que toutes les teintures désorganisent le cheveu et préparent à la calvitie.

On commence par passer sur la chevelure, à l'aide d'une petite brosse, la solution suivante :

Alcool à 90°		50 gr.
Acide pyrogallique	ãã	3 —
Acide acétique		
Essence de citron		XV gtt

M.

Quand les cheveux sont presque secs, on les teint avec ce mélange :

Eau de roses	300 gr.
Nitrate d'argent	10 —
Sulfate de cuivre ammon	2 —

M.

Pour teindre les cheveux en couleur acajou. — On fait une pâte avec quantité suffisante d'eau de chaux et de poudre de henné et on applique cette pâte, pendant une nuit, sur la chevelure. Avec une solution concentrée d'alun, on obtient une teinte plus foncée, tirant sur le châtain.

Pour blondir les cheveux roux. — On emploie d'ordinaire l'eau oxygénée, qui a l'inconvénient de rendre les cheveux secs et cassants. J'ai, parfois, conseillé aussi, avec avantage, l'hyposulfite de soude en solution au cinquantième.

(Voir *Teintures.*)

Chocolat

(Voir *Cacao.*)

Chou

Aliment très nutritif, mais fort indigeste et ne convenant qu'aux estomacs sans peur et sans reproche. Le chou-fleur (la fleur, seulement) est plus digestif, bien que suspect également.

En applications locales, la simple feuille de chou est capable de rendre des services dans certaines affections superficielles de la peau. Elle est calmante et modificatrice.

Cidre

Le *cidre* est une boisson souvent nuisible aux dents et à l'estomac par son acidité. Bien toléré, il joue un rôle éliminateur, utile contre la gravelle et préserve, jusqu'à un certain point, de la goutte et du rhumatisme. Laxatif et diurétique, le bon cidre constitue, parfois, la meilleure boisson chez les herpétiques et les eczémateux, sujets à des poussées congestives ou inflammatoires du côté de la peau. Enfin, d'après de récentes expériences (Carrion et Cautru), le cidre augmenterait la durée et l'intensité du travail digestif, chez les malades affligés d'insuffisance gastrique, de paresse et d'atonie stomaco-intestinales.

Après l'orange et le raisin, la pomme nous semble le

fruit le plus hygiénique : de même, le cidre n'arrive, comme boisson, que bon troisième, après le vin et la bière. Et encore faut-il dire :

Longo, sed proximus, intervallo.

Cils

Pour rendre les cils plus épais et plus fournis. — Friction, matin et soir, avec :

Vinaigre aromatique	20 gr.
Glycérine	10 —
Extrait de jaborandi	2 —

M.

Soins à donner aux cils. — On me demande souvent si le « maquillage » du bord des paupières est nuisible. Non, en général, s'il est pratiqué à l'aide de substances inoffensives. Les Orientaux préparent même, sous le nom de *koheul* ou de *mesdjem*, diverses poudres ou pâtes, à base de sulfure d'antimoine, qui semblent plutôt utiles contre la chute de ces organes pileux, si importants pour la beauté et la santé des globes oculaires. (On trouvera, dans mon *Hygiène de la beauté*, plusieurs formules efficaces se rapportant à ce point spécial.) Contre l'eczéma ciliaire, je recommande d'éviter les poussières, la fumée, la lumière vive, les frottements, les régimes excitants ; d'appliquer fréquemment des compresses avec l'infusion de thé vert boriquée ; enfin, de couper, à l'extrémité, un millimètre environ des cils malades. On traitera toujours le lymphatisme par l'huile de foie de morue et l'iodure de fer à l'intérieur ; l'herpétisme, par l'arsenic et les alcalins.

Contre l'acné ciliaire, caractérisée ordinairement par une desquamation grasse de la peau du bord libre des paupières, on fera, matin et soir, l'œil étant fermé, une friction de cinq minutes, en cette région, avec gros comme un grain de blé de la pommade suivante :

Vaseline pure	10 gr.
Huile de pieds de bœuf	5 —
Précipité blanc	0 — 50
Microcidine	0 — 10

M. S. A.

Onction contre la chute des cils :

Huile de paraffine...........................	45 gr.
Pilocarpine	0 — 50
Acide oléique................................	q. s.
Terpinéol	1 gr.

M.

(Voir *Paupières.*)

Citron

Le jus de citron a des propriétés rafraîchissantes, anti-scorbutiques, astringentes et vermifuges. C'est un excellent condiment pour les sauces et entremets. Mais il faut exiger des citrons bien mûrs, sous peine de gastralgie possible.

Civet

Aussi lourd à la digestion que le boudin, grâce au sang coagulé qui en forme la sauce, le civet peut être rendu plus digestible par la suppression du sang dans la formule.

Cognac

Il n'est pas d'appellation plus usurpée, ni de boisson plus frelatée au monde que le cognac. Avec les médecins, les économistes et tous les bons esprits protestent contre l'abus de langage, lâchement toléré par la loi, qui permet de vendre, comme eaux-de-vie charentaises, d'ignobles mixtures alcooliques, responsables des plus grands maux...

Je me propose d'esquisser, dans cette courte étude, le parallèle du *mauvais* et du *bon* cognac, laissant à mes lecteurs le soin de tirer, eux-mêmes, leurs conclusions documentées.

Le mauvais cognac perturbe tous les échanges nutritifs : il possède, sur nos tissus, une action chimique désastreuse, puisqu'on le voit durcir, épaissir, *scléroser* le foie, la moelle et le cerveau; conduire ses adeptes à la sénilité prématurée et à l'inévitable banqueroute vitale. Tous les travaux contemporains s'accordent à démontrer que les mauvaises eaux-de-vie (dont l'abus est si aisé, grâce à leur prix peu élevé) sont, seules, responsables du grand fléau de l'acoolisme et des tristes dégénérescences que sollicite, dans l'individu et dans la race, cet implacable ennemi de la santé nationale.

Source de misère, de vice, de folie et de crime, le mauvais alcool détériore et démoralise les sociétés. L'étendue des maux qu'il inflige à notre race a été trop souvent mesurée, pour qu'il soit besoin d'insister sur le terrible minotaure des classes populaires. Ce que je veux, surtout, aujourd'hui, c'est mettre en garde les classes aisées de la bourgeoisie dirigeante, contre les réels dangers d'un cognac non authentique, acheté au hasard de l'épicerie, et religieusement pris, suivant le rite français, à la dose d'un simple petit verre après chaque repas. Le vice de l'intempérance n'est, ici, pour rien : il s'agit d'une simple habitude bromatologique, inoffensive lorsqu'il s'agit d'un excellent produit ; médiocre ou mauvaise dans le cas contraire. Qui ne connaît, hélas ! de ces personnes appartenant à la meilleure société, d'une tenue absolument correcte, qui s'empoisonnent, comme à plaisir, en absorbant quotidiennement des eaux-de-vie inférieures, dont elles ne se donnent point la peine de contrôler la provenance ? Quelques années se passent : vers 40 ou 50 ans, ils arrivent, lentement imprégnés du quotidien toxique, à subir les plus graves lésions de l'estomac, du foie et du cerveau. Un grand nombre d'entre eux succombent ainsi, avant l'âge, à l'alcoolisme *latent*, qui les a minés d'une manière insidieuse et répétée, *rouillant* sourdement leurs artères et semant, le long de tous les organes, la congestion, la régression et la mort.

Voici, du reste, pour mémoire, quelques-uns des symptômes dus à l'usage habituel d'un cognac de provenance douteuse : les vertiges, les tremblements, la parole embarrassée, les hallucinations, l'affaiblissement progressif de la mémoire, de l'attention et des facultés intellectuelles en général ; parfois même, le délire et les accès épileptiformes. Ces eaux-de-vie sont, on le voit, de véritables *eaux-de-mort*. La stérilité et l'impuissance procréatrice, dont se meurt notre race française, sont dues, aussi, incontestablement, à ce détestable engin d'abrutissement... Enfin, les travaux de Hüss, de Bergeron et de Lunier rapportent à l'usage des mauvais alcools, la toux quinteuse, les maladies de cœur et des reins les bronchites chroniques et la phtisie tuberculeuse qui décime près du quart de nos populations urbaines, actuellement.

Tous ces effets, offensifs et pernicieux, sont, assurément, dus plutôt à la qualité toxique, qu'à la quantité excessive des eaux-de-vie ingérées. Le remède n'est donc pas, comme certains esprits chagrins l'ont proposé (d'ailleurs, sans écho, dans notre vieille France) : arrachez vos vignes et buvez de l'eau ! L'eau n'est pas le stimulant rêvé par la vie moderne, assez artificielle, que nous menons. Seule, sans condiment, sans arome, elle ne donnerait pas l'énergie suffisante au système nerveux du citadin : que dis-je ? elle n'est pas digestive par elle-même et ne complète pas, comme le petit verre d'eau-de-vie authentique, l'alimentation, assez complexe de nos contemporains de l'existence à la vapeur !

Le remède est dans la recherche d'une eau-de-vie de France, de provenance charentaise authentique. Son prix, assez élevé, en assurera l'usage ordinairement modéré. Un verre à liqueur, après les repas, conformément à l'éternel *labarum* hygiénique *uti, non abuti*, représente, suivant le mot d'un illustre physiologiste, une véritable *caisse d'épargne pour les tissus*. Le bon cognac, en effet, protège contre la combustion, la graisse et l'albumine de notre économie vivante ; relève les forces, stimule les centres nerveux, excite doucement l'intellect et notamment les facultés imaginatives; dissipe les préoccupations et les chagrins, inséparables de la vie humaine ; fait pousser, dans tout notre être, les sentiments de vigueur, de bonne disposition et de plaisir vital, qui forcent les sympathies et encouragent les expansions altruistes. Substance thermogène aisément décomposée dans l'organisme, le cognac de vraie *qualité* facilite le fonctionnement musculaire et provoque l'euphorie et le bien-être général.

C'est un merveilleux excitant de l'appétit et de la digestion ; un stimulant parfait du cœur et du système nerveux. C'est à lui que la plupart des vins et des élixirs pharmaceutiques doivent leurs propriétés reconstituantes et régénératrices. Il anime l'énergie et la vitalité chez tous les affaiblis, enfants, jeunes gens, adultes, vieillards, malades, convalescents. Un grog *au vrai cognac* est le remède classique du début des maladies *à frigore:* bronchites, influenza, courbatures, angines, rhumatismes, etc... Il supprime les malaises et les frissons ; en provoquant une transpiration abondante, qui réagit sur les téguments externes, il dérive et fait avorter souvent les maladies aiguës fébriles les plus graves.

Au commencement du siècle, on fit, sur cette question, une observation aussi curieuse que sincère : les blessés russes de la campagne de 1806 mouraient, comme des mouches, entre les mains de nos chirurgiens militaires napoléoniens, qui (suivant les théories françaises d'alors) les soumettaient au régime des minoratifs et des rafraîchissants. Ils guérissaient, au contraire, entre les mains des chirurgiens russes, leurs compatriotes, qui leur octroyaient, largement, des boissons et breuvages alcoolisés. Cette observation fut le point de départ d'études nouvelles, dues surtout à Graves, à Todd, à Trousseau et à Béhier.

Il résulte de ces études que le *vrai cognac* agit merveilleusement contre les affections putrides et infectieuses (fièvre typhoïde, fièvre puerpérale, septicémies, etc...) et, en général, contre tous les états fébriles accompagnés d'un cortège d'atonie d'adynamie, de langueur et d'épuisement. Le Dr Guyot a préconisé, avec succès, le cognac pris à hautes doses, dans la période algide du choléra. Cette excellente méthode compte de nombreux partisans : Parrot et Simon l'étendirent au difficile traitement des diarrhées infantiles et de l'athrepsie. Je recommande le vrai cognac contre les dyspepsies *hypochlorhydriques* et les vomissements rebelles de la grossesse et des femmes nerveuses. La pluralité des maîtres de la médecine moderne en fait un large emploi, dans la cure de la pneumonie, des hémorragies, des suites de couches et du délire nerveux opératoire.

Coliques hépatiques

On les évite par le régime des viandes blanches, pommes de terre bouillies, légumes et fruits, les repas réguliers, la boisson consistant en petite bière additionnée d'une cuiller à café de sel de seignette par litre, les lavements froids journaliers de saponaire, les frictions et les massages du ventre, matin et soir. Supprimer du régime le pain frais, les pâtisseries, jaunes d'œufs, cervelles, graisses, crustacés, coquillages, conserves, fromages forts, vin pur, café, thé, chocolat, liqueurs. Un verre à madère d'huile d'olives additionnée de dix gouttes d'essence de genièvre, le matin à jeun, prévient aussi les coliques hépatiques.

Constipation

Traitement mécanique de la constipation. — Le meilleur, à mon avis, consiste à rouler, matin et soir, sur le ventre, un petit sac de toile fine, aux trois quarts plein de grains de plomb. Ce massage automatique du ventre est également un précieux remède contre l'obésité abdominale (qui est aussi une variété de l'atonie et de l'obstruction circulatoire de la région du ventre). On y joint l'usage journalier du

Jus d'herbes. — Il en existe plusieurs formules. Le jus d'herbes *rafraîchissant* est formé de cresson, chicorée, cochléaria, fumeterre, bourrache, ményanthe, laitue et oseille (parties égales). Le jus *amer et dépuratif*, de chicorée, pissenlit, fumeterre, véronique, petite centaurée et scorsonère ; le jus *aromatique*, de sauge, menthe, mélisse, céleri et thym. A la dose d'une tasse à café tous les matins, ces sucs végétaux (un peu oubliés par la médecine contemporaine) sont capables de rendre certains services contre les états torpides du foie, de l'estomac et de l'intestin.

Discipliner l'intestin par des habitudes régulières et par un régime laxatif, végétal, composé de fruits, de légumes verts, pain d'épice, miel, compotes de pruneaux, cidre : voilà comment on triomphe de la constipation.

Le café et le tabac ont parfois une influence laxative.

Recommandons aussi la gymnastique, les bains, le massage de l'abdomen, les lavements froids avec l'infusion de camomille, l'électricité.

Purgatifs mécaniques. — Pain de son, une cuillerée à soupe de graine de lin, de psyllium, de moutarde blanche, de charbon végétal ; melon, potage au potiron, etc.

Conseils aux constipés, par le médecin anglais Clarke :

1° Au lever ou au coucher, boire à petits coups et lentements 125 grammes d'eau froide ou chaude ;

2° Au lever, lotions froides ou tièdes avec une éponge, suivies d'une friction générale ;

3° Vêtements chauds et amples ; éviter de se serrer la taille ;

4° Surveiller l'alimentation : éviter les épices, les salaisons, les conserves, les gâteaux, les pâtisseries, le fromage, les fruits secs, les noix, le thé trop fort ;

5° Marcher une demi-heure ou une heure au moins deux fois par jour ;

6° Eviter de s'asseoir ou de travailler longtemps dans une position qui comprime ou resserre le ventre ;

7° Solliciter chaque jour l'action des intestins après le déjeuner : être patient dans cette sollicitation. Si elle reste sans succès le premier jour, recommencer tous les jours une fois à la même heure. Le quatrième jour, recourir à un adjuvant. Le meilleur et le plus simple est un lavement composé de parties égales d'eau et d'huile d'olive.

Poudre laxative :

Lactose pulv.	60 gr.
Follicules de sené pulv.	30 —
Magnésie calcinée	25 —
Crème de tartre	20 —
Soufre sublimé	15 —
Poudre de badiane	10 —
— de quassia	10 —
— de fèves de Calabar	0 — 50

M. S. A. et pulv. finement.

Une cuiller à café le soir dans un demi-verre d'eau.

Lavement purgatif antiseptique :

Infusion chaude de sauge..........	500 gr.
Glycérine redistillée..................	30 —
Sulfate de magnésie.................	10 —
Sulfophénate de soude..............	5 —
Salicylate de soude.................. }	ââ 1 —
Acide borique.......................... }	

M. S. A.

Potion contre le tympanisme (gaz intestinaux) :

Eau distillée de mélisse..........	160 gr.
Sirop de badiane.....................	40 —
Esprit de Minderer..................	10 —
Teinture de quassia.................	8 —
Essence de carvi......................	XV gtt.

M.

Cuiller à soupe trois fois par jour, dans de l'infusion de coriandre ou de fenouil.

Cors aux pieds

Traitement curatif des cors. — Tous les matins, pendant huit jours, appliquer, sur le cor, une goutte du mélange suivant :

Collodion non élastique...............	30 gr.
Liqueur d'Hoffmann.....................	5 —
Acide salicylique.........................	5 —
Acide lactique..............................	1 —
Sublimé	0 — 50
Extrait gras de cannabis.............	0 — 40

M.

Au bout d'une semaine, prendre un bain de pieds chaud et enlever la carapace produite par les couches stratifiées de collodion. Panser au sparadrap simple.

Contre les callosités, appliquer, sur du sparadrap simple, de la poudre porphyrisée d'acide salicylique, en couche très mince et changer cet emplâtre tous les trois jours, jusqu'à usure de l'épiderme épaissi.

En cas de callosités ayant donné naissance à des bourses séreuses sous-jacentes, les pointes de feu répétées constituent le meilleur traitement.

Corset

La femme et le corset

Autant et peut-être plus que le visage, l'attitude contribue à l'ensemble de la beauté féminine ; c'est, en quelque sorte, l'expression du corps. Toute attitude vicieuse contrariant les lois générales de l'équilibre, constitue, d'ailleurs, une offense au développement organique. Les vices de l'attitude se produisent surtout pendant la période scolaire : on y est trop occupé à chauffer l'intellect de l'enfance, pour garder quelque souci de son éducation physique. Les pauvres petits sont maintenus beaucoup trop longtemps assis dans une immobilité aussi contraire à leur tempérament que funeste à leur rectitude vertébrale, le mobilier scolaire n'étant jamais adapté à la constitution de l'élève, comme l'hygiène le réclame en vain.

Chez la jeune fille, c'est le corset qui est, à coup sûr, la grande origine des déformations, en ce qui concerne, du moins, la saillie du ventre et la platitude du buste. Au lieu de contours ondulés et « fondus », comme la nature nous les fournit, le corset procure une ligne tourmentée, heurtée, anguleuse. Sa constriction à la taille compromet et scinde, en quelque sorte, l'harmonie féminine, substituant à des charmes naturels et exubérants, des formes factices et déprimées. L'esthétique n'y gagne guère plus que la santé.

Tout le monde connaît les déformations, les excoriations, les pigmentations, les troubles circulatoires, les embarras nutritifs, causés par cette cuirasse rigide, qui ne sait que froisser les seins, excorier les mamelons, solliciter la congestion faciale, les palpitations et les syncopes, prédisposer à la constipation, aux crampes d'estomac et aux vomissements.

Le Dr Poncet a, récemment, narré à l'Académie, l'histoire lamentable d'une jeune femme de vingt-trois ans, morte d'opération césarienne, pour avoir, au cours d'une grossesse, maintenu trop serré son corset (*garrot* ou *étau* seraient des expressions plus justes). Napoléon était un bon prophète, lorsqu'il se déclarait ennemi d'un vêtement maltraitant, disait-il, la progéniture des femmes!...

Les nerveuses, ces demi-malades, sont aussi les femmes qui ont, au plus haut degré, l'obsession de la taille fine. Journellement, j'observe, chez ces insensées, la dilatation d'estomac, la mobilisation du foie, des reins et de l'intestin, par la pression continue d'un corset serré à craquer. On qualifie couramment de « dyspepsie neurasthénique » ces troubles digestifs, rebelles et douloureux, uniquement causés par les tiraillements et chutes d'organes: « ptoses », c'est ainsi que nous appelons les déformations et les descentes entraînées par la pression du corset. A chaque instant, on rencontre, dans des autopsies féminines, des dépressions profondes du foie, des estomacs biloculaires, bilobés ou en bissac, c'est-à-dire partagés en deux par l'impitoyable et annulaire étreinte d'un corset trop serré. La fréquence des calculs biliaires et des coliques hépatiques, dans le sexe féminin, est aussi, pour une part, attribuable à la compression et à la contusion chroniques des voies biliaires par le *carcere duro* intime auquel la femme se condamne. Enfin, les symptômes vaporeux après les repas sont essentiellement féminins : ils consistent en étouffements, bouffées de chaleur, angoisse vive, etc., et disparaissent, comme par enchantement, après délacement complet.

En refoulant le foie, le corset luxe le rein hors de sa loge (rein mobile). En interrompant, dans l'intestin rétréci, la circulation des matières, le corset crée la constipation et appelle l'appendicite. Il dispose la femme aux hémorragies utérines, ainsi qu'aux fausses couches, ce qui est à déplorer, à notre époque de dépopulation ! On ne saurait dénombrer toutes les victimes, connues ou inconnues, d'une coquetterie aussi mal comprise. Pour plaire, la femme se livre à la mode, ce minotaure : elle n'hésite pas à limiter sa respiration, à se priver de nourriture, à s'anémier, à ruiner sa santé, pour la joie de se sentir une taille fine ! Elle sait que le corset la torture, mais se console à la manière de cette actrice qui affirmait lui devoir une joie quotidienne, « l'ennui de le mettre le matin étant largement compensé, disait-elle, par le plaisir de l'ôter le soir ». Aussi, toutes les objurgations de l'hygiéniste ont été, jusqu'ici, prédications dans le désert : je l'ai constaté, hélas ! dans mon livre *Hygiène de la Beauté*, après une campagne de plus de vingt ans. La femme consent à tout, pourvu qu'elle perde quelques centimètres de pourtour de taille : étrange émulation, qui mériterait plutôt de s'appeler « aberration », les désirs de l'homme normal n'étant jamais stimulés par ce qu'on appelle une « taille de guêpe ! »

Définissons, pourtant, ce que pourrait être le corset suivant l'hygiène : car ce corset existe et peut être réalisé aussi aisément que « le pelé, le galeux, d'où nous vient tout le mal ! »

Un bon corset ne doit comprimer ni la taille, ni la base de la poitrine, pour ne pas immobiliser le poumon et laisser la respiration libre, sans refouler les viscères. Il doit être assez baleiné pour ne pas se déformer, mais assez souple pour permettre le fonctionnement régulier de l'estomac et de l'intestin, faciliter la station et la marche. Enfin, il doit pouvoir être serré sans inconvénent. Pour réaliser ce programme, le corset doit, naturellement, être toujours construit sur mesure, d'après l'anatomie et la physiologie et essayé plusieurs fois par l'intéressée.

C'est avec raison que le gouvernement russe interdit aux élèves de ses écoles de filles le port du corset : seule, la femme faite a le droit de sacrifier à la mode et de trouver, dans le vêtement bien fait, certains avantages de maintien et d'hygiène.

Pour empêcher les glouglous, les borborygmes, roucoulements hydro-aériens, dus à l'atonie de l'estomac dans le sexe féminin, rien ne vaut un corset-ceinture anatomiquement établi. Un grand nombre de troubles névropathiques de l'estomac sont dus (la chose est certaine) aux vices de construction et à l'application défectueuse du corset le plus « moderne » : la variété « ceinture » est la seule capable de soutenir et de relever les viscères, en les maintenant de bas en haut ; de prévenir les hernies et les descentes, ainsi que les douloureuses sensations qui font cortège aux opérations terminales de la digestion. Un semblable appareil prend son point d'appui sur le bassin, sur une vaste surface dorso-lombaire ; il ne saurait donc ni évaser le thorax, ni tasser ou refouler les viscères, ni couder ou partager l'estomac et l'intestin. J'ai guéri tant d'états morbides, anciens et graves, chez la femme, par le renoncement simple et définitif au corset habituel (lent suicide et pas autre chose), que je n'hésite pas, une fois de plus, malgré l'ingratitude de la cause, à faire appel au bon sens féminin et à l'influence masculine, dans cette petite causerie.

Un corset mal conditionné est un instrument désastreux de mauvaises digestions, d'affections du foie, d'anomalies respiratoires. Les jeunes filles, délicats organismes en voie de croissance, devraient, jusqu'à 18 ou 20 ans, s'abstenir de ce *carcero duro.* Quelle folie de chercher à acquérir une taille fine, au prix d'un thorax étriqué ou d'un ventre difforme !

L'abaissement du foie, le rein mobile et le déséquilibre viscéral complet, avec ses tristes conséquences névropathiques : tels sont les résultats les plus sûrs de la constriction par le corset. Si le nombre des jeunes filles chloroanémiques ne diminue guère, malgré les progrès constants de l'hygiène sociale, il faut en accuser surtout les altérations du jeu respiratoire par ce costume irrationnel.

C'est à la dilatation de l'estomac par le corset, qu'est dû ce vacarme hydro-aérien, isochrone avec les mouvements respiratoires, vacarme que certaines femmes font entendre, parfois, à une grande distance. C'est également le corset qui amène ces vives douleurs de la digestion, trois ou quatre heures après les repas, par suite de la difficulté éprouvée par les aliments pour passer de l'estomac dans l'intestin, la compression existant souvent au niveau de l'embouchure de ces deux organes.

Enfin, les déplacements et les congestions habituelles de la matrice sont créés ou entretenus par le corset défectueux.

Pour laisser à tous les viscères la liberté, la stabilité et favoriser le bon fonctionnement thoraco-abdominal, il faut cesser de faire du corset une cuirasse rigide. Un corset hygiénique doit être bas et peu baleiné : appliqué intimement sur l'abdomen, il doit être formé d'un tissu élastique résistant, jouant le rôle de ceinture et non d'appareil compresseur destiné à procurer (comme le fait le corset actuel) une taille de guêpe, avec de constantes indispositions et parfois de graves maladies.

Telle est l'opinion de l'hygiène, opinion que, pour ma part, j'ai toujours soutenue, depuis vingt-cinq ans, dans toutes mes publications. Malheureusement, *nos canimus surdis*... L'exemple devrait venir des élégantes, de celles qui font la mode...

Coryza ou Rhume de cerveau

Poudre à priser :

Gomme adragante pulvérisée........	10 gr.
Salicylate de bismuth..................	5 —
Quinine brute..............................	1 —
Menthol	0 — 50
Thymol	0 — 25
Cocaïne chlorh............................	0 — 20

M. S. A.

Dans le coryza ancien, incorporer intimement les poudres précédentes à 30 grammes de cold-cream frais et en introduire, trois fois par jour, gros comme un pois dans chaque narine. De plus, faire, tous les matins, le lavage des fosses nasales au moyen du siphon de Weber.

Dans les formes *rebelles* du coryza, l'électrolyse représente la méthode la plus ef eae de traitement.

Couperose

La *couperose* (acné rosacée) est caractérisée par une rougeur diffuse des pommettes et du nez : cette rougeur, d'abord passagère, devient bientôt permanente, liée qu'elle est à des dilatations de vaisseaux, à de petites varices capillaires fort visibles. La couperose, fréquente surtout chez la femme après trente ans, coïncide, presque toujours, avec un état gras de la peau et avec des éruptions intermittentes de pustulettes acnéiques. Si l'on néglige de soigner la couperose à ses débuts, la dilatation vasculaire augmente sans cesse la peau devient de plus en plus irritable, foliacée et violette. J'ai obtenu de bons résultats, au commencement de la couperose, par l'emploi, trois fois par jour, du mélange suivant en lotions :

Lait d'amandes épais....................	300 gr.
Teinture d'opoponax....................	60 —
Glycérine pure..........................	10 —
Benzoate de lithine......................	5 —
Sublimé	0 — 50

Il va sans dire qu'il faut traiter activement *l'arthritisme* et parer aux désordres du tube digestif. Il existe, comme chacun sait, une couperose des buveurs : cela nous fait toucher du doigt l'action congestive du vin ou de l'alcool sur les vaisseaux de la face. Les populations du midi de l'Europe, grâce à leur remarquable sobriété, échappent à ces congestions faciales : cela est fort remarquable.

La vie en plein air favorise aussi la couperose, qui, à mon avis, est devenue bien plus fréquente depuis le développement des sports cycliste et automobiliste, actuellement si en faveur auprès du sexe féminin. Les sports sont surtout dangereux à cet égard, lorsqu'ils sont pratiqués immédiatement après les repas, alors que la digestion n'est pas encore faite.

L'on voit apparaître alors, sur le nez et les pommettes, cette rougeur d'élection, d'abord transitoire ; c'est le premier linéament de la couperose définitive, le premier degré de l'arborisation variqueuse faciale. On traite admirablement cet état congestif de début par les pulvérisations locales d'eau très chaude, chargée d'hyposulfite de soude. Il est également indiqué, chez les personnes un peu fortes, actives et prédisposées à la couperose, de remplacer par un corset-ceinture le corset ordinaire, qui apporte toujours de sérieuses entraves à la circulation céphalique.

Lorsque les dilatations variqueuses sont acquises, il faut alors les détruire. Naguère, on appliquait les scarifications : on sectionnait obliquement les rameaux vasculaires par incisions quadrillées. Cette petite opération entraînait des hémorragies et laissait souvent des cicatrices blanchâtres, aussi disgracieuses que la couperose elle-même. Aujourd'hui, le traitement de choix est l'*électropuncture :* on emploie, pour cela, l'aiguille électrolytique avec les cinq milliampères usités pour l'épilation par l'électricité. Les résultats sont beaucoup plus esthétiques qu'avec les scarifications, à condition de ne pas dépasser le temps ni l'intensité indispensables pour chaque cas. C'est là une affaire de tâtonnement et d'expérience : aussi, les femmes ont-elles le plus grand tort d'abandonner ces délicats traitements aux mains des premiers artisans venus ; sous le fallacieux prétexte d'éviter quelques dépenses, elles se préparent, pour l'avenir, les plus sinistres résultats d'enlaidissement.

La couperose fleurit surtout chez les femmes atteintes de troubles gastriques, rénaux et utérins. Son traitement général devra donc être basé sur une analyse complète d'urines. Ordinairement, l'arthritisme est en jeu et les alcalins s'imposent. On évitera les repas copieux, l'abus des viandes, l'usage des conserves, du gibier, de l'oie, du canard, des œufs, de poisson, du saumon, maquereau, anguille, hareng, dorade, moules, crustacés, épices et ragoûts relevés. On supprimera les crucifères, les légumes acides, l'ail, l'oignon, les condiments, le maïs, le sarrasin, les champignons, les fruits indigestes peu mûrs, acides ou huileux, les graisses animales et les fromages fermentés, les boissons alcooliques, thé, café, chocolat, liqueurs, élixirs, etc...

On diminuera les fermentations intestinales par l'usage

hebdomadaire d'un purgatif salin, qui est le meilleur et le plus inoffensif des *dépuratifs:* 30 grammes de sel de Glauber ou de Seignette, dans un bol de bouillon d'herbes, élimineront sûrement les résidus nutritifs et empêcheront ainsi la peau de donner issue à un certain nombre de déchets irritants, qui entretiennent son inflammation chronique, principalement du côté des glandes sébacées.

(Voir *Acné.*)

Crampes

Traitement

Crampes dans les jambes. — Cette disposition désagréable se traite par le massage et par les bains électriques.

Entourer la partie sujette aux crampes d'une chaînette en fer doux. Frictions et massages. Si la crampe siège dans les muscles fléchisseurs, étendre le membre ; si c'est dans les extenseurs, le fléchir.

Crampes d'estomac. — (Voir *Estomac, Gastralgie.*)

Crampes des écrivains. — Traiter l'arthritisme (iode, arsenic, bains sulfureux).

Frictions, massages, révulsifs, électricité. Bromures à l'intérieur. Repos de la fonction.

Porte-plume spécial de Cazenave (de Bordeaux).

Contre le doigt à ressort, électrisations et immobilisation dans un appareil de gutta-percha.

Crevasses

Voir *Gerçures.*

Cuir chevelu

Hygiène

Le cheveu est une annexe de la peau, une véritable sécrétion épidermique continue, d'un renouvellement incessant. L'âge et la maladie compromettent la nutrition du cheveu, favorisent son amincissement (atrophie), sa fragilité et sa chute. C'est le bulbe pileux qui est l'agent de formation des cellules nouvelles : c'est donc sur ce petit organe que doivent porter les efforts médicamenteux. La vie du cheveu est, en effet, subordonnée à la bonne santé du bulbe : une chevelure luxuriante découle, comme corollaire, de l'activité concentrée dans le bulbe. L'état général du sujet a le retentissement le plus marqué sur la résistance, l'élasticité, la souplesse, la pigmentation (couleur) de la chevelure. Ce sont surtout les diathèses, les altérations de nutrition, les troubles profonds dans les échanges organiques (albuminurie, diabète, arthritisme, tuberculose) qui influent sur la santé de la toison capillaire. L'accouchement est souvent aussi une cause de chute ou de blancheur prématurée des cheveux. Les émotions et les chagrins, les migraines et les névralgies sont connus de tous pour procurer, plus ou moins promptement, la décoloration des cheveux, connue sous le nom de *canitie.*

L'habitude de mouiller trop souvent les cheveux les rend ternes, secs et cassants, à force de les gonfler hygrométriquement. C'est là une cause de chute assez fréquente, qui nous explique pourquoi les personnes transpirant abondamment de la tête perdent leurs cheveux de bonne heure. L'épiderme macère, de cette manière, et le bulbe voit s'ébranler sa solidité. Il faut assouplir le cuir chevelu par quelques gouttes d'une brillantine antiseptique, suivant la formule suivante :

Alcoolé de bergamote	60 gr.
Huile de paraffine	10 —
Glycérine neutre	5 —
Essence de girofle	1 —

M.

Agitez avant l'usage.

Lorsque les cheveux sont trop gras, il faut (outre le traitement général, qui est à peu près celui que nous avons exposé pour la couperose) laver la tête avec le mélange :

Eau de roses	500 gr.
Alcoolé Fioravanti	60 —
Liqueur d'Hoffmann	15 —
Hyposulfite de soude	8 —
Essence de lavande	4 —

M.

Agitez avant l'usage.

On évite ainsi les chutes abondantes, les squames, les démangeaisons, les crasses et les croûtes.

Il faut surtout cesser de tourmenter et de tirailler les cheveux, comme vous le faites constamment, sous prétexte de les soigner et de les coiffer! Il faut vous garer des spécialités merveilleuses préconisées par dame Réclame et dont l'inutilité n'a d'égale ordinairement que l'audace de leurs promoteurs.

Pour se bien porter, le cuir chevelu a besoin d'une forte aération. La tête découverte, la coiffure flottante ou *bien ventilée*, favorisent la respiration et la perspiration des glandes de la peau, ainsi que la santé du bulbe. Rien n'est plus nuisible à l'hygiène de la chevelure que ces incessants lavages à grande eau savonneuse, au panama, au carbonate ou au borax. Neuf fois sur dix, voilà des causes sérieuses de profondes altérations pour le bulbe pileux et d'*alopécie* (chute) consécutive.

En tordant les cheveux, pour suivre la mode, vous tirez dangereusement sur leurs racines; en épluchant, trop consciencieusement, votre tête avec des brosses dures ou avec des peignes à dents aiguës, rapprochées et inégales, vous irritez le derme, vous poussez à la production des pellicules. De même, les épingles et peignes, destinés à maintenir la coiffure du beau sexe, exercent des pressions malencontreuses et des tractions souvent nuisibles. Enfin, rien n'est plus déplorable que l'abus des frisures, ondulations, papillotes, bigoudis et peignes bouffants; rien ne compromet la santé capillaire comme les chapeaux et bonnets trop lourds ou hermétiquement clos...

Il faut, pour entretenir la vitalité de la chevelure, couper ou brûler, chaque mois, un demi-centimètre enron de leur extrémité. Cela est suffisant et presque toujours nécessaire à l'hygiène de la tête. En cas de *séborrhée* (exagération de la sécrétion graisseuse normale des glandes sébacées), il faut, dès que les cheveux se mettent à tomber, se soigner immédiatement, sans attendre les complications microbiennes de cette affection rebelle et la calvitie inévitable qui en résulte. On aura recours, d'abord, à un traitement général *alcalin* et *laxatif*. Le soir, en se couchant, on frictionnera, légèrement, le *cuir chevelu* avec ce mélange :

Vaseline blanche	45 gr.
Styrax	5 —
Baume de la Mecque	2 —
Résorcine	1 — 50
Soufre précipité	3 —
Essence de ylang	XXX gtt.

M.

Comme l'épiderme, les cheveux éliminent des substances azotées et des matières minérales en assez grande quantité. On voit des cas d'anémie causés par le développement, trop opulent, d'une chevelure qui accapare les sels les plus indispensables à la nutrition cellulaire. Les éleveurs observent que, chez les animaux, la tonte augmente l'appétit et redresse l'assimilation, ce qui améliore, à vue d'œil, la nutrition générale de la bête. De même, il n'est pas rare de voir, dans la race humaine, la coupe des cheveux (ou de la barbe, pour le sexe laid) procurer un surcroît d'énergie et de force. Scientifiquement parlant, l'histoire de Samson n'est donc vraie que retournée.

J'ai observé souvent, dans ma pratique, que les cheveux trop longs et jamais *rafraîchis* favorisent la rétention dans le sang de certains matériaux inorganiques, dont l'élimination semble nécessaire : la migraine, les nodosités rhumatismales, les calculs biliaires, les eczémas sont des affections plus fréquentes dans ces conditions et beaucoup plus rares chez les personnes jeunes à cheveux clairsemés.

Beaucoup de sel dans les aliments donne une chevelure souple et éclatante : c'est encore là un fait depuis long temps observé en zootechnie. La carotte est aussi très favorable. Mais ce sont surtout les bouillons gélatineux et les viandes gélatineuses (tête et pieds de veau, pieds de mouton et de porc, fraise de veau, jarret de veau, etc.), qui accroissent et raffermissent le mieux la chevelure, en rendant aussi les ongles plus fermes et plus brillants, la peau plus jeune et plus élastique. Je prescris souvent, le matin, aux clientes qui perdent leurs cheveux, une tasse d'un bouillon gélatineux et phosphaté, que je fais préparer avec la *corne de cerf* râpée et bouillie : 30 grammes par tasse.

On a remarqué fréquemment que les femmes qui nourrissent perdent beaucoup leurs cheveux. C'est parce que les phosphates, fixés sur le lait, cessent d'être aussi abondants dans le système pileux, qui manque, bientôt, de consolidation et pour ainsi dire, de charpente.

On n'observe pas de luxuriance pileuse sur un cuir chevelu dont l'apport sanguin est insuffisant comme quantité et comme qualité. Pour la *qualité*, c'est l'affaire du traitement général reconstituant dont j'ai parlé. Pour la *quantité*, les brossages secs et les frictions alcooliques sur la tête, les massages bien pratiqués, parfois même l'emploi scientifique de l'électricité (*souffle statique*, surtout), constituent les meilleurs stimulants locaux de la chaleur et de la circulation céphaliques.

La calvitie, lorsqu'elle n'est pas un signe de décrépitude générale, annonce l'absence de vitalité du système pileux, ou bien une maladie particulière du cuir chevelu.

Toutes les causes capables de faire déchoir la nutrition générale sont funestes à la luxuriance de la chevelure, qui est toujours atteinte par les progrès de l'âge, la vie sédentaire, les affaiblissements organiques.

Il faut donc, avant tout, soigner l'état général ou constitutionnel, *même lorsque la chute des cheveux a une origine parasitaire ou microbienne*, c'est-à-dire pouvant passer pour purement *locale*. Le microbe ne va pas sans un terrain approprié, sans un milieu de culture. La réceptivité individuelle est donc aussi importante à traiter que le parasitisme : voilà qui est clair. Pour ce traitement « de toute la substance », comme disaient les anciens, on aura soin d'élire les toniques généraux susceptibles de pousser le plus énergiquement à la régénération du cheveu : c'est l'arséniate de fer, le phosphate bi-calcique, le bi-oxyde de manganèse, le soufre précipité ou le sulfure de calcium, le fluo-silicate de soude, etc..., qui doivent constituer l'arsenal médicamenteux de tous les spécialistes de la peau. En cas de *causes nerveuses*, les préparations de valériane, les bromures, les sels de zinc, d'or, etc..., rendront d'utiles services.

Les *pellicules* succèdent habituellement, à des maladies graves, à des affaiblissements organiques, tout au moins. C'est une incommodité fréquente chez les arthritiques, surtout chez ceux qui se livrent à un travail intellectuel passionné. On les voit coïncider alors, avec les troubles de l'estomac et de l'intestin, l'atonie gastrique, la dilatation d'estomac, la constipation. Il va sans dire que, dans ces cas, on devra instituer le régime et le traitement adéquats au trouble de la fonction digestive. Le *pityriasis* (nom scientifique des pellicules, du grec *pituron* qui veut dire *son*) finit, si l'on néglige de le soigner, par déterminer, assez vite, la chute des cheveux, notamment dans la région des tempes et au sommet de la tête, où les sujets accusent volontiers des démangeaisons désagréables.

Guérissez les pellicules en nettoyant, deux fois par semaine, la tête, au moyen d'un jaune d'œuf délayé dans un verre d'eau de chaux ou d'eau ammoniacale (cuiller à soupe d'ammoniaque liquide par 250 grammes). Lotionnez, chaque soir en vous couchant, le cuir chevelu avec une brosse douce imbibée du mélange suivant :

Eau de roses	200 gr.
Alcoolé de citron	100 —
Glycérine	10 —
Hyposulfite de soude	8 —
Résorcine	2 —
Essence de cannelle Ceylan	1 —

M.

Si le cas résiste ou récidive, on aura recours aux pommades soufrées ou à base de turbith minéral, formulées par le médecin.

La *pelade* est une chute de cheveux en plaques arrondies et lisses. Longtemps considérée comme une teigne, traitée exagérément par l'épilation et les parasiticides, la pelade est, aujourd'hui, envisagée par la généralité des spécialistes comme une affection due à un trouble nerveux survenu dans la nutrition locale du cuir chevelu. Et, en effet, les grands chagrins, le surmenage intellectuel, les fortes émotions morales, souvent aussi l'épuisement nerveux (*neurasthénie*) accompagné d'une abondante déperdition de phosphates (*phosphaturies*), sont des causes avérées de la pelade. On a cité aussi des cas dus à une cause dentaire (notamment à l'extraction d'une dent, à la présence d'un ténia), etc...

Il existe bien une forme parasitaire et contagieuse de la pelade : mais elle est beaucoup plus rare, puisqu'en vingt-cinq ans de pratique, avec quinze ans d'inspection médicale scolaire assidue dans les écoles de Paris, j'en suis encore à observer un fait de contagion ! Il faut donc considérer la pelade comme l'épisode *local* d'un trouble morbide général, auquel un élément parasitaire peut parfois, mais exceptionnellement, se surajouter.

A l'inverse des teignes, la pelade est plus fréquente dans les villes que dans les campagnes. Elle éclate surtout chez les très jeunes gens, dure parfois plusieurs mois et n'est pas sans entraîner un certain déséquilibre du système nerveux, d'autant plus compréhensible qu'elle frappe les tempéraments les plus impressionnables. *Généralisée*, la pelade ne guérit pas : la perruque est alors son seul remède.

Le meilleur traitement de la pelade consiste dans les savonnages de la tête à l'eau chaude, suivis de frictions douces avec le mélange suivant :

Alcoolé de menthe........................	150 gr.
Camphre	5 —
Sublimé	0 — 30

M.

(Matin et soir, pendant 15 jours : puis le matin seulement.)

Les plaques dénudées sont frottées spécialement avec :

Alcoolé de mélisse	60 gr.
Teinture de savon	20 —
— de noix vomique	15 —
Glycérine pure	10 —
Acide acétique	5 —
Pilocarpine	1 —
Quinine	4 —
Essence de romarin	XXXV gtt.

Le malade doit être prévenu que *le traitement excite toujours la chute des cheveux destinés à tomber;* au lieu de tomber en quelques semaines, les poils malades tombent en quelques jours. Ce sont les plaques de la nuque et des bords du cuir chevelu qui sont toujours les plus longues à se guérir. Les poils semblent vouloir se régénérer, mais ils restent follets, atoniques, décolorés, sans vigueur pour résister à la chute. Il faut alors s'armer de patience : car la guérison est longue, les récidives ne sont point rares et la marche de la maladie figure parmi les plus curieuses de la pathologie.

(Voir *Cheveux*, *Pelade*.)

Cuisine de malades

(Voir *Alimentation*.)

Voici quelques menus, empruntés à Boas, pour les diverses maladies d'estomac :

Gastrite aiguë et gastro-entérite. — A 8 heures du matin, 200 grammes de lait avec thé, et 50 grammes de biscuit. A 10 heures, 200 grammes de bouillon avec un œuf. A midi, 200 grammes de semoule au lait, 50 grammes de pain blanc grillé. A 3 heures, 130 grammes de lait avec 50 grammes de cake rapé. A 7 heures, 200 grammes de riz au lait et 50 grammes de biscuit.

Gastrite chronique. — A 8 heures, 200 grammes de soupe farineuse au lait, avec 50 grammes de pain blanc et 30 grammes de beurre. A 10 heures, 2 œufs. A 5 heures, 50 grammes de pain blanc et 30 grammes de beurre.

Cancer de l'estomac. — A 8 heures, 100 grammes de lait avec thé, 50 grammes de biscuit et 10 grammes de beurre. A 10 heures, 100 grammes de sole, 50 grammes de pain blanc rôti ou bien 100 grammes de cervelle de veau et 2 œufs. A midi, 150 grammes de riz au lait, 100 grammes de pulpe de viande de veau crue et 50 grammes de macaroni. A 3 heures, 100 grammes de thé et lait avec 180 grammes de cakes. A 7 heures, 100 grammes de crème, 50 grammes de biscuit, 10 grammes de beurre et 50 grammes de jambon haché. Suivant les circonstances, le menu pour les cancéreux peut être moins simple et comprendre : chocolat fort, caviar, poule, poissons, viande et cervelle de veau, pigeon, nouilles, riz bouili, tout cela pour des repas plus copieux.

Ulcère chronique de l'estomac. — *Première semaine.* — A 8 heures, 200 grammes de soupe farineuse au lait. A 10 heures, 200 grammes de bouillon avec un œuf. A midi, 200 grammes de soupe avec riz ou semoule, ou avec 30 grammes de tapioca, un œuf et 10 grammes de beurre. A quatre heures, 200 grammes de lait avec 50 grammes de farine lactée et 50 grammes de cakes. A 7 heures, soupe avec 30 grammes de tapioca ou 10 grammes d'albumose. Boire en outre, dans la journée, en trois fois (2 heures, 6 heures et 9 heures) un litre de lait. — *Deuxième semaine :* comme la *première semaine*, en ajoutant toutefois 100 grammes de biscuit ou de cakes. — *Troisième semaine :* à 8 heures, 200 grammes de lait et 50 grammes de biscuit. A 10 heures, 50 grammes de viande râpée et 1 œuf, et 200 grammes de lait. A midi, soupe avec 30 grammes de tapioca, 1 œuf et 10 grammes de beurre ; 100 grammes de viande ou cervelle ou côtelette de veau, ou 100 grammes de volaille, pigeon. A 3 heures, 200 grammes de lait avec thé, 30 grammes de sucre et 50 grammes de biscuit. A 7 heures, 200 grammes de lait. — *Quatrième semaine* : A 8 heures, 200 grammes de lait, 50 grammes de pain blanc et 30 grammes de beurre. A 10 heures, 2 œufs mous et 50 grammes de pain blanc. A midi, 200 grammes de semoule au lait, 100 grammes de pommes de terre bouillies avec beurre ou 100 grammes d'épinards, 100 grammes de côtelette de veau rôtie. A 3 heures, 200 grammes de lait et 50 grammes de pain blanc. A 7 heures, 100 grammes de pain blanc, 30 grammes de beurre et 60 grammes de viande hachée. Comme pour le cancer, on peut, suivant les circonstances, établir pour l'ulcère une diète plus substantielle, en introduisant dans les différents repas : cacao et sucre, thé et sucre de lait, œufs brouillés, viande rôtie, purée de carottes et de pois, volaille, marmelade de fruits, omelette soufflée, jambon, brochet, sole, truite.

Démangeaisons

C'est une réaction spéciale de la peau troublée dans ses fonctions d'innervation. Inséparable satellite de bon nombre d'affections cutanées ou générales, la démangeaison entraîne l'insomnie, l'épuisement nerveux et contribue aux désordres de la nutrition totale. C'est un symptôme tenace autant que pénible, qui, par sa résistance désespérée, devient, même, parfois, redoutable, particulièrement chez les débilités et chez les vieillards. Le prurit sénile est particulièrement rebelle aux médicaments, lié qu'il est au fonctionnement insuffisant des reins (dépuration urinaire imparfaite, petite urémie ou urémie commençante).

Les démangeaisons dues à l'insecte de la gale ou à d'autres parasites sont ordinairement aisées à reconnaître et à guérir par la « frotte » sulfureuse : les récidives en sont enrayées par l'étuvage des vêtements et de la literie.

L'élimination par la peau de substances âcres et toxiques excite sa sensibilité : ainsi s'explique le prurit de l'urticaire, celui de l'eczéma, du lichen, etc. L'influence de l'irritation des extrémités nerveuses du derme est plus probable dans certaines manifestations de l'érythème : coup de soleil, engelures, éruptions causées par le vent, dermatoses professionnelles des épiciers, des blanchisseuses, etc. On voit aussi des prurits entièrement psychiques, et justiciables de la suggestion; j'ai guéri, récemment, un de ces cas de « dermalgie », par quelques injections sous-cutanées d'eau distillée, baptisée « arsenicale » pour la circonstance.

Le prurit anal est un état nerveux des plus pénibles, fauteur d'agacement, d'insomnies et même d'idées de suicide. Les lotions très chaudes de sublimé au millième, un régime strict, la suppression du café et de l'alcool, en ont, parfois, rapidement raison.

Le prurigo est une éruption spéciale aux sujets lympho-arthritiques irritables : il cause de vives démangeaisons, avec papules et lésions diverses de grattages. Comme traitement local, je conseille les frictions avec parties égales d'huie de cade, de glycérine, d'huile d'amandes douces et de teinture de quillaya : mais il faut aussi instituer un traitement général à base d'huile de foie de morue, d'iode et de phosphates, sous peine de récidives.

Une démangeaison peut être excessive, sans aucune éruption visible. On l'observe, dans l'albuminurie, le diabète, les maladies du foie, de l'estomac : la peau est simplement sèche et rugueuse. Les émotions vives, les écarts de régime, le travail cérébral exagéré et surtout la chaleur du lit exagèrent cette variété de prurit, dont la persistance est remarquable. Chez certaines personnes, le prurit dure tout l'hiver, pour cesser au printemps et reparaître à l'automne, localisé souvent aux jambes et aux cuisses. En raison de la « déhiscence » des téguments causée par les sueurs estivales, le prurit est toujours plus rare pendant les grandes chaleurs. J'ai observé de nombreux cas de guérison par le séjour aux tropiques. Les bains de vapeur, surtout de vapeur térébenthinée et les cures thermales sulfureuses agissent un peu dans le même sens.

Les alcooliques se plaignent souvent de démangeaisons nocturnes, surtout lorsqu'ils usent de l'absinthe ou des liqueurs à essence. Les femmes tourmentées par l'âge critique, surtout avec concomitance d'obésité ou d'arthritisme, accusent aussi des démangeaisons, ordinairement fort mal situées et réfractaires aux meilleurs traitements.

Lorsqu'il n'y a aucune éruption, il faut agir sur le système nerveux, en ordonnant, pendant quinze jours, à chaque repas, une pilule composée de 0 gr. 20 d'extrait de valériane et 0 gr. 05 d'acide phénique cristallisé. Après quinze jours, si le prurit n'est pas guéri, on remplace les pilules par cette autre formule modificatrice de la névrose cutanée : ergotine et salicylate de quinine, 0 gr. 10 de chacun (pour une pilule, à prendre avant chaque repas).

Comme traitement local, les douches chaudes ou tièdes en pluie, les grands bains de tilleul ou de camomille, additionnés d'un kilogramme de son et d'un litre de vinaigre, sont à recommander, en prescrivant au malade de se sécher par tamponnement et non par friction. Le badigeon à l'essence de wintergreen, les lotions avec un mélange de 150 grammes d'eau de roses, 30 grammes d'alcool camphré et 4 grammes de chloral, suivies de poudrage avec parties égales de talc, tannin, oxyde de zinc, calomel et menthol ou de massage de la peau à la glycérine salicylée, nous ont rendu de réels services.

Contre l'eczéma, indiquons les onctions au glycérolé tartrique, et, à une période plus avancée, l'enveloppement à la gutta-percha ; contre l'acné, le mélange de lait virginal, 100 grammes et soufre précipité 10 grammes ; contre le lichen, le mélange de 50 grammes de vaseline, 40 grammes d'oxyde de zinc, 2 grammes de menthol et 1 gramme de cocaïne.

Il ne faut jamais négliger le régime alimentaire. En évitant le gibier, le canard, l'oie, les viandes noires, fumées, salées ou faisandées, conserves, les aliments acides, les ragoûts, les sauces au vin, les charcuteries grasses, mollusques, crustacés, poissons à chair grasse et colorée, fromages fermentés, choux, asperges, oseille, tomates, aubergines, truffes, épices, fraises, framboises, bouillon, vin pur, thé, café, tabac, alcool sous toutes ses formes, on coupera les vivres à la plupart des démangeaisons de causes internes. Chez les personnes vigoureuses, arrivées à un certain âge, il ne faut pas craindre d'instituer le régime lacto-végétarien. On traitera l'estomac en donnant 2 grammes de chlorure de calcium, avant chaque repas, dans un demi-verre d'eau, et 1 gramme d'acide lactique après chaque repas de la même manière. Lorsqu'il y a jaunisse, les lavements froids et les bains alcalins triompheront du prurit. Les démangeaisons nocturnes sont calmées par une cuillerée à soupe du sirop sédatif suivant : sirops de chloral et de codéine, 100 grammes de chacun, teintures de gelsémium et de cannabis, vingt gouttes de chacune.

Dans le prurit des vieillards, recommandons : le brossage de la peau, trois fois par jour pendant vingt minutes, avec une brosse molle ; tous les deux jours, un bain gélatineux phéniqué d'une heure ; propreté minutieuse, changement des draps du lit et du linge de corps, remplacement du gilet de flanelle par un gilet de coton épais. Si l'on soupçonne un fonctionnement défectueux du rein et que l'on constate de l'albumine dans les urines, on institue le régime lacté et l'on donne, avant chaque repas (deux fois par jour), une pilule avec 15 centigrammes d'extrait de rhubarbe et 5 milligrammes de pilocarpine, qui combat la constipation aggravatrice de l'état prurigineux et sollicite, en même temps, la suppléance fonctionnelle de la peau, « vicaire du rein », ainsi qu'on le sait. Si le prurit est localisé, un bon pansement ouaté ou une occlusion caoutchoutée parfaite en auront bientôt raison.

Chez les arthritiques et chez les neurasthéniques en proie aux démangeaisons, je me suis admirablement trouvé des bains électro-statiques, avec effluves, des applications électriques de haute fréquence, ou thermo-lumineuses ; suivant les cas, ces moyens seront appliqués isolément ou bien combinés. Pour combattre la diathèse urique, je donne, en même temps, avant chaque repas, dans du pain à chanter, l'un des paquets : craie préparée, magnésie lourde et benzoate de soude, 1 gramme de chacun ; chlorure d'ammonium sec, 0 gr. 50 (mélangez intimement).

Dents

Hygiène et Beauté

Formule d'eau dentifrice :

Alcoolé de badiane	60 gr.
— de romarin	40 —
— de menthe	20 —
Essence de géranium	X gtt.
— de wintergreen	V —
— de girofle	XI —
Saccharine }	0 gr. 50
Résorcine }	

M.

Poudre dentifrice antiseptique. — On l'obtient par le mélange suivant :

Résorcine	2 gr.
Salol	4 —
Iris pulvérisé	16 —
Carbonate de chaux pulvérisé	80 —
Essence de menthe	X gtt.

Agacement des dents. — C'est le premier signe d'une altération chimique de l'émail dentaire, qui met à nu les papilles nerveuses de la pulpe. Il faut le combattre en frottant trois fois par jour les dents agacées, avec le mélange suivant :

Magnésie calcinée	20 gr.
Extrait de ratanhia	4 —

M.

(Porphyriser.)

Pastilles pour raffermir les gencives et parfumer agréablement l'haleine :

Chlorate de soude }	0 gr. 15
Salol }	
Essence de romarin }	q. s.
Gomme et saccharine }	

M.

Pour une pastille comprimée sans sucre. De 4 à 5 dans la journée.

Ciment dentaire Faithorne :

Verre pulvérisé	5 gr.
Borax pulvérisé	4 —
Acide salicylique	3 —
Oxyde de zinc	200 —

Réduire en poudre fine et mélanger, teinter avec une légère proportion d'ocre ou de manganèse.

Ce mélange, employé avec une solution sirupeuse très concentrée de chlorure de zinc, donne un ciment qui devient très rapidement dur comme du marbre et possède une grande résistance.

Pour éviter la carie. — Il faut se rincer la bouche, plusieurs fois par jour, avec de l'eau tiède légèrement phéniquée.

Soins à donner aux dents pendant la grossesse. — Bains de bouche fréquemment renouvelés, surtout le matin au lever et le soir au coucher, avec : eau de Vichy pure ou, à son défaut, eau pure contenant par verre une cuillerée à café de bi-carbonate de soude. Brosser matin et soir les dents avec la poudre suivante :

Craie pulvérisée	100 gr.
Magnésie calcinée	25 —
Camphre en poudre	10 —
Saccharine	0 — 05

Traitement curatif. — Faire visiter ses dents par un chirurgien dentiste qui obturera les caries en voie de formation.

Désinfection pratique

Par la désinfection, l'hygiène a déclaré aux germes morbides une guerre d'extermination pour le salut populaire. Les pratiques désinfectantes nous représentent, en effet, des opérations à la fois préventives et réparatrices, destinées à élaguer les souillures dangereuses et à enrayer ainsi la propagation des contacts épidémiques. Parmi les maladies qui réclament une désinfection minutieuse et générale, il faut citer en première ligne : le choléra, la diphtérie, les fièvres éruptives et typhoïde, la fièvre jaune et la peste. Mais les précautions primordiales à prendre contre la propagation de ces essences morbides résident surtout dans l'isolement parfait des individus atteints : car ce n'est que dans une aire absolument limitée que se propagent les germes contagieux.

Si nous voulons coopérer efficacement à l'assainissement, nous ne devons pas compliquer (comme certains hygiénistes se plaisent à le faire) les opérations désinfectantes. Il faut, toutefois, recourir à des antiseptiques énergiques et pénétrants, choisis parmi les moins coûteux et les moins suspects de détériorations. C'est ainsi que, dans les appartements des riches, je recommande volontiers, en temps d'épidémie, les pulvérisations journalières, pendant vingt minutes, avec une mixture faite de parties égales d'essences de girofle, pin, menthe poivrée, thym, lavande, cannelle et alcool camphré.

Trois produits gazeux représentent d'assez fidèles désinfectants pour les locaux : les vapeurs nitreuses (sulfate de nitrosyle), le chlore (fumigations guytoniennes) et surtout l'acide sulfureux, vanté par Ovide et employé, déjà, dans Homère, pour la désinfection des champs de bataille. Malheureusement, ces produits gazeux décolorent les tentures et les papiers et attaquent les métaux : on ne les applique guère, pour ces raisons, qu'aux chambres nues, aux prisons, aux locaux industriels, — à moins, toutefois, d'enlever tous objets mobiliers détériorables et de protéger les surfaces métalliques par un revêtement de corps gras.

Actuellement, pour la désinfection des habitations, préférence est accordée aux pulvérisations chaudes de sublimé au millième, additionné de 2 grammes de sel marin et de 5 grammes d'acide chlorhydrique, pour assurer la solubilisation absolue, dans l'eau, du bichlorure de mercure. Il faut bien savoir que les personnes qui manient le sublimé doivent être fréquemment relayées, si l'on veut leur éviter l'empoisonnement hydrargyrique : avant et après les opérations de désinfection, on leur recommandera de lotionner avec soin leurs dents et leurs gencives, au moyen d'une solution concentrée de chlorate de potasse.

La chaleur est un excellent désinfectant : malheureusement, on ne saurait guère l'appliquer qu'aux objets transportables. C'est la chaleur humide qui est la plus efficace : mais la vapeur d'eau à 100° étant insuffisante, il faut la surchauffer à 115-120°. L'inconvénient unique des étuves à vapeur sous pression (Geneste et Herscher) est d'incruster, dans les tissus, les taches (sauf matières fécales ou autres) de manière indélébile. On évitera ces mécomptes en lavant, préalablement, les taches avec une solution de permanganate de potasse au 200e.

Lorsqu'on se trouve dépourvu de toute ressource scientifique de désinfection (à la campagne, par exemple), on peut obtenir des résultats satisfaisants en faisant évaporer, sur un feu doux, un mélange à parties égales de vinaigre et d'alcool à brûler. En dirigeant, à travers un tube renfermant des morceaux de coke portés au rouge sombre, un courant d'air chargé de vapeurs d'alcool méthylique, on obtient un agent d'assainissement de premier ordre : la formaline, aldéhyde formique ou méthylique, actuellement en faveur parmi les hygiénistes les plus compétents.

La désinfection publique ne date point d'hier, comme on pourrait se l'imaginer. Lorsque Hippocrate conseillait, contre la peste d'Athènes, l'allumage de grands foyers ; lorsque Guyton de Morveau recommandait, au siècle dernier, ses fumigations chlorées, que faisaient-ils, sinon de la police sanitaire ?

Aujourd'hui, l'antisepsie des locaux paraît devoir entrer dans nos mœurs nationales. Mais les opérations demandent à être plus sévèrement réglementées et surveillées, pour éviter qu'un excès de zèle ne transforme en une manœuvre tracassière cet indispensable ABC de la grammaire prophylactique. Trop souvent nous voyons les désinfecteurs municipaux arroser, avec conscience, meubles et tentures, en se gardant bien de toucher aux grosses pièces du mobilier. De la brutalité, sans rigueur de jugement : voilà ce qu'on peut leur reprocher. Ils devraient, avant leur nomination, suivre des cours où l'*esprit* d'antisepsie aurait le pas sur la *lettre*, afin de vivifier des manœuvres opératoires trop souvent arbitraires. Pour le sublimé, le pinceau remplacerait souvent, avec avantages, le pulvérisateur. Un peu plus de tact et d'éducation éviterait des froissements faciles et des doléances motivées, de la part des victimes de la désinfection. On ne devrait pratiquer cette dernière qu'après guérison complète ou décès des malades, et non dans le cours des maladies, comme cela a lieu trop souvent. Rapide, la désinfection est illusoire et donne une fausse sécurité : moins de célérité et plus de discrétion ! (comme le réclame justement notre confrère, le Dr Helme).

Il y a aussi une anomalie qui saute aux yeux, dans les pratiques actuelles d'assainissement. C'est que les êtres animés, plus dangereux souvent que les locaux et que les meubles, échappent à toute *sanitation*. Quoi ! vous désinfectez, avec minutie, les logements, les hardes, les plus petits objets mobiliers, en des maisons dont les locataires, crasseux et malpropres, n'ont souvent pas pris un bain depuis dix ans et constituent, pour les épidémies, les meilleurs véhicules et, pour les microbes, les plus riches milieux de culture... Ne mettons pas la charrue devant les bœufs, n'imitons point la politique de Gribouille : envoyons, parbleu ! notre linge au bain ; mais que cela ne nous dispense point d'y aller aussi nous-mêmes !

Le corps des malades peut être désinfecté, avec avantage, au cours des maladies, par des lotions avec la liqueur de van Swieten, pratiquées surtout dans les régions susceptibles d'être souillées par les déjections. Les lavages du nez à l'eau tiède boriquée concentrée (siphon de Weber), les gargarismes et lavages buccaux avec l'alcoolé de menthe additionné d'acide benzoïque et de saccharine et étendu d'eau tiède, rendront de grands services dans tous les états aigus ou chroniques. Pour réaliser, au mieux, l'antisepsie intestinale, sans nuire aux malades, je conseille surtout : les purgatifs et les grands lavements, le régime lacté ; le charbon végétal (10 grammes et plus par jour) ;

le benzo-naphtol (0 gr. 50 et plus). Ces moyens purifient, également, les sécrétions urinaires et refrènent les virulences septiques dans les états fébriles et constitutionnels toxiques.

Les selles des malades se désinfectent par la poudre de cuivre ou vitriol bleu, additionnée de 1 % d'acide sulfurique (pour saturer l'ammoniaque et permettre la pleine action neutralisante du sel cuprique).

Les crachats, les vomissements, les urines, sont recueillis en des récipients de porcelaine chargés d'une solution aqueuse concentrée de chlorure de zinc, antimicrobien énergique.

Grâce aux pansements antiseptiques et aseptiques, les médecins combattent, aujourd'hui, avec succès, la septicémie et la pyohémie, et annihilent victorieusement, par ces barrières, les conséquences infectieuses des plaies et des diverses purulences. C'est à l'antisepsie que la chirurgie doit ses triomphes insolents de l'heure présente : par elle, les terribles épidémies puerpérales disparaissent, tous les jours, devant les pratiques rationnelles de la désinfection des parturientes. Dans mon ouvrage *la Lutte pour la santé*, j'ai insisté sur cette révolution scientifique et sur ses conséquences sociales.

Les personnes en contact avec les malades ne sauraient, non plus, si bien portantes qu'elles soient, se dispenser de la désinfection. Plusieurs fois par jour, leurs mains seront lavées au savon noir, puis passées à l'alcool ; leur bouche, rincée avec l'eau tiède salicylée au centième : leurs cheveux ou barbe (portés très court) et lavés avec une solution borico-thymique. Il faut exiger que toute personne pénétrant dans une chambre de contagieux revêtisse une blouse spéciale pendue dans l'antichambre et désinfectée de temps à autre à l'étuve. Enfin, il est interdit de prendre ses repas dans la chambre d'un malade...

Pour nettoyer cette dernière, il ne faut jamais employer ni balai, ni plumeau, mais se servir simplement d'un linge humecté d'un peu de vinaigre antiseptique. Quand on veut opérer la désinfection foncière, il faut enlever tissus, rideaux, tapis, bibelots, meubles inutiles et procéder aux pulvérisations de sublimé.

Les voitures et wagons destinés au transport des malades doivent être exempts de coussins inamovibles et de capitonnage outrancier ; le sublimé, pour les planchers, les vapeurs de formol, pour les tissus, représentent les antiseptiques les plus pratiques.

Les convalescents doivent prendre des bains savonneux, suivis de lavages phéniqués alcooliques au centième, sur tout le corps. Dans les convalescences de fièvres éruptives, je préfère les frictions avec le glycérolé d'amidon additionné de 2 % d'acide salicylique.

Les cadavres doivent être lavés au sublimé à 5 %, enveloppés d'un suaire humecté de liqueur de Labarraque et entourés, enfin, dans leur cercueil, d'une poudre de sciure de bois coaltarée au tiers ou au quart.

La meilleure méthode de désinfection, pour les navires, consiste dans les fumigations d'acide sulfureux, pour les cales et cabines et dans le lavage des planchers, cordages, voiles, etc., avec le lait de chaux, additionné de 1 % de sulfate de cuivre.

Avec 50 grammes de chlorure de zinc par litre d'eau, on désinfecte, à fond, les cabinets d'aisance les plus infectés. Les linges, draps, taies d'oreillers, etc., ayant servi aux malades, doivent être fréquemment renouvelés. Si l'on ne peut les désinfecter par l'étuve, on les passera à la lessive, après les avoir savonnés et imbibés d'eau de javelle, dans la chambre même des malades.

L'eau bouillante savonneuse suffit pour l'antisepsie des couverts, de la vaisselle, des ustensiles de cuisine.

Tous les linges sans valeur, ainsi que les jouets et livres d'enfants atteints d'affections contagieuses (diphtérie, scarlatine), doivent être détruits, à l'issue des états morbides et jetés au feu sans regrets. Les objets de toilette, brosses, éponges, peignes, etc... doivent être lavés avec une solution de potasse, puis passés au vinaigre fort et finalement, séchés au soleil ou à l'air libre.

On ne devrait laisser aux mains des malades que des livres brochés ; eux seuls peuvent être désinfectés par un moyen vraiment pratique, l'étuvage à vapeur sèche sous pression, inapplicable aux livres reliés, de même qu'aux matières vestimentaires ou mobilières d'origine animale :

souliers, gants, fourrures, certains tapis, etc..., qui se racornissent sûrement par l'emploi de la méthode Geneste-Herscher. Comment donc assainir les lainages, plumes, peaux, crins, etc...? Par l'exposition prolongée aux vapeurs de chlorure de benzyle, ou, plus simplement, par les pulvérisations suivant ma formule : parties égales de benzine, pétrole et essence de mirbane. (Consulter mon *Formulaire de médecine pratique.*)

Dans tout ce qui précède, chers lecteurs, pourquoi n'ai-je guère parlé de l'acide phénique ni des produits phéniqués? — C'est que leur valeur a été singulièrement surfaite, probablement grâce à leur action *désodorante* qui les a vite mis en faveur. Cinq kilogrammes d'acide phénique désinfectent moins bien que 25 grammes de sublimé! L'acide phénique, qui substitue, à de mauvaises odeurs, son odeur peu suave, du reste, possède, sur les germes virulents, une action plus suspensive que vraiment destructive : c'est surtout un coagulant, qui n'influence que faiblement les bactéries. L'acide crésylique, moins irritant et bien moins toxique, est beaucoup plus actif, surtout mélangé à des sels de zinc ou de cuivre. Car il faut remarquer que les associations d'antiseptiques (comme, d'ailleurs, celles des médicaments) augmentent notablement leur fidélité sanitaire pratique.

Diabète

La meilleure boisson pour le diabétique est l'infusion chaude de maté ou thé du Paraguay : non seulement elle calme fort bien la soif, mais (comme je l'ai démontré) elle diminue sensiblement la quantité du sucre urinaire.

Le traitement par le maté et le permanganate de potasse, que j'ai préconisé, au Congrès international de médecine de Rome, s'adresse principalement aux formes arthritiques ou hépatiques de cette maladie si répandue.

Pour les détails du régime et du traitement des diabétiques, consulter mon volume : *Le Traitement du diabète.* (6e édition).

Liqueur glycovore :

Elixir de coca sucré à la saccharine	150 gr.
Teinture de badiane.................... } ãã	50 —
— de mastic....................	
Carbonate d'ammoniaque............	15 —

M. S. A.

Un verre à liqueur après chaque repas. Cette mixture, fort agréable au goût, diminue étonnamment la glycosurie, dans le diabète hépatique.

Diarrhée

Elixir contre la diarrhée :

Vieux cognac............................	500 gr.
Sirop d'éther..............................	50 —
Chloroforme pur..........................	10 —
Elixir parégorique........................	18 —
Salol	6 —
Extrait de ratanhia	4 —
Essence de badiane......................	
— de cannelle....................	XV gtt.
— de menthe......................	de chacun;
— de vanille......................	

M.

Un verre à liqueur après chaque repas.

Cachets contre la diarrhée rebelle. — Avant chaque repas, l'un des cachets :

Cotoïne	0 gr. 10
Poudre de Dower..........................	0 — 10
Valérianate de quinine..................	0 — 10
Ignatia pulvérisé..........................	0 — 05
Extrait de ratanhia.......................	0 — 20
Phosphate trib. de chaux............	0 — 25

M.

Trois cachets par jour pendant un mois.

(Voir *Entérite.*)

Digestion

Troubles et maladies

Carminatifs. — On appelle ainsi les substances destinées à combattre les flatulences ou fermentations viscérales. Voici des cachets, très actifs, dans ce sens, que je prescris, à la dose de deux ou trois par jour :

Craie précipitée..........................	
Salol	ãã 0 gr. 10
Ignatia pulvérisé..........................	
Magnésie lourde............................	0 — 25
Menthol	ãã 0 — 05
Essence d'anis..............................	

M.

Pour un cachet (faites-en 20).

Les infusions *chaudes* de sauge, de mélisse, de fenouil, etc., facilitent l'action de ces cachets. (Voir mon livre : *Hygiène des troubles digestifs.*)

Potion contre les mauvaises digestions. — A employer, lorsque l'indigestion est causée par des fermentations acides :

Sirop de quinquina........................	300 gr.
Hydrate de magnésie.....................	20 —
Craie préparée................................	15 —
Phosphate de chaux........................	10 —
Essence d'anis................................	XV gtt.
— de vanille..............................	X —

M. (Agitez.)

A prendre par cuillerées à soupe toutes les deux heures.

Vertiges d'estomac. — On en triomphe surtout par un régime sévèrement approprié, la cessation du travail intellectuel exagéré, les cures d'altitudes et les cures thermales. Les amers constituent la médication classique. Souvent, on confond les vertiges goutteux et diabétiques avec les vertiges d'estomac : le diagnostic se fait aisément par les analyses d'urine. La constipation, sachez le bien, exagère les vertiges et peut même, parfois (j'en ai acquis la certitude), les créer de toutes pièces. Chez les vieillards, se méfier de l'état vertigineux, souvent prodromique de la congestion du cerveau.

Acidités d'estomac. — Une demi-cuiller à café de :

Magnésie calcinée........................	āā 15 gr.
Benzoate de soude........................	
Craie préparée........................	

M.

Exagération de l'appétit. — Une ou deux gouttes de laudanum avant chaque repas, ou mieux, une ou deux des gouttes suivantes :

Eau de laurier-cerise....................	10 gr.
Chlorhydrate de cocaïne....................	0 — 25
Phosphate de codéine....................	0 — 50

M.

Préparation d'une liqueur digestive. — Quarante gouttes d'essence d'anis vert, 20 gouttes d'essence de badiane, 10 gouttes d'essence de citron, 6 gouttes d'essence de cannelle de Ceylan et 4 d'essence de néroli et de vanille, à ajouter à deux litres d'alcool à 86°. On mélange le tout avec deux litres d'eau chaude, où l'on a fait fondre cinq livres de sucre. Filtrez : vous obtenez ainsi cinq litres de la meilleure des anisettes.

Dyspepsie intestinale :

Décoction de racine de salep..........	200 gr.
Sirop de rhubarbe........................	40 —
Elixir parégorique........................	20 —
Teinture de coca........................	āā 4 —
— d'ignatia	

M. S. A.

Quatre cuillerées à soupe par jour dans de la tisane de gomme arabique chaude.

(Voir *Estomac.*)

Eaux

L'eau potable et l'hygiène

De tout temps, les médecins et les philosophes ont reconnu et publié l'immense importance, pour la santé publique, de la salubrité des eaux d'alimentation. On sait quels travaux d'art et d'hygiène nous ont légués les Romains, pour qui la devise sacrée : « *Salus populi suprema lex esto* » n'était point, comme dans notre démocratie de carton, un programme électoral bon, tout au plus, à amuser les badauds !

Une eau de bonne qualité doit être claire et limpide, d'une odeur nulle, d'une saveur agréable, d'une digestibilité parfaite.

Aquæ condunt urbes. Il faut à chacun de l'eau potable, en grande quantité, 150 à 200 litres au moins, par personne et par jour, afin de pouvoir au besoin la gaspiller : car aucun gaspillage n'est plus utile à la santé nationale que celui de cet élément si précieux de l'hygiène et de la salubrité des êtres vivants. Pour cela, il faut faire triompher, à tout prix, le principe capital de la double canalisation dans chaque maison : une canalisation pour l'eau pure destinée à l'alimentation, et une pour l'eau *moins pure*, nécessaire aux autres usages domestiques et services de nettoiement. L'abonnement serait obligatoire pour tous les propriétaires, qui feraient payer, au *prorata* de la consommation journalière, les eaux de première ou de seconde qualité débitées par les divers locataires de leurs maisons.

Toutes les fois qu'à Paris l'eau de rivière est substituée à l'eau de source, on constate, parallèlement à cette substitution, une recrudescence, une renaissance même des maladies infectieuses, dans les quartiers victimes de cette sorte de tromperie sur la qualité de la marchandise vendue. Car il n'y a pas à dire le contraire : nous payons, comme la meilleure des eaux de source, la plus infecte, la plus contaminée des eaux fluviales. Les riverains de la Seine, dont la population est si dense, fournissent à la léthalité épidémique un tribut des plus onéreux : je m'étonne d'une chose, c'est qu'ils ne succombent pas en plus grand nombre. Peut-être que, gavés de microbes pathogènes, leurs organismes subissent une sorte de vaccination, analogue à celle constatée chez les vidangeurs, si réellement ceux-ci, comme on l'a prétendu, sont indemnes du choléra et de la fièvre typhoïde.

Si l'eau des rivières était, exclusivement, affectée aux divers services de l'édilité, c'est-à-dire au nettoiement et à l'arrosement, nous pourrions trouver dans les eaux de sources la quantité suffisante et nécessaire au besoin de l'alimentation.

Il faut donc inonder d'eau potable les populations et ne point permettre même d'arroser les rues et de nettoyer les maisons avec de l'eau contaminée : car il est à peu près certain que les germes morbides desséchés et répandus dans l'atmosphère sont aussi dangereux qu'ingérés dans le tube digestif, l'absorption se faisant d'une manière plus rapide et aussi certaine par les muqueuses des voies respiratoires. Comme la femme de César, l'eau ne doit point être soupçonnée : car elle pénètre notre organisme par toutes les muqueuses et par les innombrables pores de l'épiderme. On ne saurait donc être trop exigeant pour un élément qui occupe un rôle si vaste dans l'existence des populations et dans la prospérité de la santé nationale.

Rappelons-nous ce que disaient Pindare et Sénèque : « *ariston mên hudòr; aliquid ergò in aquâ vitale.* » L'eau est ce qu'il y a de meilleur : elle possède en elle une sorte d'influx vivifiant particulier.

Pour stériliser l'eau. — Parmi les moyens pratiques de stérilisation immédiate, citons l'addition de 4 gouttes de teinture d'iode ou 1 gramme d'acide citrique par litre d'eau. (Agitez longuement.)

Eaux potables. — Voici, d'après M. Bidaud, comment on reconnaît qu'une eau est bonne à boire, hygiéniquement parlant :

Un des premiers caractères de l'eau potable étant d'être propre aux usages domestiques, c'est-à-dire de bien cuire les légumes et bien dissoudre le savon, il n'y a : 1° qu'à se savonner les mains, ou mieux un linge quelconque, pour s'assurer qu'elle nettoie bien et ne grumelle pas le savon ; 2° en la faisant bouillir quelque temps avec une poignée de pois ou de haricots, on se rend facilement compte si elle les cuit convenablement ou les durcit ; dans ce dernier cas, elle est trop chargée de sels de chaux ou de magnésie, surtout de sulfates ; 3° on apprécie sa saveur et sa fraîcheur, même quand on y est habitué, en rinçant plusieurs fois la bouche et la dégustant ensuite ; 4° en remplissant une bouteille ou un flacon en verre blanc qu'on regarde avec attention au soleil, par transparence et par réflexion, on juge de sa limpidité ou de son trouble et si elle est colorée ; 5° pour constater si elle a ou n'a pas d'odeur, il est bon de prendre la précaution suivante : on en remplit une bouteille, préalablement bien rincée, qu'on vide ensuite aux 3/4 et on inhale l'air qui a remplacé l'eau ; ou mieux, on bouche bien la bouteille et on la place devant le feu pour la chauffer légèrement ; au bout de quelques minutes, on la débouche brusquement et on place aussitôt le nez sur l'ouverture. On arrive ainsi à discerner la plus petite émanation ; 6° on constatera l'absence ou la présence de matières organiques altérables en remplissant aux 3/4 deux bouteilles en verre blanc, qu'on bouchera avec de bons bouchons ayant trempé dans la même eau. On exposera une des bouteilles à la lumière et au soleil; on placera l'autre à l'obscurité. Après une dizaine de jours, on examinera, avec la plus grande attention, si des changements se sont produits. Une eau de bonne qualité conservera ses caractères d'eau fraîchement puisée, sa limpidité et sa saveur normales, etc... ; une eau qui ne l'est pas aura éprouvé diverses modifications. Des algues (végétaux inférieurs) s'y seront développées : ou il y aura un dépôt notable, qui ne pourra être attribué à l'eau qui n'était pas claire au moment de la prise ; ou elle se sera colorée, devenue trouble ; elle moussera par l'agitation, etc., etc. En la débouchant, on trouvera qu'elle a pris une odeur prononcée, que sa saveur est devenue mauvaise, etc. Une eau pareille doit être rejetée, elle contient des substances putrescibles et des germes dangereux ; 7° pour déterminer la richesse en matières minérales, il suffit de chauffer doucement de l'eau dans un vase bien propre, jusqu'à ce qu'il n'en reste plus. Pendant l'opération, on regarde si elle se trouble, ce qui indique une trop grande richesse en bicarbonate de chaux ; si elle se colore, ce qui révèle la présence de quelques matières organiques. Quand l'eau a complètement disparu, il ne doit rester qu'un léger résidu blanc qui bouillonne quand on verse dessus du vinaigre très fort ; s'il est coloré, c'est l'indice d'une notable quantité de matières animales ou végétales. En chauffant davantage, le résidu se décompose et dégage une odeur qui peut fixer, jusqu'à un certain point, sur la nature des impuretés.

Purification de l'eau des citernes. — On ajoute à l'eau à épurer 1 ou 2 grammes par litre du mélange suivant :

Permanganate de chaux...........	1	partie.
Sulfate d'alumine.....................	10	—
Argile fine ou kaolin................	30	—

Utilité physiologique de l'eau. — L'eau est essentiellement nécessaire à réparer les parties liquides de notre organisme. Elle forme, en effet, les deux tiers du poids de notre corps. Un homme pesant 75 kilos contient 52 kilogrammes d'eau ; cette quantité diminue un peu avec l'âge et varie suivant les différents tissus. Pour 1000 parties, le squelette renferme 500 parties d'eau, les muscles 770, le cerveau 779, le cœur 793.

Eau chaude : son action sur l'organisme. — L'action de l'eau chaude ingérée (tisanes, café, thé, etc.) stimule l'activité circulatoire, pousse aux sueurs et aux urines, stimule les tuniques musculaires viscérales. Les boissons chaudes, aux repas, conviennent aux tubes digestifs atones, dont elles réveillent la contractilité et auxquels elles infligent le coup de fouet nécessaire. Pour ma part, je prescris les boissons chaudes aux dilatés de l'estomac et à toutes les personnes qui se plaignent de lourdeurs et de somnolence après les repas. Une infusion de feuilles d'oranger, d'anis ou de menthe suffit, dans la plupart des cas, pour dissiper ces symptômes.

Eaux thermales sulfureuses et eaux thermales chlorurées. — D'une manière générale, les premières s'adressent aux affections d'origine herpétique ou arthritique; les secondes visent surtout le lymphatisme et la scrofule. Le choix d'une station varie infiniment, suivant les cas individuels, extrêmement variables : c'est l'affaire du médecin consultant qui s'est tenu sérieusement au courant des progrès réalisés en hydrologie médicale...

A cet égard, j'estime que le public est souvent fort mal renseigné. Un grand nombre de praticiens ne connaissent les eaux minérales que par ouï-dire, alors qu'ils devraient (avant de prescrire ces armes à double tranchant) les avoir étudiées sur place.

Échardes

Moyen d'enlever les échardes sous l'ongle. — M. Delorme propose le moyen suivant pour enlever les corps étrangers, et plus particulièrement les échardes qui sont implantées sous l'ongle et dont l'extraction présente souvent de grandes difficultés. Ce procédé, qui est très simple, consiste à prendre un petit bout de bois, qu'on trempe dans une solution de potasse caustique au cinquième, et qu'on promène au-dessus de l'ongle, en suivant le trajet du corps étranger, dans une largeur de quelques millimètres ; avec un éclat de verre, on racle l'ongle, afin d'enlever la bouillie cornée qui s'est formée au contact de l'alcali ; on répète l'application de potasse et le raclage, jusqu'à ce qu'on tombe sur le corps étranger, qui s'énucléé alors, avec la plus grande facilité.

Écrevisse

Crustacé délicat, nutritif et sain, interdit aux herpétiques et eczémateux, mais très tolérable pour les dyspeptiques, si l'on a soin de le condimenter sans exagération.

Eczéma

Traitement de l'eczéma. — Les influences alimentaires (poissons de mer, crustacés, coquillages, conserves, viandes noires, charcuterie, épices, fromages forts, etc.) doivent être soigneusement éludées chez les personnes qu'une diathèse (scrofule, arthritisme, herpétisme) prédispose aux éruptions eczémateuses. Il faut savoir aussi que l'eczéma est plus fréquent au printemps et à l'automne, et qu'il s'invétère surtout dans les pays du Nord, froids et humides, ainsi qu'aux bords de la mer.

Chez les vieillards, les asthmatiques, les personnes soumises à des accidents cérébraux, à des troubles digestifs anciens, etc., il faut considérer les éruptions comme un dérivatif utile et en éviter, soigneusement, la brusque suppression.

Si l'on a affaire à des sujets robustes et pleins de sang, la diète lactée, avec addition de deux grammes de sulfate de soude par litre de lait, rendra souvent de grands services.

Dans les états aigus, on prescrira des enveloppements humides, avec des compresses de tarlatane imbibée d'une solution d'acide salicylique dans l'infusion tiède de sureau (5 grammes pour 1,000). Si l'inflammation est très vive, on préfèrera des cataplasmes d'amidon cuit à l'acide borique.

Lorsque le suintement et la rougeur sont modifiés, on aura recours au glycérolé d'amidon ou à la pommade suivante :

Cold cream frais..........................	50 gr.
Oxyde de zinc..........................	5 —
Résorcine..........................	2 —
Huile de cade..........................	1 —

M.

que l'on étalera avec précaution. Enfin, dans la période

sèche, l'enveloppement à la gutta-percha laminée fera revenir la souplesse onctueuse de la peau normale et triomphera des crevasses récidivantes, ainsi que des placards rebelles.

Le grand écueil à éviter, dans la cure rationnelle de l'eczéma, c'est l'emploi d'un traitement local trop énergique, qui irrite et aggrave l'éruption intolérante.

Dans les eczémas du visage, les enveloppements humides étant fort difficiles, on les remplace par des pulvérisations fréquentes, suivies de poudrages avec la formule suivante :

Lycopode, tannin, oxyde de zinc : parties égales.
(Mêlez.)

Il faut traiter l'état général d'une manière appropriée. Aux lymphatiques, l'huile de foie de morue à haute dose, le sirop antiscorbutique iodé ; aux anémiques, l'iodure de fer ; aux arthritiques, le mélange d'iode et d'arsenic, avec les eaux alcalines ; aux herpétiques nerveux, le valérianate d'ammoniaque, le cuivre, l'arsenic.

L'emploi de la vapeur chaude, pour le traitement local des eczémas, a été, avec raison, préconisé par la médecine russe. La vapeur chaude réussit surtout dans les éruptions anciennes et rebelles : elle fait tomber les squames, résorbe les infiltrations, tarit les sécrétions et régénère, assez promptement, l'épiderme cicatrisé.

L'eczéma n'est pas contagieux. Toutefois, il existe une de ses formes, croûteuse et purulente, *l'impétigo* (sorte de *gourmes*), que l'on a parfois réussi à inoculer. L'impétigo s'inocule, d'ailleurs, de lui-même, au sujet atteint, si l'on ne prend la précaution d'isoler les lésions par des pansements occlusifs (emplâtres de Vigo ou rouge et autres). Dans les impétigos généralisés, il est bon de prescrire des bains boriqués concentrés ; de soigner intelligemment le tube digestif et de reconstituer, enfin, l'organisme, à l'aide du sirop-iodo-tannique, du phosphate de chaux, de l'arséniate de potasse, etc. Pour ma part, j'obtiens d'excellents résultats, en faisant prendre, matin et soir, dans une tasse de lait, une cuillerée à café du mélange suivant :

Eau de laurier-cerise	200 gr.
Chlorure de calcium	10 —
Chlorure d'ammonium	5 —

M. S. A.

A continuer plusieurs semaines.

Eczéma des lèvres :

Beurre de muscade	35 gr.
Huile de bouleau	1 —
Acide salicylique	0 — 30
Essence de reine des prés	VII gtt.

M. S. A.

Pour onctions, trois fois par jour.

Eczéma palmaire :

Alcool à 96°	200 gr.
Sublimé corrosif	0 — 20
Acide thymique	10 —
Essence de wintergreen	XX gtt.
Carmin de safranum, pour colorer	q. s.

M.

En frictions trois fois par jour.

On peut aussi prescrire :

Glycérine de Price Sulfo-ichthyolate d'ammoniaque	} ââ 20 gr.
Nitrobenzine Essence de badiane	} ââ X gtt.

M. S. A.

Pour onctions, trois fois par jour, et recouvrir de tarlatane salicylée.

Sur la nature de l'eczéma. — L'eczéma n'est nullement contagieux. Vous demandez s'il est héréditaire ? On peut assurément hériter de l'eczéma : mais on hérite surtout de la prédisposition à cette maladie. On naît arthritique, herpétique, lymphatique. Un eczémateux peut procréer des enfants goutteux, rhumatisants, obèses, migraineux, neurasthéniques, etc... Réciproquement, un goutteux ou un diabétique peut donner naissance à un eczémateux.

Traitement de l'eczéma sec du cuir chevelu. — On commence par débarrasser le cuir chevelu de ses pellicules, au moyen de lotions chaudes avec une décoction de bois de Panama additionnée d'une cuillerée à café par verre de benzoate d'ammoniaque. Ensuite, on pratique, matin et soir, des onctions avec gros comme un pois de la pommade suivante :

Vaseline blanche...........................	45 gr.
Turbith minéral...........................	4 —
Résorcine	1 —
Huile essentielle de bouleau blanc...	XX gtt.

M.

Traitement de l'eczéma squameux de la face. — 1° Prendre, tous les matins, dans du lait, trois milligrammes d'arséniate de soude dans de l'eau de Vichy ; 2° onctions, matin et soir, avec la pommade :

Vaseline pure..............................	30 gr.
Précipité blanc............................	1 —
Huile de bouleau..........................	XII gtt.

M.

Traitement du nez rouge par eczéma séborrhéique :

Pétrovaseline liquide.....................	30 gr.
Eucalyptol	2 —
Iodoforme	1 —
Huile de cade..............................	0 — 50

M.

Onctions matin et soir.

Électricité

Merveilleuse méthode curative, lorsqu'elle est employée par un spécialiste instruit et consciencieux. Les états nerveux, les affections de l'estomac, de l'intestin et du bas-ventre, l'anémie cérébrale, l'insomnie, la migraine, les affections mentales au début, les paralysies et les atrophies, les névralgies et autres affections où domine l'élément douleur, les vomissements rebelles et la constipation invincible ne résistent pas aux pratiques électrothérapiques bien appliquées. Les courants électro-statiques et la haute fréquence sont surtout employés pour modifier l'état général de la nutrition.

Les applications de l'électricité à l'hygiène et à la médecine féminines sont des plus intéressantes : l'épilation radicale, la cure de la couperose et des difformités de la peau, les soins de la poitrine et du ventre représentent les exemples les plus courants. Les rayons X sont aussi une application de l'effluve électrique dont les résultats n'ont pas dit leur dernier mot.

Les victimes de l'électricité. — Les hauts voltages sont, actuellement, si en honneur, qu'il n'est pas superflu d'adresser les objurgations de l'hygiène à ceux qui peuvent être mis au contact des énergies électriques. L'action homicide des courants industriels ne le cède en rien à celle de la fulguration céleste : mais, avec cette dernière, sournoise, autant que capricieuse, la prophylaxie est souvent inutile, tandis qu'elle peut beaucoup, appliquée à l'industrie électrique.

La sidération est, le plus souvent, physiologiquement parlant, une variété *d'inhibition nerveuse*, d'arrêt vital, dont les effets épuisants s'exercent volontiers sur les centres bulbaires de la respiration et de la circulation. C'est pourquoi les machines contemporaines, qui débitent de si énormes quantités d'électricité, sont si terribles au contact : « Les machines statiques tuent mal un lapin : les dynamos, donnant des milliers d'ampères sous la tension, relativement faible de quelques milliers de volts, tueraient un éléphant. » (A. WITZ.)

L'action nocive des courants alternatifs est plus intense que celle des courants interrompus, qui sont, eux-mêmes, plus dangereux que les courants continus. Le circuit électrique devient surtout funeste, lorsqu'un courant intense se met à traverser le cœur ou l'encéphale : on sait que c'est par un dispositif cervico-frontal que les Etats-Unis réalisent ces fameuses électrocutions... que l'Europe ne leur envie pas.

Aux profanes qui se trouvent en présence d'une installation d'électricité, l'hygiène recommande la plus grande circonspection. Le meilleur conseil à suivre est encore celui de Witz : mettez vos mains dans vos poches et ne les sortez pas. La crainte de l'électricité est *l'initium sapientiæ* de l'homme prudent.

Un grand tort, commun à la plupart des inventeurs d'éclairage électrique, c'est de présenter toujours leurs système comme un jeu d'enfant, innocent et inoffensif. Il faut, au contraire, ne point se rassasier de répéter que le fluide électrique est toujours dangereux : d'autant plus dangereux qu'il est impalpable, inodore, invisible, silencieux...

C'est surtout la rapidité des renversements de courants qui constitue le danger plus spécial aux appareils alternatifs, avec lesquels il est, du reste, fort difficile de maintenir l'isolement des conducteurs. Disons, toutefois, en faveur de ces courants, qu'ils ne sont point capables d'entraîner des ruptures ou des délabrements organiques, tels que ceux que déterminent, par exemple, les courants continus à haute tension. Les courants alternatifs tuent par asphyxie, par syncope, en un mot *par inhibition*. Or, il faut remarquer que cette mort n'est parfois qu'apparente. Il en existe des exemples nombreux. En traitant le foudroyé, comme un noyé, par la respiration artificielle, les tractions rythmées de la langue, les frictions prolongées, la suppression des vêtements, l'air vif, les flagellations, les inhalations d'oxygène ou d'ammoniaque, la faradisation des muscles thoraciques, etc., on arrivera souvent à le ranimer.

Toutefois, pour avoir la joie de ces sortes de sauvetages, il importe de s'entêter longuement dans les pratiques du traitement et de ne jamais désespérer du résultat final.

Mais le sauveteur ne doit jamais oublier que la victime est souvent dangereuse, parce qu'elle fait presque toujours partie d'un circuit électrique dont la transmission peut être fatale. La première précaution à prendre consiste donc d'abord, à interrompre, si possible, le courant, soit en le dérivant au sol, soit en le sectionnant avec une pince coupante à manche isolant. On aura soin de toujours saisir le corps de la victime par l'intermédiaire de ses vêtements seuls, jamais avec les mains nues, mais avec les mains gantées, autant que possible, de gants en caoutchouc.

A côté des accidents, mortels ou graves, du foudroiement, existent aussi les menus dangers professionnels de l'électricité, sur lesquels je n'ai pas l'intention de m'étendre aujourd'hui : ce sont les crampes des télégraphistes, les troubles auditifs des téléphonistes, les brûlures des employés poseurs de fils, les secousses pendant les orages et surtout sur les sujets nerveux, hystériques, prédisposés héréditairement aux paralysies et aux convulsions. Ces divers accidents, de même que les incendies causés par l'éclairage électrique sont, d'ordinaire, peu graves. Ils résultent souvent d'un défaut de surveillance, qui disparaîtrait probablement si l'industrie électrique était classée, comme elle le devrait, au nombre des établissements placés sous la tutelle des Conseils d'hygiène et de salubrité.

Un certain nombre de précautions générales peuvent, tout de même, être vulgarisées, principalement en ce qui concerne les réparations des câbles. D'abord, l'électricien ne devra jamais réparer de circuits traversés par un courant. Le port de gants épais en gutta-percha devra être obligatoire pour toutes manipulations dangereuses. On évitera de poser les pieds sur un conducteur métallique ; de se servir des deux mains à la fois. L'usage des tabourets de verre, des chaussures en caoutchouc, des outils et instruments à manches isolants (brosses en verre pour nettoyages, etc.), s'impose dans toute usine d'électricité, ainsi que la nécessité, sous peine d'amendes, d'observer un règlement prophylactique minutieux, comme dans toute industrie insalubre. Il faut aussi veiller scrupuleusement à l'état de sécheresse absolue des intermédiaires animés. Enfin, dans le cas de courants continus, toute section de conducteurs électriques devra être sévèrement interdite, en raison des dangers bien connus, inhérents à l'extra-courant de la rupture.

Encaustique

Pour la propreté antiseptique des meubles, consoles, boiseries, marbres, voici la meilleure formule :

Cire jaune..........	250 gr.
Cérésine	250 —
Terre de Sienne brûlée................	50 —
Huile de lin cuite.....................	10 —
Essence de térébenthine..............	800 —

On fond la cire et la cérésine à une douce température, on ajoute la terre de Sienne broyée avec l'huile de lin, puis, après refroidissement partiel, on verse sur le tout l'essence de térébenthine. La *cérésine* est la paraffine fossile que l'on peut se procurer partout ; on peut mettre plus ou moins de terre de Sienne suivant la teinte voulue.

Engelures

Traitement des engelures. — 1° Si la peau n'est pas entamée, prendre, tous les matins, un bain de pieds ou un bain de mains *tiède*, avec deux poignées de farine de moutarde (durée : un quart d'heure) ;

2° Appliquer, soir et matin, à l'aide d'un pinceau, la pommade suivante, en couches épaisses, et recouvrir de ouate hydrophile :

Lanoline camphrée......................	30 gr.
Liqueur de goudron Codex..........	10 —
Salicylate de lithine....................	8 —
Ergotine récente.........................	4 —

M. S. A.

3° Dans les cas d'engelures du nez, des oreilles, des joues, etc. :

Beurre de cacao.........................	40 gr.
Huile de noisettes.........................	10 —
Acide citrique.........................	0 — 50
Précipité blanc.........................	0 — 30
Teinture de musc.........................	XX gtt.

M.

Onctions, trois fois par jour, précédées de lotions tièdes avec l'eau de feuilles de noyer.

4° Ne jamais oublier le *traitement général* (fer, iode, arsenic, phosphates, huile de foie de morue, etc..., suivant les cas).

Contre les engelures rebelles des doigts. — Voici une bonne formule de badigeonnage à faire matin et soir :

Alcool camphré.........................	10 gr.
Teinture de capsicum.........................	5 —

M.

Pour engelures non ulcérées.

Contre les paupières rougies par le froid. — Compresses trois ou quatre fois par jour avec :

Eau distillée de cerfeuil.........................	100 gr.
Teinture d'aloès.........................	20 —

M. S. A.

(Voir *Peau.*)

Parmi les innombrables formules contre les engelures, celle du Dr Courtin nous a donné les meilleurs résultats :

« Chez les petits enfants, je fais réduire l'eau oxygénée du commerce, qui est de 12 volumes à 3 volumes, en mélangeant cette eau oxygénée à de l'eau bouillie chaude. Je fais prendre un bain des extrémités atteintes, dans ce mélange, pendant une demi-heure chaque jour. Chez l'enfant au-dessus de trois ans et chez l'adulte, je fais réduire la solution d'eau oxygénée du commerce à 6 volumes, toujours avec de l'eau bouillie chaude et je fais prendre un bain de même durée.

« Dans tous les cas, si les malades présentent des engelures ulcérées, je fais mélanger à l'eau oxygénée une solution saturée de borate de soude pour en réduire l'acidité et diminuer la douleur de l'application.

« Les pieds et les mains bleuis par les engelures, deviennent rouges après quelques instants d'immersion. Les plaies à fond grisâtre et blafard, recouvertes d'un pus sanieux ou sanguinolent, reposant sur des doigts ou des orteils tuméfiés et œdémateux, se détergent vite. Après un ou deux bains, on voit des bourgeons charnus rosés apparaître au fond des plaies et la cicatrisation s'effectuer rapidement.

« Je dois ajouter qu'après le bain les plaies sont simplement pansées avec de la gaze et de la vaseline aseptiques.

« Trois bains d'une demi-heure de durée suffisent en général pour guérir les engelures non ulcérées. Un plus grand nombre est nécessaire dans les autres cas, suivant la plus ou moins grande infection des plaies, leur étendue et leur profondeur. »

Il faut toujours combattre le *lymphatisme* par l'iode, le fer, l'arsenic, les phosphates, pour empêcher le retour des engelures.

Traitement préventif. — On protégera les surfaces exposées (gants, bas de laine, etc.). On fera des lavages à l'eau tiède, à la décoction de feuilles de noyer, frictions à l'eau-de-vie camphrée ; on poudrera avec :

Amidon	9 parties.
Salicylate de bismuth...........	1 —

Dès l'apparition, faire des badigeonnages à la teinture d'iode pure ou mitigée :

Glycérine .... 20 gr.
Teinture d'iode.................................. 10 —

(A étendre tous les soirs au pinceau sur les parties malades.)

Enrouement, aphonie

Enrouement des chanteurs. — Laisser fondre dans la bouche une petite pastille de borate de soude, comprimé sans sucre ; se gargariser plusieurs fois de suite avec le mélange suivant :

Infusion de roses de Provins......... 500 gr.
Sulfophénate de zinc....................... 5 —
M.

Se rincer ensuite la bouche à l'eau fraîche.

Aphonie par laryngite. — Rechercher et traiter la cause. Dans la forme *a frigore* ou rhumatismale, bains de pieds sinapisés, gargarismes toutes les heures avec :

Infusion chaude de menthe poivrée 1 litre.
Eau de Pagliari................................ 200 gr.

Inhalations au menthol.
Pulvérisations avec la résorcine au centième, répétées toutes les six heures pendant dix minutes.
Bains de pieds sinapisés.

Enrouement des femmes nerveuses. — Dans une cuillérée d'eau sucrée tiède, six gouttes du mélange :

Ether .... }
Ammoniaque .... } parties égales.
Castoréum .... }
M.

A répéter, si besoin est.

Entérite glaireuse

Cette affection, fréquente chez la femme, nécessite un traitement général ou *constitutionnel* approprié aux divers cas.

A ce traitement interne, j'ajoute un lavement vespéral composé de 125 grammes d'huile d'olives chaude et 1 gramme de menthol (que je fais garder toute la nuit); les applications répétées, sur le ventre, de compresses de flanelle imbibées d'alcool camphré ; enfin, un régime journalier rigoureusement composé de : trois potages au lait épais, avec orge, semoule, pâtes, etc. ; œufs brouillés au jus de viande ou aux fines herbes, pieds de veau ou de mouton, cervelles, volaille bouillie ou en purée, poissons maigres, plats et à chair blanche, cuits simplement à l'eau et au sel, purées de pommes de terre, laitue et chicorée cuites, crèmes renversées, marmelades, fromage à la crème. Comme pain, je conseille la mie de pain de ménage desséchée au four ; comme boisson, une bière de malt légère ou, en cas d'intolérance possible pour la bière, de la tisane d'orge très chaude, aiguisée de quelques gouttes de cognac. Je proscris impitoyablement tous les aliments fermentescibles et je conseille la mastication lente et prolongée de tous les aliments.

Pilules contre l'entérite glaireuse :

Sulfure de calcium..................	0 gr. 05
Euonymine	0 — 02
Extrait de datura.....................	0 — 05

M.

Pour une pilule à prendre au milieu de chaque repas.
Voir mon livre : *La Santé de la femme.*

Épilation

Darwin admet que l'homme et la femme ont perdu leur pelage primitif « dans un but ornemental ». Il estime que, dans la race humaine primitive, les deux sexes étaient pourvus de barbe, et que la femme a vu disparaître peu à peu cet attribut. Brandt affirme, au contraire, que la femme à barbe serait de formation récente et représenterait l'effort de la vie animale, dans le sexe faible, pour s'élever à la « toute-puissance » du sexe fort. Autrement dit, la femme à barbe, loin d'être un phénomène rétrograde, serait plutôt un précurseur, un type anticipé de ce que nous réserve l'Eve future. Il est certain que dix pour cent des femmes actuelles sont plus ou moins barbues et que le nombre des moustaches tend visiblement à s'accroître dans le beau sexe du xxe siècle.

Cette augmentation nous explique le succès inouï des épilatoires, bien que les pâtes, pommades et poudres qui revêtent cette appellation soient, *tous*, des cosmétiques trompeurs. Qu'il s'agisse du sulfhydrate de sulfure de calcium, du protosulfure de baryum, du sulfure d'arsenic (« rusma » des Orientaux), ou bien des bâtons épilatoires, à base de colophane ou de poix, véritables emplâtres, arrachant les poils mécaniquement à la manière des pinces dites « brucelles » : toujours la fâcheuse repousse démontre, à bref délai, que ces divers procédés ne sont qu'expédients à action momentanée, analogues, pour leurs effets, à l'action du vulgaire rasoir.

Les anciens Romains, ces maniaques de l'épilation (ainsi qu'on peut s'en convaincre par la lecture d'Ovide, d'Horace, de Martial, de Juvénal), employaient outre la pince classique (retrouvée à Pompéi, absolument la même que celle de nos trousses les plus modernes), le suc de tithymale, le sang et la cervelle de chauve-souris, le fiel et la cendre de hérisson, la pierre-ponce (encore utilisée de nos jours par certaines dames), les coquilles de noix incandescentes, véritable flambage, analogue à celui que nos contemporaines emploient encore quelquefois. Tous ces procédés épilatoires, ainsi que les topiques usités de nos jours, ne détruisent que la partie extérieure du poil. Ils demandent à être réitérés fréquemment et, à chaque répétition, la repousse se fait, plus pigmentée et plus drue. L'épilation chimique, surtout, a le don de transformer admirablement les poils follets en poils adultes.

Pour enlever les productions pileuses sans « espoir » de récidive ou de retour, il faut s'adresser directement au bulbe pileux, sécréteur du poil, et opérer la destruction radicale de ce petit organe. Pour cela, l'électrolyse est la méthode la plus sûre. On enfonce, légèrement et parallèlement au poil, une aiguille en platine très fine et très pointue, emmanchée, comme un poinçon, sur un manche isolé, et l'on y fait passer un courant électrique de deux à cinq milliampères. Une légère traction sur le poil l'enlève sans résistance.

Cette méthode fournit des résultats immédiats et durables, pour la disparition des poils disgracieux du visage, dont l'apparition importune les jeunes femmes jusqu'à l'obsession et même jusqu'à l'hypocondrie. Lorsqu'il ne s'agit que de poils peu volumineux et sutout de duvet très court, je conseille, toutefois, de décolorer les touffes à l'aide de l'eau oxygénée : cette petite opération rend les productions pileuses analogues à celles des femmes blondes, c'est-à-dire les confond avec la couleur ordinaire de la peau, sur laquelle elles ne tranchent plus. Du moment que disparaît la dureté choquante de l'attribut viril, le désir féminin se trouve satisfait.

On reproche, du reste, à l'électrolyse de congestionner les bulbes avoisinant celui qu'elle touche et d'activer ainsi la sécrétion de poils follets et leur nutrition pigmentaire. On lui reproche aussi la sensation douloureuse que procurent les piqûres, sensation qui oblige à multiplier les séances et rend la méthode fort onéreuse pour le plus grand nombre. Mais, d'une part, on peut insensibiliser la peau à l'aide d'une pommade au menthol, au chloral et à la cocaïne et enlever ensuite, dans une demi-heure, une centaine de poils. D'autre part, le sujet à épiler peut acquérir assez d'habileté pour se livrer lui-même à la petite opération. L'essentiel, pour éviter les cicatrices, est de ne pas traiter dans la même séance des poils trop voisins et de ne jamais négliger les soins antiseptiques de la peau. J'ai l'habitude, dans ce but et pour éviter l'irritation par le grattage de la région épilée, de prescrire l'application d'un glycérolé d'oxyde de zinc et de précipité blanc après chaque séance.

Peut-être un avenir prochain nous permettra-t-il d'utiliser l'application épilatoire des rayons cathodiques de Rœntgen. Freund, de Berlin, a démontré qu'une exposition de deux heures par jour, pendant douze jours, aux rayons X (l'ampoule électrique étant placée à dix centimètres de la région à épiler), provoquait la chute des poils, par atrophie complète de leurs racines.

On a également signalé, dans ces derniers temps, l'action physiologique des sels de thallium pris à l'intérieur. Ces sels, préconisés avec succès contre les sueurs abondantes, ont la propriété incontestable de provoquer la chute définitive des cheveux et des poils. C'est malheureusement une propriété difficile, sinon impossible, à domestiquer pour un emploi usuel. Il faut laisser, comme je l'ai dit, à l'avenir, la mission de trouver, sur ces nouvelles données, un moyen épilatoire inoffensif et d'une limitation facile. En attendant, les femmes à barbe et à moustache feront bien de s'en tenir à l'électrolyse, qui, bien pratiquée, leur donnera pleine et entière satisfaction, pour l'atténuation de leur cruelle et obsédante disgrâce.

Épinards

Aliment léger lorsqu'il est bien préparé (blanchir toujours les feuilles à plusieurs eaux), l'épinard rafraîchit l'intestin, nettoie l'appareil biliaire, prévient les coliques hépatiques et les manifestations congestives de l'arthritisme et de la pléthore abdominale.

Jamais les épinards ne doivent être achetés tout préparés ; il faut les préparer soi-même. On a signalé des cas d'empoisonnement par les feuilles de datura, prises faussement pour épinards, comme la ciguë est parfois confondue avec l'oseille.

Éponges

Nettoyage des vieilles éponges. — Lavez-les d'abord dans l'eau de savon, rincez-les pour faire disparaître complètement le savon. Puis faites tremper, pendant quelques minutes, dans une dissolution de permanganate de potasse et rincez de nouveau à l'eau froide.

Érythèmes

Ce sont des éruptions superficielles et sèches, que tout le monde connaît : le coup de soleil, les engelures, les dermites banales des nourrissons et des personnes tenues au lit, etc., sont des formes communes de cette affection. Une variété intéressante est l'érythème *noueux*, consistant en nodosités rouges, chaudes et douloureuses, qui s'observent aux membres et ressemblent vaguement à des contusions. L'origine en est probablement rhumatismale et nous explique l'état fébrile, la courbature musculaire, les douleurs des articulations, l'embarras gastrique, les abondantes transpirations, qui font cortège à cette sorte de fièvre éruptive arthritique. Rouge et arrondi, l'érythème noueux fait, à la peau, un relief beaucoup plus accentué que l'urticaire (avec lequel on aurait tort de le confondre). Ce relief atteint parfois, comme j'ai pu le voir, le volume d'une grosse noix. Après quelques jours, la peau reprend, graduellement, son intégrité normale. Mais ce qui nous prouve bien que l'érythème noueux n'est que le reflet d'un état général, ce sont les complications possibles du côté du cœur, des poumons, des reins. Elles ne semblent pas exceptionnelles, bien que je n'en aie jamais observé dans ma pratique. L'influence du froid humide et surtout celle des alternatives de température, jouent un rôle incontestable pour la production de l'érythème noueux : mais il est probable (quoique non absolument démontré) que ces causes banales dissimulent une origine infecto-contagieuse : ce qui explique l'épidémicité possible de l'affection.

Comme traitement, je conseille les compresses imbibées d'un mélange de :

Sel ammoniac..............................	30 gr.
Acide salicylique..........................	5 —

M.

pour un demi-litre d'infusion de sureau (à changer toutes les trois heures) et, à l'intérieur, les cachets de salol, quinine et extrait sec de kola (0 gr. 20 de chaque), deux par jour.

Estomac

L'importance de cet organe dans la santé humaine nécessite ici quelques bons conseils pratiques.

« C'est l'estomac qui détermine la conception du monde. » L'appréciation n'est pas nouvelle. Depuis Brillat-Savarin, le gastrosophe, disant : « Le poète le plus lacrymal n'est séparé du plus comique que par quelque degré de coction digestionnaire » ; jusqu'au socialiste Bebel, proclamant que *die Soziale Frage ist eine Magenfrage* (la question sociale est une question d'estomac), tous les grands esprits ont proclamé, en termes plus ou moins précis, les relations de la digestion et de la « jugeotte ».

On peut, sans paradoxe, poser ces équations :

Eupepsie = Euphorie = Optimisme ;
Dyspepsie = Dysnervie = Pessimisme.

La digestion hyperchlorhydrique (1) est discutante, l'hypochlorhydrique (2) est taciturne, tandis que la digestion normale est, simplement, babillarde (les morceaux *caquetés*, disait Mme de Sévigné, se digèrent mieux). Du moment que l'économie organique, entière, *digère par l'estomac*, le cerveau ne saurait faire exception. « Notre âme immortelle a besoin de la garde-robe pour bien penser », a dit un immortel railleur. L'estomac est la conscience du corps, la joie de vivre ; un homme dont la digestion se fait bien est un homme à idées larges et généreuses. Rien ne développe, au contraire, l'individualisme, l'égoïsme, l'originalité et l'excentricité d'esprit, comme la dyspepsie habi-

(1) Trop acide.
(2) Pas assez acide.

tuelle et l'atonie gastro-intestinale. *L'eupepsie engendre l'altruisme ;* et comme je l'ai, moi-même, écrit, dans mon *Hygiène de l'estomac* : pour expliquer le schopenhauérisme, cherchez l'estomac, de même que les criminalistes disent volontiers, pour expliquer certains délits : Cherchez la femme !

A propos de cette dernière, disons que, si elle souffre de l'estomac, c'est presque toujours par suite d'atonie.

L'atonie gastro-intestinale est la forme de dyspepsie habituelle aux névropathes, aux herpétiques, aux arthritiques affaiblis. Je constate fréquemment aussi qu'elle dérive volontiers, d'un régime lacté intempestif et surtout du lait prescrit, à tort, *comme boisson*. L'atonie, en somme, réside dans l'insuffisance, à la fois musculaire et sécrétoire, physique et chimique. Elle mène à la distension et à la dilatation des tuniques, par épuisement progressif de l'élasticité muqueuse. L'atonie gastro-intestinale se caractérise surtout, comme on sait, par les développements gazeux, les sensations de plénitude et de lourdeurs après les repas, la faiblesse de l'appétit, les nausées et vomituritions faciles, et enfin par la constipation, ou plutôt par les évacuations *incomplètes :* car on peut aller tous les jours à la selle et être un parfait constipé. On arrive parfois à l'atonie gastro-intestinale par les abus de la table, les repas succulents : mais ce sont surtout les irrégularités de l'alimentation, la mastication insuffisante, la sédentarité, l'inquiétude psychique, qui sont les facteurs occasionnels du syndrôme *atonie*.

Pour moi, la neurasthénie débute, d'ordinaire, par le déséquilibre du sympathique abdominal. L'atonie gastique prélude aux vertiges, à la céphalée, aux angoisses, aux phobies, à la dépression neuro-musculaire. Mais il ne tarde pas à s'opérer un échange de mauvais procédés, l'atonique étant un nerveux initial, dont la dyspepsie est le résultat dynamo-sensitif d'un choc cérébro-spinal prémonitoire. En résumé, c'est le système nerveux qui tient les rênes de la dyspepsie.

Nulle autre forme de troubles digestifs ne présente autant de retentissement dans l'organisme. Respiration et circulation se montrent gênées, par le développement des gaz qui compriment le cœur et les poumons, en refoulant le diaphragme, prédisposent aux palpitations, à l'asthme, à la cyanose, aux spasmes artériels, précurseurs de l'artério-sclérose. Parfois, une douleur pongitive, avec irradiations omobrachiales et tendances syncopales, simulera une crise *d'angine de poitrine*. L'irritation des filets du pneumogastrique explique la pathogénie de ces troubles divers, plus effayants que graves.

La dyspepsie flatulente des hystéro-neurasthéniques acquiert, parfois, des proportions inouïes, à la suite de cette *aérophagie* inconsciente, récemment étudiée à la Société des hôpitaux de Paris. Les troubles gastropathiques observés alors (rôt à déclanchement, etc.) deviennent tributaires de la suggestion, de l'hydrothérapie, de l'électricité, du massage, ainsi que des cures d'eaux minérales et des diverses méthodes basées surtout sur les agents physiques.

Contre le hoquet des névropathes, j'ai souvent conseillé avec succès le traitement de Pauzat : dès la première secousse, on comprime énergiquement la pulpe digitale du pouce contre celle du petit doigt, et cela des deux mains simultanément. Le hoquet cesse aussitôt : il est malaisé d'expliquer pourquoi. On prévient le hoquet récidivant par l'emploi des granules de *camphre monobromé* (6 à 8 centigrammes par jour). Ces granules m'ont aussi rendu de grands services en cas de crampe du pylore, symptôme que Bouveret notait dernièrement comme en imposant, parfois, pour un cancer.

La névralgie intercostale est aussi un symptôme réflexe fréquemment placé sous la dépendance de la dyspepsie atonique. Cette douleur (qui a le don d'attrister et même d'exaspérer les malades, par son siège habituel dans la région cardiaque et sa rébellion aux révulsifs) disparaît très souvent grâce à la stricte observance du régime des dilatés, et par les badigeonnages fréquents avec un mélange de *chloroforme* pur et de *salicylate de méthyle*.

Il va sans dire que, dans tous les cas d'atonie gastro-intestinale, le premier devoir du médecin est d'ordonner les repas réguliers, les boissons chaudes et aromatiques prises en mangeant, le pain grillé, les potages épais, les viandes très divisées et bien tendres, les légumes en purées et les fruits cuits. On renoncera aux corps gras, aux sauces savantes, aux condiments, conserves et épices, au lait et au bouillon, consommés liquides, aux fritures, sucreries, pâtisseries, pain frais, vin, etc., et, en général, à tous les aliments *fermentescibles.* Les frictions alcooliques, les bains salins et sulfureux, les grands lavages intestinaux, les courants électro-statiques aideront aussi puissamment aux bons résultats du traitement. Lorsqu'il existe des ptoses, il ne faut pas manquer d'étayer, par de bonnes ceintures faites sur mesure, l'insuffisance de la sangle naturelle du ventre : on conseillera aussi de faire la première digestion dans le décubitus dorsal, le corps étant légèrement incliné du côté droit. Quant aux détails de la cure, je me permets de renvoyer les intéressés à mes divers livres sur l'estomac. (*Troubles digestifs, Hygiène de l'estomac, Maladies de la digestion*, etc.)

Contre l'acidité des voies digestives ayant résisté à l'emploi des alcalins. — Je prescris souvent, dans ma pratique journalière, une cuillerée à café, deux ou trois par jour dans un peu d'eau, du mélange :

Eau de laurier-cerise........................	40 gr.
Glycérine pure..................................	30 —
Résorcine	2 —

M.

En même temps, j'ordonne la suppression des aliments fermentescibles : crudités, pain, pâtisseries, corps gras, sucreries. Le vin est remplacé par du thé léger très chaud et peu sucré ; le pain n'est toléré que grillé ou très rassis.

Gouttes antigastralgiques

Eau de laurier-cerise....................	}
Elixir parégorique.........................	} àâ 10 gr.
Teinture de valériane....................	}
— de ciguë............................	5 —

M. S. A.

Sept gouttes dans un peu de lait au moment des douleurs.

Vésicatoires volants sur l'épigastre.

(Voir *Gastralgie.*)

Dyspepsie paroxystique :

Extrait de condurango..................		0 gr. 20
— de cannabis....................	àâ	0 — 003
Chlorhydrate de cocaïne.............		

M. S. A. pour une pilule.

A administrer toutes les dix minutes au moment des crises. Ne pas dépasser six par jour.

Consulter mon livre : *Hygiène et traitement des troubles digestifs.*

Été

(Hygiène saisonnière)

Bonne saison pour les faibles, les infirmes et les vieillards, l'été est souvent funeste à l'enfance et à la jeunesse, surtout à cause des dérangements qu'il imprime aux fonctions du foie, de l'estomac et de l'intestin. Il faut, en été, rechercher les végétaux frais, les viandes blanches, les fruits mûrs, éviter les épices, les aliments de haut goût, le vin pur et les liqueurs, les boissons prises en dehors des repas. Méfions-nous aussi de la glace et des boissons trop froides. Prenons garde aux refroidissements, surtout la nuit : transpirer, c'est se bien porter.

Festins et Fêtes

Hygiène

L'hygiéniste est souvent un trouble-fête. Il est certain que, sous le nom d'*hygiène mondaine,* il serait possible d'écrire tout un volume plein d'objurgations et de menaces. Cela changerait-il quelque chose à l'ordre établi? Nous en doutons. Toutefois, il est bon de recommander aux nerveux, dyspeptiques et autres malades « très prétieulx », de modérer leurs instincts et de songer un peu au lendemain de la fête. Comme le leur dit crûment l'Ecole de Salerne :

Pone gulæ metas ; sit tibi longior ætas!

Malheureusement, l'indigestion du riche vengera, longtemps encore malgré M. Jaurès, la faim du pauvre, et les gourmands continueront à prouver, expérimentalement, la grande extensibilité de la peau du ventre. Quant aux médecins spécialistes de la nutrition, ils continueront à bénir l'heureux temps des agapes et des dîners en ville, dont les suites, prévues, gonflent leurs escarcelles et arrondissent leurs honoraires. Qu'est-ce que l'hygiéniste, en somme? Un médecin qui se suicide, ou plus simplement, qui se coupe les vivres...

Les bébés m'intéressent plus dans les jours de liesse, que les grandes personnes « armées d'entendement et de raison »... Mais cela ne doit pas empêcher les grandes personnes de faire leur profit des conseils donnés aux bébés : car la *Christmas fever*, décrite par les Anglais, existe aussi bien chez les grands que chez les petits.

Le sucre est un admirable condiment, un nutriment respiratoire de premier ordre, fort utile à l'équilibre de la santé. Mais son abus est fort nuisible, surtout lorsqu'il est à l'état de concentration, comme dans les bonbons fourrés et les confiseries de toute sorte. Il provoque, en effet, des fermentations gastro-intestinales dangereuses, à la faveur de sa transformation, dans l'estomac, en acide lactique. Tous les ans, à Noël, les praticiens sont consultés, pour des catarrhes gastriques, des « hyperchlorhydries » (ou dyspepsies hyperacides) qui n'ont pas d'autre cause que l'abus des sucreries.

Voici, pour être utile, le traitement que je conseille habituellement, dans ces cas de gastropathies, qui ont toujours fait l'objet de mes études favorites. Je conseille une diète relative de quelques jours, ne laissant manger que des bouillies de céréales préparées au lait, des œufs à la coque, des viandes blanches gélatineuses et quelques purées végétales (pommes de terre, épinards, laitue, chicorée). Comme boisson, du thé léger, très chaud et non sucré, ou bien un peu de bière de malt. Enfin, comme médicaments, des cachets absorbants et anti-acides, composés de poudre de craie préparée, carbonate de magnésie, soufre lavé, benzoate de soude et salol, dix centigrammes de chacun pour un cachet (trois cachets par jour). Ces doses doivent être réduites de moitié pour les enfants.

Maintenant, vous pouvez, avec ce savant talisman, braver les bons morceaux et abuser du sucre, puisque, hélas! vous agissez avec le médecin comme avec une blanchisseuse, à laquelle vous donnez votre linge à laver, avec l'intention bien arrêtée de le salir à nouveau!

Filet

(Voir *Bœuf*, *Viande.*)

Une excellente manière d'apprêter le filet, pour les personnes qui n'aiment pas beaucoup la viande et qui ont besoin d'en manger, c'est le filet-madère.

Recette du filet-madère. — Il faut prendre un morceau de filet de 4 à 5 centimètres d'épaisseur, paré et poivré. Le mettre dans une casserole à sauter avec du beurre chaud et le faire dorer de chaque côté. Ensuite retirer le filet, faire un roux léger avec le beurre de la cuisson ; mouiller avec du bon madère et ajouter une ou deux cuillerées de glace de viande. Laisser cuire pendant quelques minutes, remettez le filet avec des truffes coupées en lames, faites-le mijoter pendant quatre à cinq minutes, et la cuisson terminée, liez votre sauce d'un petit morceau de beurre frais. Dressez et servez.

Fluxion dentaire

(Voir *Dents.*)

Gargarisme résolutif. — Dans la fluxion et dans divers

états inflammatoires de la bouche on peut employer le gargarisme suivant :

Iodure de potassium	4 gr.
Chloroforme	2 —
Eau de laurier-cerise	30 —
Eau distillée	200 gr.

M.

A employer tiède.

Au début de a fluxion, ce gargarisme est calmant et fait disparaître l'œdème.

Foie

Hygiène et Maladies

Le régime des bilieux. — Maigre, teint jaunâtre, cheveux noirs, traits accentués, avec une volonté de fer et un caractère violent, le bilieux se porte d'autant mieux qu'il vit sobrement. Les viandes blanches et les légumes verts, surtout les végétaux amers, les purées de pommes de terre, les bouillies de céréales, le pain de son et les vins blancs légers, coupés d'eau alcaline ; voilà le meilleur régime des bilieux. Ils s'abstiendront de graisses, épices, vin pur, café et liqueurs. Le tempérament bilieux est celui des Méridionaux, qui présentent la vertu de leur tempérament, c'est-à-dire la *sobriété.* Les bilieux sont sujets aux affections du tube digestif et de ses annexes, à la constipation, qui les rend si souvent grincheux ; et enfin aux démangeaisons (prurigo) qui réclament l'emploi de bains alcalins fréquemment répétés.

Congestion du foie. — Prendre, avant chaque repas, l'une des pilules :

Extrait de rhubarbe	0 gr. 10
Euonymine	0 — 05
Savon médicinal	q. s.

M.

Potion contre la jaunisse :

Eau distillée	500 gr.
Glycérine pure	100 —
Extrait de boldo	10 —
— de chélidoine	5 —
Salicylate de soude	10 —

M.

Une cuiller à café toutes les trois heures dans une infusion chaude de saponaire.

Teinture antibiliaire :

Teinture de boldo	ââ 5 gr.
— de rhubarbe	
— d'hydrastis	
— de jalap	
— de savon	

M. S. A.

Quinze gouttes avant chaque repas.

Fraise

Rafraîchissante et diurétique, la fraise convient aux sujets bilieux et arthritiques. Mais comme ces sujets, qui en ont le plus besoin, la digèrent ordinairement fort mal, prise en certaine quantité, nous la conseillons en compote, bien mûre, peu cuite et peu sucrée. Les propriétés antirhumatismales traditionnelles de ce fruit existent surtout dans la fraise des bois et dans celle des quatre-saisons.

Framboise

Ce fruit exquis d'une ronce cultivée est extrêmement fragile. Il ne faut le manger qu'à l'état de parfaite fraîcheur. Mauvais pour les diabétiques, il est utile aux goutteux, aux pléthoriques.

Froid aux pieds

Froid aux pieds habituel. — Cet état, commun chez les anémiques et les lymphatiques, ne guérit que par la douche froide de pieds, administrée, tous les matins, pendant 40 secondes, sur chaque pied, et suivie de friction vive avec la laine. En hiver, on peut employer les frictions avec de la neige, qui dispense de la douche de pieds. Rien ne décongestionne mieux les organes internes, rien n'enraye plus efficacement la prédisposition aux rhumes et aux angines. Rien surtout ne préserve plus efficacement des désagréables engelures.

Les engelures constituent une véritable dermatose qui nécessite (outre le traitement local) un traitement général approprié. (C'est la seule manière de se garer des récidives.) L'iode et l'arsenic (à l'intérieur) sont les médications les plus fidèles : on prescrit, tous les matins, par exemple, dans une tasse de lait, cinq gouttes de teinture d'iode et cinq gouttes de liqueur de Fowler, simultanément.

(Voir aux mots *Engelures*, *Hiver*, *Peau*.)

Fromage

Les fromages frais faits avec du lait maigre, c'est-à-dire contenant peu de crème, sont seuls recommandables aux estomacs délicats.

Les fromages fermentés constituent un aliment très nourrissant. Quelques-uns ont assurément l'avantage d'accélérer la digestion paresseuse.

Languenti stomacho caseus addit opem, a dit Jean de Milan.

Mais il faut se méfier de l'irritation de l'estomac et du foie qui en résultent à la longue. De plus, les arthritiques doivent éviter d'augmenter leur acidité humorale en abusant de cet aliment azoté au premier chef.

Le bon fromage, décrit par Luther : *Non Argus, sed largus; non Mathusalem, sed Magdalena; Non Haabacus sed*

Lazarus; caseus iste bonus. Ce qui, traduit en langage vulgaire, signifie : le bon fromage ne doit pas avoir beaucoup d'yeux comme Argus, il doit être grand ; mais il ne doit pas être vieux comme Mathusalem, mais il doit être larmoyant comme Madeleine ; il ne doit pas être limpide comme le bouillon d'Habacuc (un prophète juif), mais il doit avoir une forte odeur, de manière qu'on puisse s'écrier : « Il pue déjà », comme on dit de Lazare lorsqu'on annonça sa mort au Christ.

Furoncles

Traitement. — On peut essayer, d'abord, un traitement abortif. La formule qui m'a le mieux réussi, dans ce sens, consiste en badigeonnages avec un mélange à parties égales de teinture de thuya et de teinture d'iode. On répète, trois fois par jour, ces badigeonnages et il n'est pas rare d'arrêter, ainsi, l'évolution furonculeuse.

Lorsque le clou est déclaré, il s'agit de calmer la douleur due à l'étranglement des tissus : de modérer les symptômes inflammatoires ; de hâter, enfin, la maturation de la petite lésion. Faites bouillir, un quart d'heure, de la ouate hydrophile dans une solution concentrée de salicylate de soude et appliquez, trois fois par jour, également, recouvert de taffetas gommé, cette sorte de cataplasme. Vous serez quitte en deux jours au plus et vous éviterez les récidives sur place, assez fréquentes avec les autres traitements.

Lorsque le furoncle est volumineux ou qu'il s'agit d'un anthrax, il faut donner la préférence à la méthode des pulvérisations antiseptiques, dont Verneuil fut le père. On charge d'eau phéniquée au centième un bon pulvérisateur à vapeur, dont on règle le jet à 30 centimètres de la petite tumeur, le reste de la peau étant protégé. On fait des séances de vingt minutes, trois fois dans les vingt-quatre heures : les engorgements durs ne tardent pas à disparaître et le contenu de l'anthrax à s'évacuer. Dans les intervalles des pulvérisations, on peut maintenir, sur l'anthrax, des compresses de tarlatane, imbibées d'un mélange de teinture d'arnica et d'eau phéniquée au millième.

Le furoncle est envisagé, aujourd'hui, comme une infection de la peau, localisée dans les glandes sébacées et dans les follicules pileux. Sa ténacité et ses récidives viennent de l'ensemencement facile des germes microbiens (staphylocoques) par les vieilles méthodes de pansement (cataplasmes de farine de lin ou d'amidon, emplâtres, onguents divers), des linges de corps malpropres, grattages, emploi de ciseaux, de rasoirs, d'épingles non aseptiques.

Les bains sulfureux, les lotions alcooliques fréquentes sont donc recommandables aux personnes que leur état général prédispose aux éruptions furonculeuses : diabétiques, goutteux, arthritiques, dyspeptiques, convalescents.

Si l'on veut éviter les cicatrices, qui suivent presque fatalement l'élimination des bourbillons volumineux, surtout à la face, on aura recours aux ponctions avec une pointe fine de galvano ou de thermo-cautère : on introduira dans les cavités, si la cicatrisation se fait attendre, une petite quantité du mélange :

Styrax	30 gr.
Acide borique...........................	10 —
Soufre	3 —
Menthol	0 — 50

M.

Gardons-nous, surtout, des emplâtres et des cataplasmes, qui enferment le loup dans la bergerie ou constituent, pour les microbes, un merveilleux milieu de culture !

Plus l'économie générale est détériorée, l'organisme fatigué, plus la disposition aux récidives furonculeuses sera manifeste. Mais il faut reconnaître aussi certaines causes *locales* : par exemple, pour les furoncles qui naissent en arrière du cou, le frottement du col joue un rôle certain et fait pénétrer les microbes au fond des glandes de la peau.

Il faut, d'ailleurs, éviter avec soin de brutaliser celle-ci. Nous connaissons des personnes occupées constamment à tourmenter, à presser de petits boutons d'acné, qui resteraient indolents et inoffensifs, sans ces manœuvres intempestives. Il n'y faut point toucher brutalement, sous peine de transformer en furoncle et en anthrax une simple folliculite. Moins vous congestionnerez, par des massages inconsidérés, ces petites imperfections de la peau, moins vous aurez chance de transformer en infections aiguës et profondes d'insignifiantes pustulettes.

Le traitement général joue, contre les clous, un rôle important. On instituera un régime sévère, non stimulant, dont le lait, les œufs, les purées de légumes et les compotes de fruits feront les frais. Une petite purgation saline ou un grand lavage intestinal constituent aussi des pratiques fort rationnelles, pour lutter contre l'infection de la peau. Lorsqu'il y a des troubles gastro-intestinaux, on se trouvera bien de faire prendre le charbon végétal à haute dose et les cachets antiseptiques *composés*, à base de salol, bétol, benzo-naphtol, menthol, salicylate de bismuth ou de magnésie. J'ai également prescrit avec succès, deux fois par jour, dans un verre d'eau alcaline, une cuillerée à café de la mixture suivante :

Glycérine	200 gr.
Créosote pure de hêtre	10 —
Hyposulfite de soude	15 —

M.

Chez les herpétiques, l'emploi de l'arsenic à faible dose (2 à 3 gouttes de liqueur de Fowler à chaque repas) éloigne sûrement les récidives furonculeuses. Chez les arthritiques, il faut surtout tenir à un régime *rafraîchissant*, éloigner les aliments de haut goût, conserves, salaisons, vin pur, liqueurs, etc., en donnant, comme boisson, de la tisane de pensée sauvage ou de douce-amère, additionnée d'un peu de liqueur de goudron.

On a beaucoup vanté, depuis quelques années, comme traitement général, l'emploi de la levure de bière. C'est, en effet, un remède actif, surtout au point de vue *préventif* ; mais il faut toujours employer la levure fraîche (qui est, de beaucoup, la mieux tolérée par l'estomac), à la dose de

2 ou 3 cuillerées à soupe par jour, délayée dans un peu d'eau ou de bière légère non alcoolisée. Sous l'influence de ce traitement, les furoncles existants diminuent et se cicatrisent ; leur durée est fort abrégée et leurs velléités de récidives restreintes de façon notable. Mais les succès, hélas ! ne sont guère constants et il ne s'agit point d'un remède spécifique. J'ai vu la levure échouer totalement et certaines personnes n'en retirer aucun bénéfice. Mais ce n'est pas une raison pour abandonner un traitement aussi commode qu'inoffensif et bien toléré dans la plupart des cas.

Gastralgie

Douleurs d'estomac

Cachets contre la gastralgie :

Poudre de condurango	0 gr.	30
— de ciguë	0 —	10
— de cannabis	0 —	10
— de Dower	0 —	05

M.

Pour un cachet à prendre avant chaque repas durant 8 à 10 jours. Mouche de Milan au creux de l'estomac.

Purgatif des gastralgiques :

Eau de tilleul	250 gr.
Sirop de nerprun	40 —
Teinture de rhubarbe	20 —
Citrate de magnésie	35 —
Bicarbonate sod	4 —

M. S. A.

A prendre en deux fois, à cinq minutes d'intervalle.

Crampes d'estomac. — Prendre, aux moments des douleurs, dix gouttes du mélange :

Liqueur d'Hoffmann.................... 10 gr.
Teinture de cannabis.................. 8 —
— de jusquiame.................. 5 —
Solanine.............................. 0 — 10
Cocaïne............................... 0 — 25

M.

(Voir *Digestion, Estomac.*)

Gencives

Inflammation des gencives, avec ébranlement des dents. Toucher, matin et soir, avec :

Teinture de pyrèthre..................
— d'iode........................
— de cochléaire..................
Hydraté de chloral....................
} 4 gr.

M.

(Voir *Dents.*)

Gerçures

Pommade contre les gerçures des lèvres :

Cérat sans eau........................ 15 gr.
Onguent styrax........................ 5 —
Salol................................. 1 —
Teinture de tolu...................... XXV gttes

M.

En applications trois à quatre fois par jour (voir mon livre *Hygiène de la Beauté*).

Gerçures (Eczéma fendillé) des lèvres. — Onctions avec :

Beurre de cacao		15 gr.
Vaseline liquide		10 —
Salicylate de bismuth		2 —
Essence de cannelle		X gtt.

M.

Gerçures des mains:

Styrax	ãã	20 gr.
Cold-cream		
Précipité blanc		1 —
Huiles de santal et de bouleau	ãã	X gtt.

M. S. A.

En onctions trois fois par jour. Cette pommade possède l'agréable odeur du cuir de Russie.

Gerçures par le froid:

Vaseline	40 gr.
Extrait de ratanhia	5 —
Acide benzoïque	4 —
Iode métallique	1 —

En onctions matin et soir. Si la peau n'est pas entamée, faire précéder ces onctions de bains tièdes locaux avec 60 grammes de sel ammoniac dissous dans trois litres d'eau bouillie. Le lavage des mains au jus de citron et la suppression des bas de laine (remplacés par ceux de soie ou de coton) sont des précautions qui s'imposent aux personnes sujettes aux engelures. Elles devront, de plus, suivre l'ordonnance indiquée plus haut contre le froid aux pieds.

(Voir *Froid*, *Peau*.)

Glandes, Ganglions

Comme traitement général, il faut donner, simultanément : l'huile de foie de morue iodoformée, l'acide arsénieux et l'hypophosphite de chaux, et conseiller, chaque semaine, un bain sulfureux additionné de cinq kilos de sel.

Contre les glandes du cou. — Matin et soir, massage de cinq minutes avec gros comme une noisette de cette pommade :

Axonge camphrée	40 gr.
Chlorure d'ammonium	10 —
Iodure d'ammonium	5 —
Extrait de ciguë	2 —
Essence de vétiver	1 —

M.

Faire prendre, à l'intérieur, de l'huile de foie de morue et du sirop d'iodure de fer.

Au bout de douze jours de traitement, si l'engorgement persiste, le badigeonner, soir et matin, avec le *collodion iodé* (2 grammes de teinture d'iode pour 30 de collodion) qui exerce une action à la fois résolutive et compressive.

Contre les glandes du sein, je conseille la formule suivante :

Lanoline	40 gr.
Savon de potasse	10 —
Extrait d'ergot	4 —
— de digitale	2 —

Pour frictions comme précédemment.

Engorgements glandulaires. — Onctions, matin et soir, avec :

Lanoline camphrée	40 gr.
Chlorure d'ammonium	2 —
Iodure d'ammonium	2 —
Extrait fluide de ciguë	XXX gtt.

M.

Gourmes

Le lymphatisme est le tempérament habituel de l'enfance. Il se manifeste souvent, à la saison printanière, par les éruptions de gourmes. La gourme, que nous appelons scientifiquement l'*impétigo*, est souvent le premier échelon de la scrofule. Elle se manifeste, de préférence, dans les régions découvertes du corps, principalement à la face, au cuir chevelu, plus rarement aux mains : à la face, c'est le pourtour des lèvres, des orifices du nez, des yeux, des oreilles, qui sont envahis et l'abondance des vaisseaux blancs dans le territoire facial nous explique pourquoi les ganglions se gonflent et se tuméfient si volontiers, sous l'action de l'impétigo.

Appelées aussi vulgairement « feux de dents, croûtes de lait, chapeau, etc. », les gourmes souillent et défigurent les plus jeunes enfants : elles semblent, sève morbide, monter en même temps que débourre la sève végétale. C'est, d'abord, un point rouge de deux millimètres, sur lequel, douze ou quinze heures après, apparaît une petite vésicule à contenu louche, grosse comme un grain de chènevis. Cette vésicule ne tarde pas à se dessécher, sous la forme d'une croûte jaune miel, transparente, qui occupe un espace beaucoup plus grand que la vésicule mère. Si, avant sa chute spontanée, on arrache cette croûte, il s'en forme une nouvelle, beaucoup plus importante. Tombe-t-elle spontanément, l'éruption cesse, laissant après elle une tache rouge, assez longtemps persistante.

L'impétigo ne cause pas de démangeaisons. On le considère, actuellement, comme une éruption microbienne, inoculable et contagieuse, sans fièvre, d'une durée qui varie de quinze jours à plusieurs mois. La peau des enfants, à cause de l'insuffisance de sa couche cornée épidermique (revêtement vernissé protecteur) est, à coup sûr, plus délicate, plus perméable aux microbes, plus prompte aux excoriations et éraillures, causées par le frottement et le grattage. Ce sont conditions favorables aux auto-inoculations : elles nous expliquent ces énormes placards jaune d'or ou jaune verdâtre groupés sur les joues de certains bébés et rarement observés chez les adultes.

Des préjugés d'un autre âge subsistent, assez vivaces, au sujet des prétendus dangers de guérir la gourme. C'est à la vulgarisation de combattre activement ces reliquats de la malpropreté barbare du temps jadis : la lutte contre la crasse, sous toutes ses formes, est la meilleure prophylaxie non seulement des dermatoses, mais d'une foule d'affections microbiennes. Certains parasites bien connus du cuir chevelu constituent, également, une cause excitante au développement des gourmes : le grattage, provoqué par le prurit, fait pénétrer sous la peau les microbes latents que recèle le cuir chevelu. Bien des épidémies de famille ou de pensionnats s'expliquent par ce parasitisme banal. Les indigestions, les excès alimentaires, les fatigues, la fièvre de dentition, provoquent aussi, vers la peau, des poussées congestives capables de se tranformer en impétigo.

Pour prévenir les gourmes, il faut combattre le lymphatisme par les modificateurs médicamenteux les mieux appropriés : suivant l'âge de l'enfant, on prescrira les préparations iodo-tanniques ou iodo-ferrées, le phosphore ou l'arsenic, l'extrait de feuilles de noyer, l'huile de foie de morue. On donnera à l'enfant des bains fréquents, amidonnés, alcalins, salés, sulfureux, gélatineux, selon les cas. On aura soin de nettoyer à fond le cuir chevelu et d'éviter l'imbibition de la peau de la face par les larmes, la salive et surtout les mucosités nasales, dont l'âcre humidité prédispose les bébés aux éruptions. Les lavements fréquents, les purgations douces (au calomel, principalement) et le régime hygiénique, dont je parlerai plus loin, compléteront la prophylaxie de ce mal bénin, en vérité, s'il est convenablement et méthodiquement traité.

Dès que la croûte paraît, il faut la ramollir à l'aide de compresses boriquées tièdes ; puis empêcher son retour par des pansements substitutifs. On a préconisé l'eau d'Alibour, vieille et excellente formule de sulfo-phénate pulvérisations chaudes avec une solution de sulfo-phénate de zinc au 500e, trois fois par jour pendant dix minutes, suivies de poudrage avec : amidon, 15 grammes, dermatol 5 grammes et résorcine 1 gramme, le tout porphyrisé. Je parfais la cure par l'application d'une pommade avec 50 grammes de cérat sans eau, 1 gramme de précipité blanc,

0 gr. 50 d'acide salicylique et dix gouttes d'huile de cade vraie : cette onction, faite matin et soir, régénère la nutrition épidermique et prévient les récidives ou complications. Car, mal soignée ou négligée, la gourme dispose aux infections et purulences : panaris, ophtalmies, otites, coryza chronique, angines, abcès, tuberculoses locales ; certains auteurs ajoutent même la pneumonie, la méningite et la néphrite aux complications ! On voit, parfois, les enfants revêtus d'un véritable masque : c'est ce que les anciens auteurs nommaient l'*impetigo larvalis*.

Je parlais, il n'y a qu'un instant, de la nécessité de veiller, pieusement, sur l'estomac et l'intestin. Il faut, pour bien guérir les gourmes, éviter, en effet, toute suralimentation et surtout toute nourriture intempestive, qui créent les troubles digestifs engorgent le foie, préparent la scrofule et le rachitisme et cuisinent la perturbation nutritive la plus profonde, chez le petit être. Songez que le biberon de lait stérilisé, songez que le sein lui-même de la nourrice ou de la mère, donnés irrégulièrement et sans méthode, sont susceptibles d'engendrer les troubles gastriques les plus sérieux ! Que dire alors, que penser de l'alimentation prématurée ? Mal adaptée à l'âge, en complète désharmonie avec la faiblesse de l'estomac et de l'intestin, elle crée des fermentations intestinales, fautrices de poussées graves vers la peau. C'est un véritable empoisonnement, à reflet tégumentaire.

Il faut donc, sévèrement, régler les tétées, chez le nourrisson ; supprimer du régime des nourrices l'alcool, l'abus des viandes et des mets échauffants, ainsi que les émotions morales. Chez les enfants sevrés, il faut proscrire et condamner, sans appel, toutes les substances suspectes de donner naissance à des toxines ; mollusques, crustacés, poissons, viandes noires, conserves, épices, salaisons, acides, crucifères, crudités, fruits aigres ou éventés, sucreries et pâtisseries, café, thé, chocolat, vin, bière et cidre. Il sera sage de revenir, pour quelque temps au régime lacto-végétarien, avec œufs frais, en donnant, comme boissons, les tisanes de houblon ou de pensée sauvage.

Enfin, un séjour au grand air aidera puissamment au succès définitif de cette cure rationnelle.

Goutte, Gravelle

Solution contre la goutte ancienne :

Eau de fleur d'oranger................	500 gr.
Salicylate de soude......................	25 —
Iodure de sodium......................	15 —
Acide benzoïque.........................	15 —
Alcoolé de graines de colchique....	10 —

M.

Une cuillerée à café tous les matins dans du lait, pendant un an, en interrompant quinze jours tous les deux mois.

Collodion anti-goutteux :

Collodion élastique....................	15 gr.
Éther sulfurique..........................	15 —
Acide salicylique.........................	4 —
Chlorhydrate de morphine...........	1 —

Mêlez.

Application toutes les heures sur le gros orteil atteint de goutte. La douleur cesse bientôt, mais le gonflement persiste, ce qui empêche de redouter la métastase.

Régime des graveleux et des goutteux. — Sobriété alimentaire et boissons aqueuses abondantes. Fuir la bonne chère et les repas copieux, l'abus des aliments azotés (œufs, viandes noires, gibier, poissons de mer, mollusques, crustacés). Manger des viandes blanches, des légumes riches en potasse (pommes de terre, épinards), des fruits bien mûrs, laitage, fromage à la crème, beurre. Les végétaux à éviter sont ceux qui renferment de l'acide oxalique : oseille, tomates, asperges, gingembre, cresson, haricots verts, fruits verts, etc... Boire du vin blanc léger coupé d'eau non calcaire ou de tisane de genêts ou de barbe de maïs. L'usage du cidre est parfois suivi d'heureux résultats.

Grippe ou Influenza

Elle vous immobilise brutalement, par un empoisonnement infectieux rapide. La nuit est agitée et sans sommeil, le mal de tête pénible ; au réveil apparaissent, avec les frissons et la fièvre, un peu de rhume de cerveau et de toux, parfois des vomissements et de la constipation. Et voilà la grippe installée.

La grande mortalité des épidémies dernières a été surtout fournie par les débiles, les phtisiques, les cardiaques, les vieillards, accélérés vers l'issue fatale par l'influenza. Voilà pourquoi la statistique des décès, durant les semaines qui suivent la grippe, est toujours si faible : tous les sujets tarés, toutes les non-valeurs vitales ont disparu prématurément.

Les temps froids, humides et orageux, le surmenage, l'alcoolisme, le diabète, prédisposent aux formes pulmonaires graves de l'influenza, et notamment à la pneumonie infectieuse, trop souvent mortelle. Alors, la toux devient pénible, quinteuse et congestive, par suite de la turgescence inflammatoire des bronches ; la prostration fébrile est très marquée ; la langue revêt une teinte opaline d'un blanc bleuté (langue porcelainée), le malaise céphalique est des plus violents et l'impotence fonctionnelle se généralise.

Il faut se méfier de la grippe et ne jamais la traiter par le mépris, en quantité négligeable. C'est comme on l'a dit, une maladie à rechutes, à reprises et à surprises. Ses complications envahissent volontiers les points faibles de l'économie et les organes de moindre résistance, variables selon les sujets. Mais il faut savoir qu'il existe des formes d'influenza extrêmement toxiques, frappant d'emblée les poumons, le cœur, les reins, les méninges et emportant les malades en quelques jours, comme par une sorte d'infection putride suraiguë.

Aux manifestations grippales, survit une dépression nerveuse caractéristique ; telle est, en quelque sorte, la signature de l'influenza. Aussi, faut-il recourir, dès le début, aux agents qui soutiennent la vitalité, agents dont les prototypes sont, par ordre d'importance, la quinine, la strychnine et la caféine. Pour nourrir le malade, ouvrir le rein et éliminer les toxines, on institue le régime lacté. Pour faciliter la bienfaisante transpiration, on donne la tisane chaude de jaborandi, additionnée d'acétate d'ammoniaque. Tels sont les principes du traitement rationnel. Le séjour au lit ou à la chambre, dans une atmosphère douce, et les bains de pieds sinapisés (si la gorge est prise d'amygdalite, ce qui n'est pas rare) s'imposent, dès le début des accidents grippaux.

Lorsque la toux persiste, l'alcoolature d'aconit dissipera l'état congestif des bronches. Je donne cet excellent remède à la dose de dix gouttes, matin et soir, dans une tasse de tisane chaude de violettes, sucrée avec du sirop de laurier-cerise. Si la bronchite résiste, j'ajoute, trois fois par jour, un cachet composé de 30 centigrammes de thiocol, 1 gramme de benzoate de soude et 10 centigrammes de poudre d'ergot de seigle. Pour empêcher la toux nocturne et concilier le sommeil, j'ajoute, le soir, un paquet avec 0,50 de poudre de Dower et 0,10 de poudre de datura. Quant au coryza concomitant, il se guérit par les poudres et pommades à base de menthol, dermatol et cocaïne.

La grosse affaire, dans tout traitement des bronches, c'est de hâter la transformation de la période dite de « crudité » (toux sèche) en période de « coction » (toux grasse).

Aussi, faut-il éviter de donner les balsamiques au début des bronchites ; ils accentuent la sécheresse, l'irritation, la congestion des voies aériennes. A la période d'expectoration, j'accorde mes préférences justifiées à la terpine, prescrite à la dose de 1 à 2 grammes par jour, dans du sirop de goudron ou de tolu.

Lorsque c'est l'empoisonnement grippal qui domine, on se bornera à donner la quinine et la caféine (0,25 de chacun, deux à trois fois par jour, en un cachet). C'est là le meilleur antidote pour restituer l'énergie physique et morale et relever le cœur affaissé. Jusqu'à rétablissement total de l'appétit, il faut, en outre, soutenir les forces au moyen du lait, des bouillons et jus de viande, du champagne, des œufs à la coque, du lait de poule, du vin de quinquina et des grogs au vieux kirsch et aux fleurs pectorales. On nettoiera fréquemment la langue avec la glycérine boratée et mentholée, afin de ressusciter l'appétence par la suppression des enduits buccaux qui oblitèrent les papilles gustatives.

Il est bon de bien connaître tous ces détails : car les bronchites grippales sont traîtresses et interminables, présentant de faciles récidives et de graves complications. Si l'oppression s'accentue violente, le vomitif devient indispensable, ainsi que les ventouses et les vésicatoires. C'est surtout aux âges extrêmes de la vie, chez l'enfant, dont le poumon et très congestible, et chez le vieillard, dont le cœur est souvent anormal, qu'il faut redouter les pneumonies inflammatoires et savoir les prévenir à temps

Les lavages chauds phéniqués de la bouche et du nez diminuent sûrement la gravité des symptômes bronchiques. On les suppose aussi doués d'une certaine vertu préventive à laquelle je ne me fierais guère. Je préfère conseiller, en temps d'épidémie grippale, comme prophylaxie, d'éviter toute fatigue physique et tout surmenage mental. Le meilleur moyen de résister à l'infection n'est-il pas de conserver prudemment toutes ses forces ? Pour ma part, j'ai toujours été frappé du grave tribut payé à l'influenza par les mondains et mondaines, qui font de la nuit le jour et transforment l'hiver en une longue veillée.

Formules contre la Grippe ou l'Influenza

Potion contre la grippe :

Sirop de codéine	} àà	100 gr.
— de quinquina	}	
Bromure d'ammonium		4 —
Gomme ammoniaque		2 —
Alcoolat. de racines d'aconit		1 —

M. S. A.

Par cuillerées à soupe toutes les deux heures.

Forme nerveuse de l'influenza:

Poudre d'ignatia	ââ	2 gr.
— d'antipyrine		
Acide salicylique	ââ	1 —
Sulfate de quinine		
Poudre de Dower		1 — 50

M. S. A. et divisez en 16 cachets.

Quatre par jour. Avant chaque repas, prendre simulnément, un granule de quassine cristallisée à 5 milligrammes et un granule d'arséniate de strychnine à 2 milligrammes.

Matin et soir, l'un des paquets suivants :

Poudre de Dower	ââ	0 gr. 10
Acide salicylique		
— benzoïque		
Chlorhydrate de quinine		
Phénacétine		

M. S. A.

Repos à la chambre, bains de pieds sinapisés, frictions sur la poitrine avec l'essence de pin.

Grippe du ventre

La grippe ne limite point ses méfaits aux seules voies respiratoires. Elle atteint aussi, plus ou moins profondément, le système nerveux et l'appareil digestif. En ce moment, la grippe intestinale est assez fréquemment signalée sur plusieurs points de la France. Volontiers elle est confondue avec la fièvre typhoïde, dont elle ne se distingue que malaisément.

L'influenza intestinale se caractérise par une diarrhée brusque et abondante, accompagnée de violentes coliques et du cortège de malaises, faiblesse, abattement et prostration nerveuse qui caractérise l'empoisonnement grippal. Il n'est pas rare d'avoir à déplorer les irrégularités circulatoires, l'insomnie invincible. Les selles sont muqueuses, bilieuses et sanguinolentes et les urines renferment souvent de l'albumine. Parfois, les allures de l'entérite rappellent absolument celles de la fièvre typhoïde, par la douleur et les gargouillements de la fosse iliaque droite, la stupeur générale, les saignements de nez.

La forme gastrique de la grippe se traduit par un embarras d'estomac plus ou moins prononcé, avec nausées et vomissements, langue sale, d'un blanc jaunâtre avec bords et pointes rouges, sécheresse de la bouche, éructations fétides, dégoût des aliments. C'est toujours la perte des forces, le brisement des membres, la courbature générale qui dominent la scène morbide. Cet état de dépression physico-mentale, hors de proportion avec la faible gravité des symptômes, doit faire soupçonner l'influenza localisée sur l'estomac. Le ballonnement, souvent considérable, entraîne des points douloureux sous-costaux des plus pénibles, parfois avec sensations de brûlures ou de crampes au creux de l'estomac. Les urines sont rares ; le foie est souvent augmenté de volume et sensible à la pression. Habituellement, l'intolérance gastrique est à son comble et le malade rejette tous les aliments et boissons.

J'ai observé, dans ces derniers temps, quatre cas de violents catarrhes d'estomac et d'intestin, qui ne pouvaient être attribués qu'à l'influenza. Si le choléra avait sévi, ces cas offraient littéralement tous les symptômes du fléau asiatique : incessants vomissements, se continuant, à vide, avec des efforts très pénibles et des crampes extrêmement douloureuses ; de violentes coliques, une diarrhée profuse et une soif ardente, d'autant plus terrible qu'elle est impossible à satisfaire, aucune boisson ne pouvant être conservée. Dans deux cas, j'ai constaté le refroidissement des extrémités, la contraction des traits, le hoquet, l'algidité. Il faut être prévenu que l'issue de semblables symptômes peut être fatale, si l'on néglige d'instituer un traitement énergique, notamment de renouveler le sang par les lavements aqueux abondants et les fréquentes injections de sérum artificiel sous la peau.

La grippe abdominale se traite, dès le début, par une purgation avec 20 centigrammes de calomel, le repos au lit, l'enveloppement ouaté de l'abdomen, après friction préalable avec l'huile de camomille camphrée et opiacée. Je donne ensuite, trois fois par jour, une pilule avec 0,15 de tannin, 5 milligr. de morphine et 1 centigr. d'extrait de chanvre indien. Dans l'intervalle, je fais prendre, par cuillerées, contre la diarrhée, une potion au cachou et à la menthe.

Comme aliments, je conseille de s'en tenir au lait et aux potages légers, aux œufs à peine cuits, aux crèmes renversées, aux grogs à base de tisane de riz gommé ou bien de macération froide de guarana, sucrée au sirop de coings. Matin et soir, je fais frictionner les quatre membres avec l'alcool camphré chaud. S'il y a des vomissements, ils sont fort bien calmés par l'eau mentholée glacée ou l'eau chloroformée.

Dans les cas graves cités plus haut, j'ai pu arrêter une diarrhée désespérante, par le moyen de lavements avec 300 grammes de tisane d'ipécacuanha et deux cuillerées à soupe de levure fraîche de bière. J'ai eu recours, également avec succès, aux courants continus sur l'abdomen, dont l'influence bienfaitrice a certainement précipité la convalescence.

Dans la forme purement « gastrique » de l'influenza, après un vomitif énergique, je conseille les cachets composés de quinine, rhubarbe, fleur de soufre et bioxyde de manganèse, 15 centigr. de chacun (trois fois par jour). Un massage modéré de l'estomac calmera la sensibilité de l'organe et rétablira la normalité de ses contractions et sécrétions. Lorsque l'innervation gastrique est troublée par l'infection grippale, au point d'amener des nausées persistantes et des vomissements incoercibles, on fera bien de remplacer les précédents cachets par les préparations de strychnine (noix vomique, gouttes amères, etc.) qui stimuleront la tonicité de l'estomac. Dès que les vomissements seront arrêtés, on fera prendre les tisanes amères ou aromatiques (gentiane, cascarine, colombo, écorce d'orange, germandrée, centaurée, quassia et *tutti quanti*) qui continueront à secouer l'estomac toujours languissant et à exciter le système nerveux déprimé.

Dans la forme catarrhale de l'estomac et de l'intestin, sous laquelle se manifeste fréquemment l'influenza, même pulmonaire, les sudorifiques très énergiques réussissent, dès le début, à enrayer les symptômes les plus alarmants et, notamment, à calmer très vite l'intolérance gastrique, aussi pénible pour le malade que pour le médecin. Lorsque les enveloppements chauds sont insuffisants, on pratiquera des injections de pilocarpine et des frictions stimulantes généralisées, comme dans le traitement du choléra-morbus.

Pendant la convalescence, il sera sage de continuer, longuement, l'usage des ferments digestifs acides (acide chlorhydrique ou mieux lactique), afin de fouetter l'atonie digestive. J'ai vu souvent un changement de milieu, une cure thermale, réaliser des guérisons que la médication la plus savante avait été impuissante à ob[illegible] Mais il faut avoir soin de libeller aux victimes de l'influenza un régime sévère et de les mettre en garde contre les écarts d'alimentation. Le grippé de l'abdomen demeure longtemps un valétudinaire, un « fatigué », chez lequel l'état morbide semble seulement sommeiller. C'est au point qu'il me vient encore, actuellement, dans mon cabinet, des clients dyspeptiques qui font nettement remonter leurs malaises à la grande épidémie de 1889. C'est que la grippe a, sur l'estomac et l'intestin, des conséquences ultérieures analogues à celles du choléra ou de la typhoïde : une extrême susceptibilité de ces organes, une pathologie abdominale réfractaire aux meilleurs traitements et rebelle même à l'action du temps, qui semble plutôt aggraver certains symptômes.

Haleine fétide

Traitement

Saccharine	1 gr.
Bicarbonate sodique..........................	1 —
Acide salicylique..............................	4 —
Alcool pur..	200 —

Quelques gouttes dans un verre d'eau pour gargariser.

Ou bien : gargarisme avec une infusion de feuilles de sauge ou une décoction de feuilles de camomille additionnée de 5 % d'eau de chlore, édulcorée avec 10 % de glycérine et aromatisée à l'aide de quelques gouttes de teinture de myrrhe ou de lavande.

Ou bien encore : gargarisme avec une solution faible de permanganate de potassium.

Le traitement de l'haleine fétide est toujours fort délicat à instituer, parce qu'il faut, tout d'abord, savoir en reconnaître la cause. Nous recommandons à cet égard notre ouvrage : *Les Odeurs du corps humain* (causes et traitements) qui renferme, sur la question de l'haleine, les détails les plus circonstanciés et les plus pratiques.

Haricots

Le haricot vert est un aliment léger, agréable et de facile digestion lorsqu'il est bien tendre.

Le haricot sec est beaucoup plus nourrissant, mais assez indigeste lorsqu'on ne laisse pas ses cosses sur le tamis : cette petite opération supprime tous inconvénients au point de vue de la flatulence.

Le flageolet nouveau tient le milieu, comme digestibilité et pouvoir nutritif, entre le haricot vert et le haricot sec.

Pour conserver les haricots verts. — Après avoir épluché les haricots, faites-les blanchir, rafraîchissez-les, égouttez-les dans un linge, mettez-les dans un pot, pressez-les sans trop les écraser, versez dessus une saumure, puis un peu de beurre clarifié, et enfermez-les hermétiquement. Lorsque vous voudrez vous en servir, vous les mettrez dégorger dans l'eau froide ou tiède et vous les ferez cuire ensuite à l'eau bouillante.

Harmonie faciale

La beauté réside, en majeure partie, dans l'harmonie des traits de la face. Nombreux sont les états morbides qui détruisent ou compromettent cette harmonie. Il y a d'abord ceux qui concernent les yeux. Le *strabisme* (action de loucher) est, parmi les malformations oculaires corrigibles, l'une des plus communes. Il remonte fréquemment à l'enfance. On voit certaines personnes loucher d'une manière intermittente, à la suite de peur ou de colère... Souvent aussi, l'hérédité nerveuse, la dégénérescence, l'hystérie, la danse de Saint-Guy, jouent leur rôle marqué pour la production du strabisme.

Le traitement *optique*, c'est-à-dire purement médical, de cette difformité (par les lunettes, les collyres) ne réussit guère que chez les enfants peu âgés. Il est donc indispensable d'avoir recours aux interventions chirurgicales, c'est-à-dire aux sections des tendons oculaires. Ce sont là opérations fort délicates et d'un usage difficile, si j'ose m'exprimer ainsi : les résultats pleinement heureux dépendent du tact et de l'habileté de l'opérateur. La « ténotomie » doit, d'ailleurs, être toujours suivie d'exercices destinés à rétablir la vision égale dans les deux yeux et à corriger les anomalies d'acuité de l'œil anormal. C'est l'exercice du *stéréoscope* qui est alors le plus recommandable : par lui, on ne tarde guère à atteindre pleinement le but esthétique, au moyen d'une correction absolue et définitive de l'infirmité.

Lorsqu'il s'agit de strabisme *divergent*, l'état général a une influence encore plus grande. Le plus souvent, il s'agit de jeunes garçons ou de jeunes filles débilités par un travail excessif, une croissance trop hâtive, des maladies infectieuses (fièvre typhoïde) ou certaines dégénérescences héréditaires. Cela n'empêche pas que, dans cette forme de strabisme, le traitement chirurgical bien appliqué n'offre souvent les résultats les plus complets et les plus rapides.

(Voir *Nez*.)

Herpès

L'*herpès* est caractérisé par des groupes de petites vésicules reposant sur un fond légèrement tuméfié, rouge, congestionné. C'est une éruption essentiellement passagère, d'une durée de huit à dix jours au plus, mais offrant aux récidives une certaine tendance. Il ne laisse pas de cicatrices, sauf lorsqu'il s'agit du *zona*, variété d'herpès assez particulière.

Les causes des éruptions herpétiques sont presque toujours générales. Qui n'a eu, aux lèvres, à l'occasion d'un accès de fièvre, un petit bouton ? Ce bouton « de fièvre » est l'herpès. Il se plaît volontiers aux orifices des muqueuses, où sa sérosité poisseuse revêt bientôt un aspect concrété et croûteux. La grippe, la pneumonie, l'embarras gastrique fébrile, etc., se jugent et se terminent fréquemment par l'herpès. Il existe même des *stomatites* (éruptions buccales) et des angines, caractérisées par des vésicules herpétiques. Leur aspect blanchâtre, sur les amygdales rouges, fait parfois confondre avec l'angine couenneuse l'angine herpétique : on l'appelle même, pour cette raison, *diphtérie bénigne* ou angine diphtéroïde.

Il existe une variété d'herpès très commune chez la femme : c'est celle qui apparaît, périodiquement, chaque mois, à certaines époques et se plaît à récidiver sur les mêmes points du corps. On peut prévenir ces récidives par des lotions locales avec l'alcool naphtolé et mentholé à 5 %, les douches froides, un traitement tonique arsénico-phosphaté général.

Contre les éruptions elles-mêmes, si la peau est sèche, on fera des onctions avec le glycérolé d'amidon boriqué ; dans le cas contraire, on lotionnera légèrement à l'eau phéniquée, pour poudrer ensuite avec un mélange d'amidon et de tannin, à parties égales. Contre l'angine herpétique, prenez, à l'intérieur, des cachets de salol et de quinine : pratiquez les pulvérisations avec une solution concentrée de chlorate de potasse et quelques attouchements au jus de citron légèrement phéniqué.

On éloigne les récidives de l'herpès en évitant les écarts du régime, en combattant l'état nerveux concomitant par la vie en plein air, les cures de montagne, l'hydrothérapie, les tisanes de gentiane, houblon, bardane, fumeterre, douce-amère, etc., prises en mangeant ; la sobriété générale, l'abstinence d'alcool, de bouillon, de café, de salaisons, crustacés, coquillages, poissons de mer, tarte aux fruits, sarrasin, fromages fermentés, épices, acides, noix, etc. Il est bon aussi de prendre, tous les deux matins, une cuiller à café d'une poudre laxative et diurétique ainsi combinée :

Phosphate n. de soude	120 gr.
Lactose	50 —
Benzoate de soude	15 —
Carbonate de lithine	8 —

M.

Certains herpès de la langue et des lèvres sont dus au contact local d'aliments irritants : le tabac, les noix, les liqueurs, le poivre et d'autres condiments agissent ainsi chez les prédisposés. La jeunesse (ce défaut, hélas ! si curable) constitue une sérieuse prédisposition à l'herpès des muqueuses, qui est, à mon avis, exceptionnel après trente-cinq ans. On peut faire avorter les vésicules par quelques attouchements au sulfate de zinc ou au nitrate d'argent mitigé, — attouchements que l'on fait précéder, chez les pusillanimes, d'un badigeonnage anesthésique à la cocaïne. Il faut aussi soigner l'estomac des jeunes gens et des jeunes filles et ne pas trop les laisser s'écarter du régime lacto-végétarien, rafraîchissant et laxatif, avec viandes tendres bien cuites et légumes frais en purées, comme base de l'alimentation journalière.

Pour les personnes prédisposées à l'herpès buccal et aux angines, je recommande, matin et soir, un gargarisme avec un verre d'infusion chaude de camomille, additionné d'une cuiller à café du mélange suivant, très antiseptique et n'ayant rien de désagréable :

Glycérine à 30°	250 gr.
Résorcine	20 —
Teinture de roses de Provins	30 —
Menthol	10 —
Saccharine	2 —

M.

Régime des herpétiques. — Tous les deux matins, une cuiller à café de phosphate de soude, au réveil, dans une tasse de tisane de douce-amère. Avant chaque repas, quatre gouttes de liqueur de Fowler. Aux repas, sobriété, abstinence d'alcool, d'acides, de café, de bouillon, de salaisons, homard, huîtres, moules, crustacés, coquillages, poisson de mer, tarte aux fruits, fromages fermentés, épices, salades, noix. Manger des viandes blanches bien cuites et des légumes verts. Boire une bière bien houblonnée. Vivre au grand air : faire, en été, une cure d'eaux sulfureuses. Eviter la flanelle, les fatigues, les veilles, les préoccupations (pour détails, voir mon livre *Hygiène et traitement des maladies de la peau*).

Hiver

Hygiène

En hiver, l'alimentation doit être plus forte et plus excitante qu'en été, afin de nous permettre de lutter, efficacement, contre la déperdition incessante de notre chaleur animale. Dans nos climats, le froid est bien moins à redouter, du reste, que ne l'est l'humidité ; cette dernière compte surtout à son actif les affections grippales et rhumatoïdes, les rhumes, angines, croups, douleurs musculo-articulaires, etc., dont le cortège se précipite, sans pitié, sur les individus débiles, et accélère la marche de ceux-ci du côté des maladies chroniques irrémédiables. Une autre affection saisonnière, moins grave peut-être, mais douloureuse et agaçante à l'excès, c'est la *névralgie*, soit qu'elle siège au crâne et à la face, soit qu'elle occupe les espaces intercostaux et les côtés du bas-ventre, ce qui est plus fréquent dans le sexe féminin.

Les oscillations thermo-météoriques des hivers français sont assez capricieuses, depuis un certain laps d'années, pour légitimer le régime de laine et l'endurcissement cutané du *tub*, assez à la mode dans notre clientèle éclairée. C'est surtout le soir, à la sortie du théâtre ou du bal, qu'il faut craindre ce passage brusque d'un milieu surchauffé à un milieu froid, humide et venteux. Gare aux manifestations fluxionnaires du côté de la gorge, des poumons et même des dents ! Nous disons *des dents*, parce que nous pensons que le rôle chimique de la salive dans la production des altérations dentaires a été singulièrement élargi et exagéré, à notre époque. On ne saurait pourtant méconnaître les prédispositions rhumatismales de la bouche : l'alvéole n'est-elle pas une sorte d'articulation ?

La saison d'hiver est surtout fatale aux personnes dont la vitalité est déchue ou amoindrie. Elle est plus redoutable par ses oscillations et son humidité que par l'abaissement proprement dit de la température.

Huîtres

Les médecins anglo-américains, ces grands empêcheurs devant l'hygiène, accusent fortement l'huître de propager la fièvre typhoïde. Cela est possible pour ces pays d'Outre-Manche et d'outre-mer, où l'on a l'habitude de dessaler les huîtres en les trempant dans l'eau douce avant de les livrer à la consommation. Les germes de la fièvre typhoïde ne vivant point dans l'eau de mer, nous ne saurions donc point redouter les huîtres qui nous sont directement expédiées des parcs français.

L'huître portugaise (qui n'est pas une huître, mais une gryphée) est la plus riche en principes phosphorés et, par conséquent, la plus utile contre l'épuisement du système nerveux. Tant pis pour les gourmets !

On sait que l'ancienne médecine prescrivait volontiers l'emploi de la poudre d'écailles d'huîtres dans le rachitisme, le goître, la scrofule, la phtisie. Les modernes analyses de MM. Chatin et Müntz prouvent que l'on peut rencontrer des médications moins actives : outre, en effet, les carbonates, les phosphates et les chlorures, la coquille d'huître contient de l'iode, du brome et du fluor, à doses absolument médicinales. Rien d'étonnant qu'elle soit, dans ces conditions, recherchée comme engrais par bon nombre d'agriculteurs avisés.

Hygiène

Son rôle

L'hygiène veille sur la graine humaine et peut modifier l'hérédité morbide dans le sens le plus favorable. Nous naissons tous avec certaines prédispositions morbides, certaines aptitudes contraires à la santé. Mais ces prédispositions, pour éclore, ces aptitudes, pour se développer, demandent un terrain favorable, un milieu ambiant conforme au pouvoir immanent des germes de maladies et de mort. Exemple : il est bien certain qu'un enfant issu de parents phtisiques peut, jusqu'à un certain point, échapper aux manifestations de ce mal redoutable, s'il est placé à l'abri de tout milieu microbien, tenu dans une chaude atmosphère de soins hygiéniques, précis et intelligents : la débilité héréditaire peut, en d'autres termes, se transformer en une robuste constitution, si le sujet est soumis à de saines habitudes alimentaires, plongé dans un climat salubre, maintenu à l'abri de tout ce qui peut ruiner la nutrition et détériorer la santé générale *minoris resistentiæ.*

Dès l'âge le plus tendre, la science sanitaire nous enseigne les ménagements que demandent notre système nutritif et notre appareil nerveux. Elle nous indique la nécessité d'un air pur, l'aliment de la vie et le meilleur remède préventif des rhumes, catarrhes, bronchites, qui mènent si communément aux affections de la poitrine les plus irrémédiables.

Elle nous apprend d'éviter le froid aux pieds, les courants d'air, la chaleur du cou, afin d'échapper aux fluxions de poitrine, pleurésies et pneumonies, qui préparent si bien à la tuberculose une proie facile. Voilà qui vaut mieux, croyons-nous, que tous les remèdes virulents, plus ou moins aléatoires que les Koch et les Pasteur menacent de nous injecter, par la canule de la seringue de Pravaz. Si tous les jeunes sujets à poitrine faible étaient, de bonne heure, soumis à la vie en plein air, aux ablutions froides, aux frictions et à un régime alimentaire très fortifiant, on n'aurait plus [illegible], dans l'âge adulte, à déplorer de ces phtisies, qui seraient, pour ainsi dire, modifiées avant d'éclore.

« Tel air, tel sang ; tel sang, telle santé », dit un proverbe arabe, bien des fois invoqué. Rien n'est plus juste ; et rien de plus certain que la nécessité d'un air vif et doux, sec et élevé, pour modifier les tempéraments lymphatiques, maladifs, candidatures inéluctables à toutes maladies.

L'air confiné et vicié des centres urbains n'est pas seulement malsain parce qu'il est irrespirable, mais encore parce qu'il contient des germes putrides et toxiques, qui empoisonnent lentement, mais sûrement, les sujets les mieux doués par la santé congénitale. Ils deviennent ainsi aisément anémiques, scrofuleux, dyspeptiques, sous l'influence homicide de la privation d'oxygène et de la pénétration des matières organiques, provenant de respirations concomitantes ou antérieures. C'est ce qui faisait dire au misanthropique, mais clairvoyant Jean-Jacques Rousseau : « L'haleine de l'homme est un poison pour son semblable. » Aujourd'hui surtout, cette phrase est d'une vérité saisissante, parce que nous savons le rôle léthifère, indéniable, que jouent, dans l'atmosphère, les poussières animées, microbes et bactéries pathogènes, et la nécessité, pour tous les malades, ainsi que pour ceux qui sont marqués d'avance par une faiblesse morbigène, la nécessité, dis-je, d'un air pur, ou tout au moins purifié par des moyens physico-chimiques efficaces.

Incendies

Beaucoup d'incendies commencent par un feu de cheminée, qu'il est bon, par conséquent, de savoir éteindre.

Contre les feux de cheminée. — Le meilleur procédé est celui adopté depuis plusieurs années par les pompiers de Paris. Il consiste à verser, dans un petit récipient en terre ou mieux en fer, un peu de sulfure de carbone : en général, deux décilitres suffisent. On y met le feu, et il se dégage aussitôt un volume considérable d'acide sulfureux et d'acide carbonique qui étouffe presque toujours l'incendie en quelques minutes.

Une seule précaution est à prendre quand on l'introduit dans la cheminée : il faut le verser dans le récipient en dehors de la cheminée, à l'aide d'une pelle, pincette, etc., afin de ne pas avoir la main brûlée, si, comme la chose arrive parfois, l'intérieur de la cheminée est assez chaud pour que le liquide s'enflamme spontanément.

Enfin, on ne doit pas baisser complètement la plaque de la cheminée. Le règlement des pompiers de Paris prescrit de baisser la plaque jusqu'à dix ou douze centimètres du sol.

Insolation ou coup de chaleur

Placer le malade au frais ; lotion à l'eau fraîche sur le visage ; décubitus horizontal, le sujet étant dépouillé de ses vêtements : sinapismes promenés sur les membres ; parfois, saignée ou glace sur la tête ; lavements purgatifs.

A l'intérieur, café alcoolisé.

Insomnie

Voyage, distractions, éviter travaux intellectuels exagérés ; boire des vins généreux ; coucher dans une chambre fraîche et très obscure; boire un verre de bière ou un grog froid en se couchant. Hydrothérapie. Frictions.

Insomnie sénile (Dana) :

Extrait de fleurs de cannabis......	VI gtt.
Codéine..	0 gr. 01

M. S. A.

A prendre en se couchant.

Donner aussi le sirop de chloroforme, l'hydrate de chloral en lavements, les gouttes de teinture de piscidia (quarante).

Combattre les troubles digestifs et ceux du cœur, les états passionnels. Eviter les repas trop copieux du soir, le thé, le café, la lumière, la température élevée des appartements, la surcharge des couvertures.

Insomnie et énervement par surmenage mondain. — Exercice au grand air pendant la journée ; repas chez soi excessivement sobres (composés surtout d'œufs, de laitages, de volaille, de salades cuites). En se couchant, prendre, dans un peu d'eau, une cuillerée à soupe de :

Sirop de quinquina....................	200 gr.
Bromure de strontium..................	15 —
Extrait de jusquiame..................	0 — 20
— de cannabis....................	0 — 10

Eviter le café, le thé, le vin pur et les liqueurs.

Jeune fille

Hygiène

Il faut éviter à la jeune fille le désœuvrement, comme le surmenage intellectuel; la prévenir des périls de la sédentarité ; lui recommander la vie au grand air, qui épanouit ses poumons ; lui équilibrer sans cesse le moral (surtout s'il y a suspicion d'hérédité nerveuse), en l'environnant d'une atmosphère calme et paisible, en lui épargnant toutes excitations mentales ou passionnelles.

Le vêtement doit être simple, pour rester gracieux ; il doit être, à la fois, léger et chaud, laissant pleine liberté d'expansion au ventre et à la poitrine. Je reviendrai, tout à l'heure, sur l'éternelle question du corset, qui demande un certain développement.

Se coucher et se lever de bonne heure ; dormir sur un lit à matelas dur (excellente méthode pour éviter les déviations de la colonne vertébrale) ; respecter l'estomac, souvent sensible ; supprimer les gâteaux et les bonbons pris en dehors des repas ; adopter une nourriture frugale, légère et laxative (viandes blanches, légumes verts et pain de ménage), éviter les condiments, le vin pur, le café, le thé, les liqueurs : voilà d'excellents préceptes à suivre, et pas seulement pour les jeunes filles !

On entretiendra la netteté parfaite de la peau par des bains alcalins et savonneux (300 grammes de carbonate ou de borate de soude, 40 à 60 grammes de savon noir), pris *au moins une fois par semaine.*

Les mains seront lavées plusieurs fois par jour et les pieds journellement, ces derniers avec de *l'eau à peine tiède*, sûr moyen d'éviter la sensibilité de ces extrémités au froid. Le froid aux pieds et aux mains doit surtout être soigneusement évité à certaines époques du mois, ainsi que les émotions et les fatigues, qui peuvent avoir, sur la régularité de la *formation*, l'influence la plus néfaste. Je conseille, à cet égard, la propreté méticuleuse du linge intime, avec les lotions extérieures un peu chaudes : c'est l'*A b c* de l'hygiène élémentaire, mais encore assez souvent méconnue, hélas ! pour nécessiter de fréquentes redites !

L'excitabilité du système nerveux sera combattue et la circulation régularisée par les *jeux en plein air*, les sports féminins gracieux, les frictions fréquentes au gant de flanelle et à l'eau de Cologne, les ablutions froides du *tub*, en été, les bains salés (3 à 4 kilos de sel) en hiver. On encouragera toujours les distractions saines, engendrant la joie et la gaieté, *ces grandes forces vitales:* l'on s'efforcera de diversifier et d'entremêler, à des doses physiologiques, les distractions intellectuelles, les exercices physiques et le travail manuel et cérébral. L'art de l'éducation est là.

La chevelure devra *vivre*, autant que possible, dénouée à l'air et au soleil, *ce grand doreur de têtes*, comme le dit le poète anglais. Deux fois par semaine, on nettoiera le cuir chevelu avec une décoction de bois de Panama additionnée de quelques cristaux de sel ammoniac. Tous les jours, on lubréfiera la chevelure, en la coiffant au gros peigne et à la brosse, avec quelques gouttes d'une brillantine ainsi composée :

Alcoolé de romarin	150 gr.
Pétro-vaseline liquide	25 —
Essence de cannelle Ceylan	2 —
Teinture de capsicum	3 —

On doit aussi surveiller la dentition, au point de vue de la bonne nutrition des dents et de leur implantation régulière, afin de prévenir à temps des caries commençantes et certains accidents dus aux dents de sagesse. Prévenir vaut toujours mieux que guérir.

Il faut sans cesse surveiller les courbures de la taille, chez les jeunes filles : elles sont assez fréquentes, vers l'âge de quatorze ans, sous l'action des postures vicieuses de l'école. La vie au grand air, la gymnastique, les corsets orthopédiques bien compris et parfois l'électricité, donnent, entre des mains intelligentes, une sécurité presque absolue pour la guérison complète. Il faut continuellement faire la guerre aux attitudes vicieuses, aux positions hanchées, à la station assise unifessière, qui favorisent les incurvations de la colonne vertébrale. Lorsque la mère s'aperçoit que sa fille n'est plus droite, il n'est déjà plus temps d'espérer le redressement par l'effort de la volonté : la mauvaise tenue a abouti au relâchement musculaire, aux inégalités de développement, aux torsions des vertèbres : de là, troubles graves dans la charpente osseuse de la poitrine et du bassin ; mauvaise allure et disgrâce dans les mouvements..., sans parler des conséquences ultérieures, à l'époque critique de la maternité...

Quelles sont les qualités d'un bon corset habillé? Il doit éviter les compressions et être assez élastique pour donner toute liberté aux organes et suivre tous les mouvements. Tout en étant moulé, en quelque sorte, sur le corps, il ne doit causer ni bain de vapeur local, ni prurit, ni irritation de l'épiderme froissé. Il doit rester expansible, tout en maintenant les divers organes dans leurs rapports normaux, par une pression raisonnée et méthodique, qui supplée à l'insuffisance des sangles musculaires naturelles de la jeune fille. Considéré comme un soutien incapable de refouler ou de déplacer l'estomac, les reins ni le foie, le corset est une pièce vestimentaire rationnelle et même *indispensable.* Il ne faut pas lui demander la taille de guêpe, mais une contention, normale et souple, des formes physiologiques dont vous êtes gratifiées. Cuvier, voulant empêcher une de ses nièces de se serrer, lui fit voir, un jour, une superbe fleur dans une serre. Le lendemain, il lui montra la même fleur dépérissant et moribonde. Comme la jeune fille demandait la cause de cet étiolement, Cuvier décela alors un fil qui la serrait à la tige, en lui disant : « Vos charmes auront le sort de cette fleur, si vous ne renoncez à vous couper en deux par le corset, ce qui nuit autant à votre santé qu'à votre grâce naturelle ! »

Pour terminer, je veux dire un mot de cette opération esthétique, un peu barbare, du percement des oreilles. Il ne faut pas la pratiquer avant cinq ou six ans, si l'on veut éviter le déchirement des lobules courts et faibles. On s'abstiendra complètement, chez les enfants disposés à la gourme et à l'eczéma. Il est indispensable, du reste, de suivre absolument les règles de l'antisepsie, sous peine de produire les accidents de suppuration : les clous, les abcès, l'érysipèle même, ne sont point rares, dans la littérature médicale, à la suite d'oreilles percées contre les règles de l'art. Dans quelques cas, le lobule se fend complètement et fournit deux languettes extrêmement disgracieuses à voir.

Il est bon aussi de se mettre en garde contre les boucles d'oreilles achetées d'occasion ou reçues en héritage : on aura soin de les désinfecter toujours sérieusement en les faisant bouillir avant de s'en servir. Je connais trois observations de lupus, de tuberculose cutanée, dus ainsi à des boucles d'oreilles. Leloir (de Lille) en a soigné deux analogues. Unna, Fournier et d'autres auteurs en ont également relaté. L'infection se propage, très rapidement, par les vaisseaux lymphatiques de cette région. On ne saurait donc être trop rigoureux, comme antisepsie, pour le port des boucles, comme pour la petite opération qui consiste à perforer les lobules des oreilles.

(Voir *Corset*, *Peau*, *Visage*, *etc.*)

Lait

C'est le type le plus parfait de l'aliment complet. Lorsqu'il est frais et de bonne qualité, il est très favorable au régime des femmes. Le lait d'ânesse est connu pour sa grande digestibilité : j'ai obtenu par lui des guérisons d'estomacs et d'intestins proclamés incurables. Je recommande le lait de chèvre chez les personnes maigres désireuses d'engraisser.

Le lait stérilisé ne convient qu'à l'élevage des nourrissons. Les adultes le digèrent généralement assez mal.

On a cité, récemment, des cas de maladie aphteuse des animaux, transmises à l'espèce humaine par l'intermédiaire du lait. Il y a vingt-huit ans déjà, le docteur Hulin, de Louvain, observait, dans un village de Belgique, une véritable épidémie de stomatite aphteuse infantile, transmise par des vaches atteintes de *cocotte*. Il conseillait, comme remède préventif, l'ébullition de tout lait suspect.

A propos de lait, voici une nouvelle falsification fort dangereuse, introduite sous le fallacieux prétexte de conservation : l'addition de chromate de potasse, puissant antiseptique, possédant, en outre, l'avantage (?) de rehausser la pigmentation jaune du lait normal, due à l'hémolutéine. C'est là une sophistication grave, qu'il suffira, je pense, de signaler pour la faire disparaître ; elle se reconnaît, du reste, aisément à l'aide des réactions du nitrate d'argent.

Le régime du lait ou diète lactée s'emploie surtout contre les affections chroniques du tube digestif et contre l'albuminurie.

Voici comment on l'institue, dans le traitement de l'albuminurie, par exemple :

Trois litres de lait, par jour, représentent la quantité nécessaire et suffisante pour le régime lacté absolu.

Le lait peut être bu pur, bouilli ou non bouilli, froid ou chaud, suivant la convenance et le goût du patient. Le lait cru est généralement mieux digéré que le lait bouilli. Il doit être pris régulièrement toutes les vingt-quatre heures, 2 à 300 grammes de lait ou plus, suivant que la quantité de lait absorbé dans les vingt-quatre heures est de deux ou trois litres (à notre avis, cependant, il est préférable de mettre un intervalle de trois heures à trois heures et demie entre l'absorption de chaque dose de lait).

Le lait devra être absorbé lentement, par petites tasses, de façon que la masse qui se caille dans l'estomac soit d'aussi petit volume que possible.

Le lait de vache est le plus usité ; on peut cependant, dans certains cas individuels, le remplacer, en totalité ou en partie, par du lait de chèvre ou d'ânesse, du képhir ou du koumyss.

Si le goût du lait causait de la répugnance au malade, on masquerait ce goût au moyen d'eau de fleur d'oranger ou d'autre essence ; il n'est pas nécessaire d'employer à cet effet du cognac ou autres liqueurs alcooliques.

Le régime du lait supprime ordinairement les fermentations intérieures ou putréfactions. Mais il détermine souvent la constipation ou la diarrhée (indigestion intestinale). Il faut alors le mitiger par des potages au lait, des panades, des œufs clairs, du fromage blanc, du beurre, des décoctions de céréales.

Le petit-lait contient le sucre et les sels du lait. Il est laxatif et diurétique : sa digestion n'est pas toujours facile. Je le recommande contre la goutte et les maladies de foie.

La crème de lait représente sa partie grasse, transformable en beurre.

Véritable succédanée de l'huile de foie de morue, la crème de lait est un grand remède de la maigreur. Je la recommande volontiers aux tuberculeux, aux névropathes amaigris, aux diabétiques.

Le *koumyss* et le *képhyr* sont des laits fermentés, capables de rendre certains services dans le régime des malades.

Procédé peu coûteux et pratique pour materniser le lait de vache. — Voici la manipulation indiquée par le Dr Dufour, de Fécamp, pour rendre le lait de vache analogue au lait humain :

Au lait coupé d'un tiers d'eau, on ajoute pour un litre : crème fraîche, 15 à 20 grammes ; lactose, 35 grammes ; sel, 1 gramme.

Cette manipulation est suivie de la stérilisation habituelle. Le succès a couronné les efforts du Dr Dufour. Chez les enfants ainsi nourris, les courbes de poids se sont relevées ; l'allaitement pendant les chaleurs a été mieux supporté que par le passé.

Crème fouettée. — Mettez sur le feu un demi-litre de

crème avec 100 grammes de sucre ; quand elle bouillira, vous l'ôterez pour la mettre refroidir ; ensuite vous y mettrez une demi-cuillerée à café d'eau de fleur d'oranger. Fouettez cette crème avec un fouet d'osier, et à mesure que la mousse est un peu épaisse, vous l'enlevez avec une écumoire, pour la mettre dans un panier garni d'un linge fin ; continuez de fouetter jusqu'à ce que vous n'ayiez plus de crème, laissez égoutter et servez sur une assiette.

Lavements

Le lavement constitue l'une des bases de l'hygiène individuelle chez la femme. C'est le meilleur préventif de la constipation, des troubles digestifs et utérins : indirectement, il contribue, pour une large part, à la beauté du teint. On donne des lavements de 30° à 40° centigrades. Comme lavements détersifs, je recommande ceux à base de saponaire, de sauge, de camomille : contre l'entéralgie, celui d'amidon avec dix gouttes de laudanum ; contre les coliques hépatiques, le lavement d'eau de Seltz ; comme lavement purgatif, le meilleur est celui à base de séné et de sulfate de soude. Pour la cure radicale de la constipation constitutionnelle, rien ne vaut le lavement d'huile d'olives tiède : 125 grammes tous les soirs, donné avec une seringue et une canule spéciales.

Voici une formule de lavement stimulant et tonique, qui vaut tous les sérums, injectés ou autres, pour le traitement rationnel des anémies, neurasthénies, débilités constitutionnelles. Après avoir vidé l'intestin par un lavement simple, on introduit un verre de tisane de valériane (10 grammes de racines) à 37° centigrades, additionné de 4 grammes de phosphate neutre de soude et de 2 grammes de chlorure de calcium. Ce dernier lavement est gardé définitivement lorsqu'on le peut.

Lavements alimentaires. — Lorsqu'il y a danger d'inanition et que l'estomac ne peut plus supporter les aliments, ou bien encore lorsque, par suite d'un rétrécissement de l'œsophage ou du pylore, les aliments ne peuvent entrer dans l'estomac ou ne peuvent en sortir, on réussit à prolonger la vie parfois très longtemps, à l'aide des lavements alimentaires. Le plus simple et le meilleur, celui que j'emploie d'habitude, est ainsi composé :

Bouillon	200 gr.
Lait.......................................	50 —
Œufs.....................................	2 jaunes
Vieux bordeaux.......................	3 à 4 cuil.
Laudanum...............................	X gtt.

L'administration des lavements alimentaires demande les précautions suivantes :

Ces lavements seront précédés, une heure d'avance, d'un lavement ordinaire pour nettoyer l'intestin ;

On n'introduira jamais en une seule fois plus de 250 à 300 centimètres cubes de liquide ;

Le malade restera couché après le lavement au moins pendant une heure ;

Les lavements seront donnés à l'aide d'un bock à injections ou à l'aide d'un irrigateur muni d'un bout en caoutchouc mou : le malade sera couché sur le côté ou en position dorsale élevée.

Légumes

Sur quelques légumes verts. — Je croyais, jusqu'ici, que c'était la lentille l'aliment végétal le plus riche en fer. De récentes recherches chimiques nous apprennent que c'est l'*épinard,* qui, sous le rapport des principes martiaux, serait même supérieur aux œufs et au lait ! Malheureusement l'herbe persane est d'une indigestibilité presque absolue : c'est même à cela qu'est dû son pouvoir laxatif légendaire. Rien n'est donc absorbé de toutes ses richesses ferro-potassiques...

J'aurais plutôt confiance à la *poirée* ou *bette,* aliment sain et rafraîchissant, autant que nutritif : ses feuilles se préparent comme l'épinard et ses côtes comme des cardons.

Méfions-nous du cresson, qui cache sournoisement, sous la plus doucereuse des appellations, le triste bacille de la fièvre typhoïde ! De récentes recherches faites en Angleterre stigmatisent cette habitude, aujourd'hui si répandue, de faire croître le cresson dans les eaux polluées, en raison de l'abondante récolte qu'il fournit dans ces conditions. C'est là un véritable danger pour la santé publique. Naguère, au contraire, la présence du *nasturtium aquaticum*, dans un cours d'eau, était presque un indice absolu de sa potabilité. Grâce au progrès, nous avons changé tout cela... Mais les conseils d'hygiène ont le devoir de surveiller étroitement les exploitations de cressonnières, surtout au voisinage des grandes villes...

Songez donc que Paris consomme, annuellement, près de quatre millions de kilogrammes de cresson !

Le *chou*, panacée alimentaire des vieux Romains ; le chou, que Caton jugeait capable de chasser les germes de toutes maladies ; le chou n'est guère fait pour nos pauvres estomacs en papier mâché. Laissons cet aliment aux robustes habitants des campagnes...

Lèvres

Gerçures des lèvres. — Pommade :

Paraffine	80 gr.	
Vaseline	30 —	
Extrait éthéré d'orcanette (alkannine).	0 —	50
Essence de bergamote........................	1 —	
— de citron............................	1 —	

Faire fondre au bain-marie et couler dans les tubes en verre d'un calibre de 1 centimètre ; après refroidissement, réchauffer légèrement la circonférence des tubes et, au moyen d'une baguette, expulser les cylindres de cérat, puis couper en morceaux de longueur voulue.

(Voir *Gerçures.*)

Limonades

Boissons rafraîchissantes, acides et tempérantes, précieuses dans le régime féminin. Elles doivent être toujours conservées dans des vases non métalliques.

Une excellente limonade, que je conseille comme boisson *digestive,* peut être préparée, sur table, avec de l'eau de Seltz quelconque. Vous mettez dans un verre de 200 grammes une cuillerée à soupe de sirop d'oranger, une goutte d'acide chlorhydrique et vous remplissez le verre avec de l'eau de Seltz. En cas de diarrhée, je remplace le sirop d'oranger par du sirop de coings et l'acide chlorhydrique par l'acide lactique (solution à 0, 20 centigrammes par cuillerée à soupe).

Formule pratique. — Pastilles pour limonade, pastilles des voyageuses :

Acide tartrique	10 gr.
Sucre blanc	30 —
Gomme arabique	2 —
Amidon	0 — 5
Essence de citron	6 gtt.
Teinture de vanille	25 —
Alcool dilué	Q. S.

P. f. pastilles n° XXX.
(Une ou deux dans un verre d'eau.)

Logement

Son hygiène

C'est la chambre à coucher qui doit toujours être la plus vaste pièce d'un appartement. Nous y passons la moitié de notre existence : 3 m. 50 d'élévation, 4 m. 50 de longueur et 4 mètres de largeur, voilà les dimensions requises par l'hygiène. Les fenêtres doivent être à 40 ou 50 centimètres au-dessus du sol et se terminer à 35 centimètres du plafond. Nous ne saurions trop protester contre l'insalubrité ordinaire des cuisines, et nous ne comprenons vraiment pas que les conseils d'hygiène n'obligent point les propriétaires à ventiler, aérer et *insoler* davantage ces pièces d'appartements, conçues de la manière la plus idiote, — n'en déplaise à messieurs les architectes. — A Paris, du moins, depuis que l'enlèvement des ordures ménagères s'opère obligatoirement, par le moyen des boîtes *Poubelle* (un préfet qui sera immortel, comme Rambuteau et Vespasien, ce qui n'est pas à dédaigner !), il y avait peu de choses à faire (si la commission des logements insalubres fonctionnait autrement que sur le papier) pour assainir les locaux culinaires, si déplorables d'habitude et si dangereux pour ceux qui y vivent.

Pour ce qui est des latrines, il n'existe que deux systèmes possibles, au point de vue sanitaire : les fosses mobiles, ou le tout à l'égout. Les cabinets d'aisance doivent être bien ventilés, et les tinettes inondées d'une chasse abondante d'eau, selon le système anglais, afin d'entraîner dans le tuyau de chute, sans stagnation possible, toutes les matières excrémentielles.

Tous les systèmes doivent, pour moi, aujourd'hui, faire place à l'évacuation directe du tout à l'égout, au fur et à mesure que les circonstances le permettent. A la stagnation des rebuts, il faut, pour la plus grande gloire de l'assainissement urbain, substituer le principe anglais de la circulation continue. A l'Exposition d'hygiène dernière, figuraient un grand nombre de *dilueurs*, chargés de l'écoulement indirect des matières de vidanges à l'égout : l'emploi de toutes ces tinettes filtrantes doit céder la place à l'écoulement direct, qui est simple et parfait, à la condition d'avoir une chasse suffisante et un égout public à proximité.

Corfield, de Londres, a mis en relief l'importance de l'enlèvement fréquent des immondices et de l'abondante distribution d'eau potable sur la diminution des maladies épidémiques et l'amélioration sanitaire des cités. L'éminent hygiéniste recommande, pour le grand bien de l'hygiène urbaine, un pavé uni et imperméable, des caves et sous-sols bien étanches, des murs isolants, des tuyaux de drainage épais et munis de soupapes, des égouts bien aérés, avec chasses d'eau suffisantes, etc. Pour lui, la distance *minima* entre les deux rangées de maisons qui constituent une rue doit être de douze mètres, et la hauteur des maisons ne doit jamais être supérieure à la largeur de la rue.

Pour la question des gadoues et immondices, l'incinération se recommande comme le procédé le plus commode, sinon le plus économique. Il y a déjà longtemps, du reste, qu'il fonctionne avec le plus grand succès, dans les cités modèles de la libre Amérique.

Une des conditions de salubrité intérieure, trop souvent négligées dans les maisons urbaines, c'est la bonne disposition des *courettes :* elles doivent être larges, sèches, bien éclairées, bien ventilées, et occuper le cinquième au moins de la surface bâtie. Faute de ces dispositions, elles constituent plutôt une raison d'infection et d'intoxication, par les odeurs pestilentielles qu'exhalent, sans trêve, leur atmosphère confinée et nauséeuse.

Les fumiers, étables, basses-cours, doivent toujours être tenus à une respectable distance des locaux habités, et soumis à des soins méticuleux et constants de propreté. Les tuyaux d'évent et les gargouilles qui donnent issue aux eaux ménagères doivent également être nettoyés avec le plus grand soin et désinfectés par le moyen des agents chimiques que la science et l'industrie contemporaines mettent à notre disposition. Il ne faut, d'ailleurs, jamais vider les urines dans les plombs d'écoulement : car elles subissent la décomposition ammoniacale et attaquent les tuyaux.

Quelques mots, maintenant, sur l'hygiène intérieure des habitations : éviter les plantes odorantes, et même tout espèce de végétation pendant la nuit ; n'héberger, dans les pièces, aucun animal, même l'oiseau le plus minuscule ; conserver les aliments dans le garde-manger attenant à la cuisine ; voilà des préceptes élémentaires, dont chacun sait la haute portée, mais que tout le monde a le tort d'enfreindre trop facilement. Pour le chauffage d'habitation, il faut se garder de ces poêles mobiles qui ne sont économiques qu'au détriment de l'air respirable ! Mieux vaut avoir un peu moins chaud et respirer l'oxygène nécessaire à produire la vraie chaleur de l'être vivant, c'est-à-dire la chaleur animale.

Si les calorifères ne déterminent pas toujours l'asphyxie brutale, ils sont fréquemment les causes d'une asphyxie lente, d'un état d'anémie et de déglobulisation, qui mine les ressorts mêmes de la vie. Leur chaleur est sèche, délétère, par l'acide carbonique et les hydro-oxycarbures qu'ils envoient dans l'atmosphère ; ils ne déterminent, d'ailleurs, qu'une ventilation très incomplète. Au contraire, une cheminée qui tire bien est un agent hygiénique, agréable et sain, avantageux au point de vue de la véritable économie domestique, *l'économie de la santé*. Qu'on y brûle du bois, du coke, de la houille ou des briquettes, on est sûr de ne pas être asphyxié ni anémié par le chauffage : c'est là le point principal.

Les appareils de chauffage, du reste, comme ceux d'éclairage, traversent, en ce moment, une période de progrès, permettant d'espérer bientôt des types absolument recommandables au point de vue de l'hygiène. Mais nous ne sommes guère, encore, qu'à la période d'expérience.

Comment enlever la mauvaise odeur d'une chambre nouvellement peinte. — Mettez au milieu de la chambre un vase plein de charbon allumé, et jetez dessus deux ou trois poignées de grains de genièvre ; fermez les fenêtres, bouchez la cheminée et les fentes de la porte. On peut ouvrir la porte vingt-quatre heures après. La fumée de genièvre a cet avantage de ne rien détériorer dans la chambre, ni les tapisseries ni les meubles.

Clous aromatiques dits de la sultane. — Moyen de parfumer les appartements :

Beaume de la Mecque	28 gr.
Benjoin	72 —
Beaume du Pérou	10 —
Santal citrin	8 —
Poudre de girofle	12 —
— de vanille	40 —
Musc	1 —
Ambre gris	1 —
Huile essentielle de roses	2 —

Mucilage de gomme adragante à l'eau de roses Q. S. pour faire une masse consistante que vous diviserez en douze clous. Lorsque vous voulez parfumer votre appartement, frottez un de ces clous sur une poêle en fer ou sur une lame de fer que vous aurez préalablement chauffée.

Odeurs de cuisine. — Voici un procédé fort ingénieux pour empêcher, lorsque vous faites une soupe aux choux, l'odeur forte et pénétrante que dégagent les choux en cuisant, de se répandre dans votre appartement.

Le moyen est aussi simple que facile et il réussit parfaitement : il consiste tout bonnement à mettre dans la casserole ou la marmite où cuisent les choux, un morceau assez gros de mie de pain que l'on renferme dans un petit carré de mousseline. L'odeur disparaît complètement, et l'on peut, dans les appartements les plus exigus, faire une soupe aux choux sans en être incommodé.

Lumbago

Voici un badigeonnage qui m'a souvent réussi contre le lumbago, même de très ancienne date :

Essence de wintergreen................	30 gr.
Extrait de jaborandi......................	10 —

M.

Trois fois par jour, en badigeonnages et recouvrir de ouate et de taffetas gommé.

(Voir *Sciatique*, le lumbago précédant ou accompagnant souvent cette névralgie.)

La femme doit se méfier du lumbago rebelle ou persistant, qui se rapporte, hélas ! trop fréquemment, à une affection de la matrice.

Maigreur

Comment engraisser? — Les personnes qui sont à la recherche d'un moyen limitant l'embonpoint à une partie du corps qu'elles jugent trop... peu étoffée, poursuivent (je dois les en prévenir charitablement) un mouton à cinq pattes ! On peut, par des frictions fondantes, savons iodurés, compresses résolutives, etc., résoudre, jusqu'à un certain point, divers amas de graisse : double menton, empâtement adipeux des hanches (fréquent résultat de la constriction par le corset)... Mais il est impossible d'arriver à la solution réciproque, je veux dire de combler les « salières », de rendre plus saillantes les croupes mal pourvues, etc... Il y a, bien entendu, exception pour les seins : car il ne s'agit pas de les charger de graisse, mais bien d'augmenter le volume et la consistance d'une glande. Or, nous possédons, dans les courants continus, les extraits d'ortie blanche et de galéga, l'hypophosphite de chaux, les sels de manganèse, les moyens d'augmenter et de consolider les éléments musculeux et sécrétoires de la glande mammaire.

Cela dit, je vais exposer de mon mieux l'art d'engraisser, lorsque, bien entendu, la maigreur est purement constitutionnelle, c'est-à-dire indépendante d'une maladie chronique.

Traitement de la maigreur. — La surabondance alimentaire doit porter sur tous les nutriments : viandes, graisses, féculents, boissons. Mais ce n'est pas le tout de corser la nourriture. Ce n'est pas ce que nous mangeons qui nous nourrit, c'est ce que nous digérons et assimilons. On augmentera donc, artificiellement, par des ferments digestifs appropriés, l'activité de l'absorption. La pepsine favorisera l'assimilation des albuminoïdes et des viandes ; la diatase ou maltine, celle des féculents et amidons ; la pancréatine et le fiel de bœuf, celle des corps gras.

Parmi les aliments qui contribuent le plus à l'engraissement, je citerai surtout : l'huile de foie de morue blanche ; le beurre frais, le lard, la moelle de bœuf, les rillettes, le foie gras, la graisse d'oie, le jaune d'œuf, les rôtis graisseux (mouton, porc, bœuf, veau), les poissons graisseux (anguille, saumon, hareng), le caviar, les huîtres grasses (ostendes), les fromages à la crème, le lait et la crème fraîche, les crèmes renversées aux œufs et au lait.

Parmi les féculents, c'est le maïs, le riz, la farine

d'avoine, la pomme de terre (sous forme de potages, de purées, de gâteaux sucrés) qui rendent le plus de services. Les panades, les soupes aux haricots et aux pois cassés, le macaroni, les pâtes alimentaires, le chocolat, les fruits bien mûrs et bien sucrés, les fruits huileux (amandes, noix, olives, pistaches), font aussi partie du régime des maigres.

Comme boissons, la bière double, le beaujolais, le champagne sont les plus recommandables. Chaque repas sera terminé par un verre de liqueur ou deux doigts de porto ou d'alicante.

(Je recommande fréquemment, comme agents rapides d'engraissement, les animaux entiers : huîtres, moules, escargots, écrevisses, etc.)

L'hygiène générale consistera dans : un air pur, un exercice modéré, la suppression des préoccupations intellectuelles...

Comme médicament, je donne ordinairement tous les matins, dans une tasse de lait, une cuillerée à soupe de :

Eau distillée..................................	500 gr.
Hypophosphite de soude..............	20 —
Arséniate de soude....................	0 — 20

M. S. A.

Les bains tièdes prolongés favorisent l'engraissement.

Quant aux rapports de la maigreur et de l'obésité avec l'*esthétique* féminine, je ne puis que renvoyer mes lecteurs à mon *Hygiène de la Beauté* (onzième édition) ; la place m'est trop limitée pour que je puisse développer les questions que j'ai traitées à plusieurs reprises (méthodes pour augmenter le volume des *seins*, pour déterminer la fonte graisseuse d'une *région* du corps, etc...).

(Voir *Obésité* et *Seins*.)

« Que faire pour avoir des mollets ? » Voilà une question qui m'a été souvent posée dans ma pratique. Imitez simplement les danseuses, c'est-à-dire développez, par un exercice tel que la danse (qui est à la portée de toutes jolies femmes), la musculature de la région. Outre la danse, je recommanderai la marche, la bicyclette, le crocket, etc. Enfin le massage bien compris et les électrisations avec courants induits, ne tarderont pas à vous conquérir les résultats souhaités et à élever vos allumettes à la dignité de cierge pascal.

Main

« Belle main vaut blason », disait Louis XIV.

Aucun organe ne saurait être plus aristocratique, puisqu'un dicton castillan nous affirme qu'il faut cinq siècles d'oisiveté dans une race pour produire une main parfaite !

La main doit pourtant beaucoup à l'art et à l'hygiène.

Les pressions fortes et répétées y déterminent des bourrelets, des callosités, des durillons. Le contact habituel de l'eau, surtout de l'eau chaude, grasse, alcaline, savonneuse, amincit et ramollit l'épiderme, et prédispose la peau des mains aux crevasses et aux gerçures. Il faut redouter les conséquences graves qu'entraînent, à la paume de la main, les ampoules et durillons forcés et ne jamais considérer ces lésions comme des bobos négligeables, sous peine de se réveiller, un jour, avec un phlegmon diffus ou d'interminables abcès.

De même, au pied, une terrible affection, le « mal perforant » débute sous la forme, en apparence bénigne, d'un épaississement épidermique.

Pour éviter les engelures et les crevasses, il faut redouter les alternatives de froid et de chaleur, l'humidité trop fréquente, l'exposition des mains à l'air, immédiatement après les avoir lavées.

Le meilleur traitement des engelures non ulcérées consiste dans les bains sinapisés, matin et soir ; les engelures ulcérées se pansent avec le glycérolé de tannin ou le mélange à parties égales, de teinture d'iode, teinture de benjoin, teinture thébaïque et alcool camphré.

Pour avoir les mains bien blanches, il faut les onctionner, le soir, avec un mélange de lanoline, vaseline, glycérine, dermatol et menthol ; puis, poudrer avec une poudre composée de farine de maïs et de marrons d'Inde, oxyde de zinc et vanilline et revêtir, enfin, des gants de peau de chien très larges, que l'on garde toute la nuit.

Sont justiciables de diverses interventions chirurgicales : les difformités manuelles de naissance, doigts surnuméraires, doigts absents, doigts courts ou trop longs, déviés, adhérents, hypertrophiés, ainsi que les difformités acquises, telles qu'adhérences par suite de brûlures, rétractions des doigts, cicatrices vicieuses, ankyloses, etc.

Consultation contre la rudesse et les gerçures des mains. — Onctions, matin et soir avec :

Beurre de cacao	40 gr.
Huile de ricin	5 —
Salol	2 —
Menthol	1 —
Vanilline	1 — 50

M. S. A.

Pour la blancheur des mains. — Le soir, en se couchant, onctions avec le mélange suivant (en frictionnant pour le faire absorber par la peau) :

Lanoline pure	40 gr.
Eau distillée de roses	20 —
Liqueur de Labarraque	5 —
Essence de géranium	1 —

M.

Le matin, prendre un bain de mains de cinq minutes avec : infusion de camomille tiède, un verre ; teinture de benjoin ou de tolu, une cuillerée à café ; acide chlorhydrique fumant, cinq à six gouttes.

Contre la transpiration des mains. — Badigeonnages avec un mélange, par parties égales, de glycérine et d'alun calciné ; puis poudrer de lycopode (une ou deux fois par jour) :

Contre les gerçures des mains :

Menthol..................................	0 gr. 75
Salol....................................	1 — 50
Huile d'olive............................	1 — 50
Lanoline	45 —

Une à deux applications par jour. Dès la première, la douleur est atténuée, la peau s'adoucit et les crevasses ne tardent pas à disparaître.

(Voir *Gerçures, Peau.*)

Hygiène des mains en hiver. — Porter des gants de peau un peu larges ; éviter l'eau chaude et l'eau froide ; se laver le matin avec une cuillerée à soupe de poudre de savon et une cuillerée à soupe d'amidon de riz pour un verre d'eau dégourdie, puis rincer à l'eau froide.

En cas de rougeur des mains, prendre, tous les jours un maniluve de cinq minutes, tiède, avec un demi-litre d'eau et dix gouttes d'acide chorhydrique fumant.

En cas de gerçures, onctions tous les soirs, avec la pommade suivante, et recouvrir de gants de filoselle :

Lanoline.................................	30 gr.
Glycérine	10 —
Aristol	5 —
Menthol	2 —

Froid aux mains. — Contre le froid aux mains, je conseille le traitement suivant :

1° Tous les matins, une cuillerée d'huile de foie de morue blonde ;

2° Avant chaque repas, un centigramme d'arséniate de fer ;

3° Matin et soir, friction avec de l'alcool à 90°.

En évitant le froid aux pieds et aux mains, les femmes évitent non seulement les bronchites et les maux de gorge, mais aussi certaines affections spéciales du ventre, la réfrigération des extrémités étant très préjudiciable à certaines époques de l'existence féminine.

Mal de mer

Pour l'éviter, il faut immobiliser l'abdomen par un bon corset-ceinture et s'étendre au grand air. Je conseille aussi, toutes les heures, l'un des cachets suivants, pris avec un peu d'eau de Seltz :

Antipyrine	0 gr. 30
Citrate de caféine	0 — 10
Noix vomique pulv	0 — 02
Feuilles de coca pulv	0 — 23

M.

Pour un cachet.

Mamelles

Hygiène

Pilules pour augmenter le volume des seins :

Extrait de galéga	ââ 0 gr. 05
— d'ortie blanche	
Poudre d'ergot	
Hypophosphite de chaux	
Essence de cumin	q. s.

Pour une pilule dragéifiée.
A prendre, aux repas, deux à six par jour.
(Voir *Seins.*)

Maquillage et Émaillage

En parlant d'une femme, j'entends parfois, dans les salons, dire de telle ou telle personne : « Elle n'est pas maquillée, mais émaillée. » En quoi consiste exactement ce procédé ?

Le *maquillage* consiste dans le dépôt, à la surface de la peau, d'une coloration quelconque, plus ou moins adhérente et « couvrante » — grâce à un corps gras (fards gras, crèmes, crayons), à l'adhérence spéciale de la poudre elle-même (talc) ou du produit tinctorial (éosine).

L'*émaillage*, au contraire, est un profond et véritable récrépissage, qui comble les vides, efface les saillies, avivant, en même temps, les teintes. Il s'agit, non d'une vitrification, ni même d'un « laquage » (comme on se le figure généralement), mais du dépôt de produits gommeux, gélatineux et adhésifs, que l'on colore ensuite, ultérieurement.

Je n'ai pas besoin d'ajouter que ces dernières pratiques sont extrêmement dangereuses pour la vitalité de la peau et fertiles en dermatoses ultérieures. Elles sont, d'ailleurs, peu usitées, depuis la disparition de la célèbre Rachel, de Londres.

Pour ma part, dans une pratique *spéciale* de plus de vingt-cinq ans, je n'en ai guère vu que deux ou trois cas.

Marron

Aliment sain et nutritif, plus arrondi et plus savoureux que la châtaigne, le marron se digère aisément, grillé, bouilli ou en purée ; mais il a le désagrément d'augmenter les gaz intestinaux.

Truffe des petits ménages, le marron permet, avec la pomme de terre et les pâtes alimentaires, d'instituer un régime végétal d'hiver, en l'absence d'autres légumes.

Massage

Pour assouplir les tissus, résorber la graisse, calmer l'irritabilité nerveuse, réveiller l'énergie musculaire, activer la vitalité de la peau, rien ne vaut un massage général bien fait. Lui seul peut remplacer un exercice insuffisant, régulariser la digestion, la respiration, la circulation, la nutrition entière. La constipation, les névralgies, les rhumatismes, les affections du bas-ventre, le diabète, l'obésité, l'albuminurie, la diathèse urique, la neurasthénie, la débilité générale utilisent les effets toniques et modificateurs, stimulants et résolutifs des manipulations bien faites, c'est-à-dire faites par un spécialiste médecin, ou, tout au moins, sous une direction médicale.

Métrites

On appelle ainsi les affections utérines ou de la matrice.

Principales causes des affections utérines. — En dehors des suites de couches et de la contamination directe, il existe un certain nombre de causes générales, qu'il est bon de connaître, pour savoir les éviter. D'abord, l'abus des injections chaudes, alcoolisées et antiseptiques ; puis, la constipation habituelle, qui irrite les organes et les déplace il n'est pas rare de voir des pertes blanches habituelles céder au traitement méthodique de la constipation).

Le froid aux pieds, la rétention d'urine, un mauvais corset, supportant de lourdes jupes, représentent, enfin, des causes communes et fort évitables, de névralgies abdominales et de troubles utérins.

Parmi les causes constitutionnelles les plus actives, figurent : le lymphatisme, l'herpétisme et l'arthritisme. (Voir mon livre : *La santé de la femme.*)

Le repos au lit, les laxatifs, les lavements chauds et les injections chaudes, conviennent au traitement de toutes les métrites. Il ne faut, non plus, jamais négliger le traitement général de la *diathèse.* L'électricité et les cures d'eaux rendent de grands services pour la guérison définitive de ces affections, souvent rebelles aux meilleurs traitements des spécialistes.

(Voir *Femme.*)

Voici quelques formules d'injections :

Leucorrhée vaginale des jeunes mariées :

Eau-de-vie camphrée....................	åå	120 gr.
Glycérine boriquée au 1/10..........		
Sulfate de zinc............................		10 —
Ergotine		5 —

M.

Cuillerée à soupe, matin et soir, dans un demi-litre d'eau chaude (pour injections).

Lavement et injection contre la métrite :

Eau de cannelle	200 gr.
Glycérine	50 —
Acide phénique neigeux	5 —
Teinture d'iode iodurée	10 —
Extrait de valériane	5 —

M.

Une cuiller à café dans un demi-litre d'eau, matin et soir, en injection et en lavement très chaud (ce dernier à garder autant que possible). Je donne, en même temps, les pilules suivantes, dont les résultats sont excellents :

Hélénine cristallisée	0 gr. 02
Sulfure de calcium	0 — 05
Extrait d'hydrastis	0 — 10
Euonymine	0 — 05

M.

Pour une pilule à prendre à chaque repas.

Miel

Le Dr Hayward vante les applications du miel contre l'érysipèle, traitement très populaire en certains pays :

« Je me sers, dit-il, ordinairement de miel en applications externes. Je rase la tête et la face, si c'est nécessaire, et j'applique une couche épaisse de miel sur toutes les parties affectées ; je renouvelle cette application toutes les deux ou trois heures. Je n'ai jamais manqué de voir la douleur et le gonflement diminuer et d'abréger de beaucoup la durée de la maladie. Je donne aussi le miel à l'intérieur pour combattre la fièvre et stimuler les émonctoires. Deux ou trois jours de ce traitement suffisent d'ordinaire pour amener la guérison. »

Électuaire contre les hémorroïdes :

Miel de Chamonix	125 gr.
Soufre lavé	50 —
Poudre de capsicum	5 —
Extrait d'hamamelis	2 —

M.

Une cuillerée à café tous les matins à jeun.

Comme aliment, le miel est aromatique, rafraîchissant et favorable aux voies respiratoires. Certaines personnes, qui le digèrent difficilement, feront sagement d'y renoncer.

Migraine

Son traitement demande l'immobilité et l'obscurité, avec compresses d'eau mentholée sur le front, bains de pieds sinapisés.

Cachets anti-migraineux :

Citrate de caféine	0 gr. 10
Analgésine	0 — 25
Bromhydrate de quinine	0 — 05
Acide salicylique	0 — 05
Poudre d'ignatia	0 — 05
Poudre de Dower	0 — 05

M.

Pour un cachet.

A prendre, d'heure en heure, trois de ces cachets, au moment des accès. (Souvent la migraine disparaît après le premier cachet.) Pour en éviter le retour, observer la régularité des repas et du sommeil, faire de l'exercice, de l'électricité, du massage, éviter le surmenage et les refroidissements.

Cachets contre la migraine et contre la céphalée grippale :

Phénacétine	0 gr. 15
Exalgine	0 — 05
Aspirine	0 — 10
Bromhydrate de quinine.............	0 — 10
Valérianate de zinc......................	0 — 05

Pour un cachet.

Faites-en trois semblables. A prendre de trois en trois heures, à partir du lever. On arrête la médication dès que s'enfuit le mal de tête.

Morphinomanie

Pilules contre la morphinomanie :

Extrait de noix vomique..............	0 gr. 05
— de chanvre indien...........	0 — 03
Sulfate de spartéine......................	0 — 05
Extrait de strophantus.................	0 — 001

M.

Pour une pilule, à prendre à chaque repas (trois fois par jour).

Après chque repas, je recommande une tasse de café très fort, additionné de 0,10 centigr. de bromhydrate de quinine. Ajoutez à ce traitement une saine hygiène physique et morale et vous pouvez, sans aucun risque, prononcer la suppression brusque et totale de la morphine.

Morsures, Piqûres

Contre les morsures de vipère. — Faire d'abord, une ligature serrée au-dessus de la plaie ; faire saigner celle-ci, en la débridant au besoin, ou en y appliquant une ventouse sèche. Eviter la succion et les cautérisations par l'ammoniaque, la teinture d'iode et l'acide phénique. Prendre à l'intérieur un grog chaud avec une cuillerée à soupe du mélange :

Liqueur d'Hoffmann..................	āā 10 gr.
Extrait fluide de kola..................	
— de coca..................	
— de quinquina........	

M.

Piqûres d'abeilles. — Avant d'extraire le dard, avoir soin de couper avec des ciseaux sa partie saillante (réservoir à venin) ; toucher ensuite avec quelques gouttes de vinaigre aromatique.

Contre les piqûres de moustiques. — Voici ma meilleure formule :

Vinaigre de toilette..................	60 gr.
Glycérine..................................	20 —
Alumnol....................................	10 —

M.

Ce mélange est, à la fois, curatif et préventif.

Morue

Fraîche, c'est un poisson assez estimable, connu sous le nom de *cabillaud*. Salée, la morue est plus nourrissante que la viande : elle se digère assez bien et convient aux estomacs robustes. Il ne faut pas qu'elle soit vieille : après un an, elle contracte un goût peu agréable.

L'huile de foie de morue, lorsqu'elle n'est pas falsifiée, représente le meilleur remède de la maigreur, de la névrose et même de la phtisie. Lorsqu'elle est mal supportée par la bouche, on doit l'administrer par petits lavements de 60 grammes (précédés d'un lavement de sérum artificiel gardé un quart d'heure). J'ai guéri, par cette méthode, nombre de malades affaiblis et émaciés.

Mouches, Moustiques, etc.

La mouche est, depuis longtemps, suspecte de véhiculer, avec ses pattes, les virulences infectieuses de la variole, de la pustule maligne ou charbon, des crachats tuberculeux et des diverses sécrétions purulentes. De plus, ses appétits, éminemment stercoraires, la désignent pour la propagation active de la fièvre typhoïde, dont les bacilles contaminent les matières fécales. Aussi cette maladie sévit-elle surtout dans les régions où le service sanitaire est mal réglementé et où l'hygiène urbaine est impuissante à empêcher les dépôts d'ordures.

La puce, gorgée du sang du rat pesteux, inocule volontiers la peste. Les nattes et la paille attirent cet insecte, qui se plaît aussi sur les tapis, les planchers mal balayés, etc. La punaise est fortement suspectée de disséminer la tuberculose et le cancer. On se débarrasse de cet insecte tenace autant que prolifique, par la combustion du soufre et les badigeonnages de ses repaires avec un mélange de benzine, d'essence de pétrole, de soufre et de sublimé.

Les chenilles urticantes sont coutumières d'enflammer la peau et les muqueuses par leurs poils aigus et leurs sécrétions irritantes, qui déterminent des boursouflures analogues aux piqûres d'ortie. Le rouget est un acare qui produit une vésiculation analogue, très prurigineuse et contre laquelle une pommade à base de lanoline et de benzo-naphtol, parfumée à l'essence de lavande, agit merveilleusement.

Les oreilles des moustiques ont dû tinter (si j'ose m'exprimer ainsi) depuis quelque temps : car notre Académie de médecine vient de déclarer la guerre sans phrases à ces redoutables bestioles. Tout le monde connaît les supplices que nous inflige ce minuscule animal, qui affecte des préférences bizarres pour le sang de certaines personnes, et qui se montre surtout redoutable aux non-acclimatés, aux nouveau-venus dans un pays. Il est certain que l'usage alimentaire de l'ail et que les médications dont les produits volatils s'éliminent par la peau, éloignent les piqûres des moustiques. Il est également avéré que l'immunité s'établit peu à peu, à leur égard, par une sorte de vaccination. Enfin, la propreté exquise des habitations éloigne le moustique comme, d'ailleurs, tous les autres insectes.

Il y a des milliers de variétés de moustiques. C'est l'espèce « anapheles » qui est connue aujourd'hui pour communiquer la « malaria », les fièvres intermittentes. D'après Finlay, médecin réputé de la Havane, le *culex mosquito* ou du moins sa femelle (car le mâle de ces intéressants insectes est végétarien en général et ne professe aucun appétit sanguinaire) aime à se gorger des sécrétions de la fièvre jaune et devient ainsi l'agent le plus populaire pour la propagation du *bacillus ictérode* de Sanarelli, microbe pathogène du *vomito-negro*.

Les moustiques, qui pullulent dans tous les pays marécageux, ne se rencontrent plus sur les hauteurs, d'où l'on voit également disparaître les fièvres intermittentes. Cette observation a pu encore être faite, dernièrement, avec la plus grande précision, dans notre belle colonie de Madagascar.

On sait aussi qu'il est funeste, dans les pays à fièvre, de coucher la fenêtre ouverte : or, c'est surtout la nuit que l'on contracte la malaria. On a remarqué enfin que la facilité de contamination fébrile est toujours en rapport direct avec la finesse de la peau. On sait combien les femmes et les enfants sont tristement privilégiés sous ce rapport, tandis que les vieillards, et surtout les nègres, jouissent, à l'égard des moustiques, comme à l'égard des fièvres palustres, d'une remarquable immunité.

Les piqûres des moustiques, même les plus vulgaires (les moustiques parisiens, par exemple, qui ne sont nullement pathogènes), rendent le sommeil impossible, par les gonflements prurigineux qu'ils occasionnent sur la face et sur les mains. Chez les personnes lymphatiques, l'inflammation qui en résulte ressemble presque à l'érysipèle. La répétition des piqûres devient une cause d'anémie, de fatigue générale et d'épuisement nerveux, qui prédisposent à tous les états morbides.

Ce sont les eaux stagnantes qui favorisent le développement des larves des moustiques, dont on connaît l'extrême abondance dans certaines mares. Si l'on ne peut drainer le sol, on peut toujours agiter les étangs, pour empêcher la stagnation de la nappe d'eau. On recommande aussi l'empoissonnement par certaines espèces très gourmandes de larves, comme l'épinoche, le cyprin et la perche. Quant aux ennemis du moustique développé, il faut signaler : la libellule, l'araignée, la chauve-souris et les oiseaux nocturnes.

Les plantations en rideaux d'arbres à feuilles odorantes comme le pin et l'eucalyptus, la culture du ricin et des chrysanthèmes, éloignent aussi les moustiques des habitations. Mais c'est l'huile de pétrole qui est la substance la plus fatale à ses désagréables insectes : une très mince couche suffit pour organiser, contre eux, la plus sérieuse des défenses. Il paraît que le pétrole agit plutôt par une obstruction mécanique de l'appareil respiratoire de l'insecte que par sa valeur antiseptique, nulle dans les appartements.

Les moustiques cessent de piquer dans un courant d'air : c'est sur cette observation que je me suis basé pour conseiller, avec succès, à certains de mes clients parisiens, de se protéger par l'emploi du ventilateur électrique. Il faut savoir aussi que la parole humaine attire ces insectes, ainsi que la lumière : persiennes et stores doivent être clos au coucher du soleil, ainsi que les fenêtres. Comme protection directe, on a conseillé les gants, les lavages du visage avec la décoction de quassia, les onctions d'un mélange d'huile d'olive et de goudron. Mais tout cela ne vaut pas une bonne moustiquaire, garnissant strictement, en cadre, le pourtour du lit.

Comme protection indirecte par l'atmosphère, les fumées du tabac, de l'amadou, stupéfient le moustique et permettent de l'occire assez aisément. La meilleure poudre à brûler est celle de pyrèthre, qui sert de base aux cônes fumants, *fidibus* et autres trochisques, dont tous les voyageurs ont pu apprécier l'utilité à Venise, à Séville et ailleurs. Les lampes à formol et à ozone ne présentent aucune action défensive sérieuse et ont le tort de rendre l'atmosphère irrespirable. Je préfère, de beaucoup, l'évaporation des essences dans une soucoupe : les meilleures préparations sont les essences de pouliot, de menthe poivrée, d'eucalyptus et de lavande.

Quant aux soins à donner aux piqûres, ils peuvent se résumer dans les onctions avec une pommade antiseptique sérieuse. Voici une de mes formules favorites : vaseline camphrée 60 grammes, baume du Pérou 5 grammes, iodoforme 3 grammes, terpinol 2 grammes, naphtaline 2 grammes et menthol 2 grammes. Une onction de deux minutes, suivie de poudrage à l'amidon, suffit pour faire disparaître toute cuisson et toute lésion postérieures à la piqûre.

Moustaches

Pommade pour faire épaissir les moustaches chez les jeunes gens :

Lanoline	30 gr.
Extrait fluide d'arnica................	10 —
Cinchonidine..................................	2 —
Azotate de pilocarpine..................	1 —
Essence de cannelle Ceylan..........	XX gtt.

M.

Matin et soir, friction avec gros comme un grain de blé de cette mixture.

(Pour la suppression des moustaches chez la femme, voir *Poils* et *Epilation*.)

Nèfle

Fruit nourrissant, riche en matières pectiques.

Neurasthénie

(Dépression nerveuse)

De bonne heure préparée par le surmenage scolaire, — que continuent le surmenage professionnel, les noirs soucis économiques, la lutte vitale, sans cesse plus âpre et la concurrence plus effrénée, — la dépression nerveuse est une résultante de ce qu'on a nommé « la capillarité sociale ». Une compétition acharnée, une émulation outrancière, nous contraignent à un travail intensif et sans mesure : de là, fatigue neurique progressive et graduelle, abaissement du potentiel cérébral ; niais sacrifice moderne de la santé à la fortune !

Une céphalée obsédante dès le réveil et augmentant avec le travail et les préoccupations, tandis que les repas et la quiétude nocturne l'atténuent ; des vertiges, quelques craquements dans la nuque, de la faiblesse générale des muscles, une sensibilité exagérée, parfois avec un peu d'angoisse précordiale : tels sont, à peu près, les seuls troubles ressentis. Le reste des symptômes est purement mental : il se résume dans le désenchantement, l'indécision, l'incohérence, la fatigue insolite de l'attention et la difficulté du travail le plus familier. Le sommeil est incomplet et peu réparateur. Atteint d'une véritable phtisie morale, le sujet se sent enveloppé d'une sorte de brouillard, qui va jusqu'à l'obnubilation sensorielle, indice du naufrage du dynamisme cérébral. L'âme est comme accablée d'elle-même et dans un état de défection et de parésie, dénommé assez exactement par les Anglais « despondency ». Ce qui est triste, c'est que le déprimé nerveux a non seulement pleine conscience de cet état, mais qu'il possède sou ent le don funeste d'amplifier ses sensations, en leur appliquant les interprétations les plus décourageantes : comme l'hypocondriaque, il est apathique et résigné, sauf en ce qui concerne l'obsession terrifiante de son mal...

Le praticien devra s'efforcer de traiter les souffrances fonctionnelles, avant l'apparition possible de lésions désorganisatrices. Dès le début de l'asthénie nerveuse, *il faut agir.* Eloignons du malade les poisons du neurone (café, thé, tabac, alcools, morphine), que le déprimé recherche pour corser sa résistance et se concilier l'euphorie qui lui fait défaut. Ces agents, sournois et trompeurs, ne savent que mettre obstacle à la réparation physiologique, ainsi qu'aux mutations organiques indispensables à la sauvegarde de l'énergie.

Pour rehausser la nutrition, on s'adressera directement à l'estomac, qui, généralement atone et paresseux, fait, avec le système nerveux, échange de mauvais procédés, ainsi que le remarquait déjà Broussais : « Souvent, dit-il, les causes morales n'agissent sur le cerveau qu'après avoir développé et entretenu des états gastriques, comme si l'encéphale avait besoin de la réaction des viscères pour devenir malade... »

Les vices de nutrition sont coutumiers de déséquilibrer la cellule nerveuse, soit en troublant la réparation intime de ses éléments, soit en excitant ses vibrations et son usure. L'épuisement nerveux ou (si l'on préfère, plus exactement) la déperdition de l'activité nerveuse physiologique, est fréquemment, pour ces raisons, subordonnée à la diathèse arthritique. Le rhumatisant est toujours doublé d'un nerveux ; le goutteux est, par-dessus tout, un sensitif ; l'arthritique est, volontiers, un « surmené ». A mesure que s'affaiblit la vitalité organique ; à mesure que les fonctions perdent leur tonicité, le cerveau et la moelle, prenant conscience de cette infériorité diathésique de l'économie, se déséquilibrent et se débilitent. L'hérédité névropathique et les secousses multiples, provoquées incessamment par les ébranlements de la lutte vitale, contribuent à l'appauvrissement et à la déchéance du système nerveux. C'est à tort que des savants, épris de la manie créatrice de maladies nouvelles (faute peut-être de pouvoir guérir les anciennes) ont cherché à faire de cet état d'amollissement et de détente vitale, une entité morbide, sous le vocable de *neurasthénie*. La neurasthénie n'est qu'une résultante du ralentissement nutritif, de la diminution dans l'activité comburante organique. Aussi puise-t-elle fréquemment sa source dans l'arthritisme, ainsi que j'ai essayé de le démontrer dans mes ouvrages.

L'arthritique nerveux se plaint de digestions lourdes, avec aigreurs, brûlures d'estomac, développements de gaz et de fermentations anormales. C'est surtout au moment où s'achève la digestion (3 à 4 heures après le repas), que ces souffrances existent. On dirait que l'intestin, qui a pour mission de recevoir les aliments élaborés par la cornue stomacale, est comme paralysé : et cela, dans toute sa longueur, car la constipation existe fréquemment, quoique alternant parfois avec la diarrhée. La bouche est sèche, la digestion lente et pénible ; les parois abdominales sont flasques et tombantes. Le malade est triste, affaissé, mélancolique, oppressé. Il se plaint d'être aussi las en se levant qu'en se couchant. Il est vertigineux, ébloui, instable et titube aisément. Sa voix est comme voilée, ses paupières battent, et son champ visuel est traversé par des sensations lumineuses et par des mouches volantes. Il se plaint d'être paresseux, inapte au travail, maladroit et comme hébété. Il est pris d'une étrange tristesse et accablé de peurs inconnues, autant qu'indéfinissables.

Tous ces symptômes évoquent plutôt, n'est-ce pas ? l'insuffisance fonctionnelle du système nerveux que sa perversion vicieuse. Mais survienne un surmenage cérébral quelconque, à notre époque de difficultés vitales et d'encombrement de toutes les carrières de concurrence effrénée et d'agiotage !... D'abord, le coup de collier intellectuel devient impossible. On cherche dans la pharmacie et dans l'arsenal des excitants modernes (alcool, café, tabac) le remède à cette insuffisance nerveuse. Et l'on ne fait qu'accentuer davantage la lamentable iliade des péripéties morbides. Alors, la substance nerveuse s'irrite, devient surexcitable à l'excès. Le sujet passe par des alternatives de stimulation et de paresse, d'incitation excessive et de dépression marquée. Il frise l'aliénation mentale. Il devient impuissant, insomniaque, courbaturé, palpitant, angoissé, en proie à l'ataxie musculaire et aux malaises les plus douloureux.

Bain antispasmodique. — Pour le préparer, on ajoute à l'eau d'un bain : dix litres d'infusion chaude concentrée de tilleul, 2 kilos de sel gris, 30 grammes de bromure de potassium et 2 grammes d'essence de thym ou de lavande, dissoute dans un peu d'alcool.

Aux personnes chatouilleuses. — L'excès de sensibilité de la peau peut se combattre : par les sédatifs généraux (valérianates, bromures) et par les bains et lotions, fortifiant les téguments externes : bains tanniques ou ammoniacaux, lotions avec l'alcool à 90°, l'hydrothérapie froide, etc...

Névroses rebelles. — On peut, parmi les médications les plus actives, employer, dans ces cas : le chlorure d'or et de sodium (5 centigrammes), le sulfate de cuivre ammoniacal (même dose) ou encore le bromure de zinc (0 gr. 20), qui sont de puissants remèdes *nervins.*

Tisanes antispasmodiques. — Les moins infidèles sont : la feuille d'oranger, le tilleul, la valériane. Leurs propriétés sont, parfois, très prononcées, sur certaines personnes très sensibles à l'action des médicaments. Le meilleur moment pour y recourir, c'est l'heure du coucher.

Douleurs nerveuses localisées :

Lanoline	ââ 10 gr.
Glycérine	
Céruse	

M.

Pour onctions quatre fois par jour, aux points douloureux.

Pilules contre le nervosisme :

Valérianate de zinc..................	0 gr. 05
Bromure de zinc........................	0 — 05
Phosphure de zinc..................	0 — 005
Extrait de quassia..................	0 — 10

M.

Pour une pilule à prendre avant chaque repas.

Après chaque repas, un verre à liqueur d'élixir ainsi composé :

Extrait fl. de kola....................	ââ 100 gr.
— de coca..........................	
— de quinquina....................	
Teinture de vanille....................	
Glycéro-phosphate de fer...........	25 —
Extrait de noix vomique..............	2 —
Saccharine	q. s.

M.

Tous les jours, douche froide, en jet brisé, sur le tronc, de 40 secondes, le matin. Vers cinq heures, un bain électrostatique de 35 minutes. Soigner les troubles digestifs, qui causent et entretiennent souvent le nervosisme.

(Voir *Estomac.*)

La peau chez les nerveuses. — La majeure partie des affections de la peau semble sous la dépendance directe de causes nerveuses. Aussi, ne faut-il pas s'étonner si le symptôme dominant, intense, précoce, persistant, est souvent la démangeaison. Elle précède même, parfois, la lésion cutanée.

La femme, dont la nervosité est plus marquée, ordinairement, que celle du sexe masculin, se trouve, par cela seul, prédisposée à ces dermatoses, que l'on voit même, en dehors de toute prédisposition, éclore sous l'influence d'un violent ébranlement de la sphère psychique : c'est ce que nous nommons le *choc moral.* J'ai insisté sur ces causes importantes dans mes ouvrages sur la beauté et sur les affections de la peau.

En dehors de l'action nerveuse, la fonction digestive troublée se reflète volontiers sur la peau. La présence de la bile dans le sang, celle de l'urée et de l'acide urique dans les tissus, peuvent provoquer des floraisons sérieuses d'eczéma ou de prurigo. Il y a donc toujours avantage à accélérer la nutrition et à favoriser l'élimination régulière des matières organiques par les purgatifs, les diurétiques, les dépuratifs. C'est seulement après ce travail de déblaiement qu'il faut songer à une stratégie antispasmodique, reposant principalement sur l'emploi des agents physiques : cure d'air et cure d'eau, hydrothérapie, électricité, régime alimentaire spécial bien réglementé.

Névralgies

Il n'est pas de mal plus douloureux que la névralgie, principalement lorsqu'elle occupe la face, si étrangement riche en filets sensitifs de la cinquième paire, surtout en la région des maxillaires. Or, tout le monde peut remarquer combien la névralgie trifaciale est devenue fréquente, dans la clientèle journalière, depuis une quinzaine d'années surtout et probablement à la faveur de la constitution grippale épidémique, qui s'éternise dans nos régions. Les élancements paroxystiques du tic douloureux, si comparables aux cruelles fulgurances des tabétiques, se marient aux contractions des muscles faciaux : on les voit même, parfois, se compliquer de zona ophtalmique, surtout lorsque le traitement est négligé ou insuffisant.

A vrai dire, la guérison absolue de la névralgie faciale est fort rare. Ce qu'on doit seulement poursuivre et souhaiter dans la pratique, ce sont les longues rémissions (qui équivalent presque à des guérisons, si elles se succèdent) ; c'est aussi la complète accalmie des paroxysmes. Or, ces deux buts sont parfaitement atteints par l'administration régulière de pilules antinévralgiques composées de deux centigrammes de valérianate de quinine, un centigramme d'extrait d'aconit et deux centigrammes d'extrait de jusquiame. Par le prompt secours de cette médication, nous empêchons la congestibilité facile des éléments nerveux et nous apaisons leur irritation acquise. C'est de la thérapeutique étiologique, à la fois prophylactique et curative. Dans les crises violentes, une pilule toutes les heures, jusqu'à sédation, devra être administrée : la dose diminuera, ensuite, progressivement, au fur et à mesure des améliorations obtenues.

Les pilules antinévralgiques précédentes apportent aussi une analgésie remarquable, dans les cas de migraine ophtalmique, alors qu'à l'irritation du trijumeau se joint celle du sympathique cervical. Mais il faut se souvenir que la fatigue oculaire est souvent cause d'insomnie et de migraine, surtout si les yeux souffrent d'un vice accommodatif. Il est donc indiqué de remédier, tout d'abord, aux anomalies de la réfraction, chez les surmenés de la vision : les pilules précédentes feront certainement le reste.

Lorsque l'état céphalique s'accompagne de gastricisme, ce qui est assez fréquent, le traitement devra toujours être précédé d'une bonne purgation. On songera (pour les combattre médico-chirurgicalement) aux diverses causes dentaires, auditives, nasales, etc., du tic douloureux.

Ainsi que la neurasthénie, la névralgie est fille de l'arthritisme : les troubles nutritifs de cette diathèse prennent même une part dominante dans la déchéance structurale des cellules nerveuses. Combattons donc toujours, de bonne heure, la névralgie, avant que la névrite ait fait dévier de son type normal la texture intime des éléments nerveux. A mon avis, la sensibilité exquise de l'arthritique au moindre froid, au plus mince courant d'air explique fort bien la genèse des perturbations névralgiques chez ce diathésique. Son système nerveux central, offensé par les toxines de déchéance et par l'artério-sclérose, se trouve, d'ailleurs, ancestralement prédisposé à l'excitabilité. N'oublions donc jamais, chez l'arthritique, de soigner l'estomac et de diminuer, par l'hygiène et le régime, la fabrication des poisons endogènes.

Ce qui nous prouve l'action spécifique des pilules antinévralgiques, c'est qu'elles ne bornent pas leur effet à la sédation des souffrances: elles atténuent et suppriment, au cours de la névralgie faciale, les mouvements systématisés et involontaires, si pénibles pour le malade, dans leur processus stéréotypé. Au surplus, il n'est pas douteux que le repos des nerfs et le retour du sommeil possèdent, sur le *tic* proprement dit, une action antispasmodique notoire. Du même coup, les troubles du caractère, confinant parfois à l'hypocondrie, s'atténuent parallèlement.

Dans la névralgie intercostale, le succès est plus rapide et plus complet encore. Dans la névralgie lombo-abdominale de la femme, il faut toujours combattre la cause et soigner l'utérus, si l'on veut prévenir, efficacement, le retour des douleurs.

La sciatique, ce banal représentant de la noble famille neuro-arthritique, est l'apanage surtout des descendants de goutteux. On la voit souvent s'installer sous la forme d'un sournois lumbago, qu'exagèrent bientôt la marche, la simple station debout. L'administration régulière des pilules antinévralgiques supprime les paroxysmes de la sciatique, les douleurs crampoïdes, les cuissons lancinantes, voire même les désagréables fourmillements.

La sciatique éclatant surtout la nuit, je me trouve bien d'ajouter, le soir, au traitement, cinq milligrammes de chlorhydrate de morphine, chaque demi-heure, jusqu'à sommeil. Les courants continus et les bains sulfureux et salins, très chauds, compléteront la cure, avec l'avantage, en ce qui concerne la sciatique (maladie essentiellement rebelle et récidivante) d'éloigner les troubles trophiques et d'empêcher les déformations et claudications, qui réduisent si souvent les sujets à l'état d'infirmes ou de valétudinaires. Le port habituel du cuissard élastique bien ajusté, les cures d'eaux et celles d'altitude rendent, également, d'incontestables services pour prévenir les rechutes.

Dans cette névralgie si commune, l'atrophie musculaire est, évidemment, *le point noir*. Or, c'est par la neutralisation précoce de l'élément *douleur* que nous empêcherons, le plus victorieusement, les troubles nutritifs et la dégénérescence graisseuse des fibres musculaires, ainsi que les déformations scoliotiques ou cyphotiques des vertèbres, dont l'origine première réside dans les contractures *par appréhension*.

(Voir *Sciatique.*)

Nez

Hygiène et beauté du nez. — Le nez est, à coup sûr, l'élément le plus éloquent de l'harmonie faciale. « Si le nez de Cléopâtre eût été plus court, affirme le peu folâtre auteur des *Pensées*, toute la face du monde en eût été changée ! » Les locutions proverbiales « avoir du nez, mener par le bout du nez, etc. », prouvent, d'autre part, l'importance psychologique de cet appendice physionomique. Enseigne du caractère, le nez a, du reste, d'étroits rapports avec le cerveau. Il est le vestibule des poumons, etc., etc...

Un nez mal fait, trop long ou trop gros, est susceptible d'être corrigé par la *rhinoplastie:* cette opération réparatrice, qui nous vient de l'Inde, est surtout en vogue dans le pays qui a placé le chirurgien sur un trône (je veux dire les Etats-Unis).

Le nez, réceptacle de microbes, demande à être fréquemment lavé et détergé, dans le but préventif d'échapper aux pneumonies et aux bronchites... ou, plus simplement, dans le but d'entretenir la perméabilité parfaite de l'organe.

A la respiration par le nez, en effet, se lie étroitement une excellente santé. Les déviations de la cloison nasale, fréquentes chez les enfants, se traduisent par l'oppression, les coryzas à répétition, la sécheresse de la gorge, les troubles de l'audition. On les soigne par les irrigations nasales, les appareils de redressement, l'électrolyse et (en cas d'insuccès) par les opérations sanglantes...

Comment traiter le *nez rouge?* Je conseille habituellement les scarifications ou les électropunctures nombreuses, suivies de badigeonnages à l'alcoolé de tannin. Le Dr Helbing, soucieux de remédier, radicalement, à une infirmité ridicule, qui assimile, dit-il, à distance, la plus jolie femme à un vulgaire signal de chemin de fer, conseille l'application du courant galvanique. On applique les deux pôles sur le nez et on le frictionne légèrement, ou on le percute doucement avec les électrodes. La force du courant doit être graduée de façon à ne pas provoquer une sensation de brûlure. Après la séance, le nez est beaucoup plus rouge qu'avant ; mais ce n'est plus un rouge violacé, c'est un beau rouge rubis, qui dure de deux à quarante-huit heures. Les applications doivent être répétées tous les deux ou trois jours. La méthode demande de la patience et un nombre assez considérable de séances (de dix à quinze au minimum et quelquefois jusqu'à trente). Mais, même dans les cas les plus rebelles, le succès sera toujours la récompense de la persévérance : je puis l'affirmer en conscience.

Par sa situation médiane, sa forme si variée, ses étroits rapports avec les centres nerveux, le nez joue l'un des rôles prédominants dans l'expression faciale. *C'est la clef de voûte du visage.* Aussi, ses plus petites anomalies nuisent-elles singulièrement à l'harmonie générale de la physionomie, c'est-à-dire à la beauté.

La beauté esthétique du nez est étroitement liée à la verticalité de l'os maxillaire supérieur. Les plus malins n'y peuvent pas grand'chose, en fait d'intervention modificatrice. Mais, du côté de la cloison des fosses nasales, de la charpente cartilagineuse et même osseuse, nous avons aussi des causes de malformations qu'il est, jusqu'à un certain point, loisible à la chirurgie de modifier et de corriger.

Les nez trop longs, trop gros, aplatis, ensellés, bifides, hypertrophiés par l'acné ou d'autres maladies, sont fréquemment modifiés avec bonheur par le moyen des *autoplasties*.

Ce ne sont point là, tant s'en faut, des opérations nouvelles, puisque leur origine est probablement hindoue : les prêtres brahmanes taillaient sur la peau du front un lambeau, tenant par un pédicule, vers la racine du nez, à la peau restée saine, et la seule torsion de ce pédicule permettait d'appliquer ce lambeau sur la peau avivée de la région nasale et de remplacer ainsi un nez défectueux ou absent.

Aujourd'hui, on pratique surtout des *rhinoplasties* partielles, plutôt que des restaurations totales. Ce sont des *replantations*. La rhinoplastie totale, sans squelette nasal, n'a fourni que des résulats déplorables. En l'absence de charpente osseuse suffisante, la forme sculpturale du nez fait défaut et, avec elle, disparaissent toute symétrie, toute harmonie faciales. Une bonne prothèse métallique est, dans ces cas, toujours préférable, surtout au point de vue esthétique.

Lorsqu'on pratique des autoplasties partielles (aussi bien sur le nez que sur d'autres parties du visage) pour causes de cicatrices, de brûlures, plaies ou ulcères, de mutilations (tentatives de suicide), etc., il faut savoir calculer exactement à l'avance les effets de la rétraction cicatricielle des tissus. Le succès opératoire est à ce prix.

Dans ces derniers temps, le chirurgien viennois Gersuny a ouvert de nouveaux horizons à ces interventions de prothèse esthétique sur le visage, par l'ingénieuse méthode des injections de paraffine. Il est possible d'améliorer ainsi diverses déformations du visage et de contrebalancer les résultats vicieux de certaines cicatrices rétractées et par trop visibles.

La paraffine, préalablement stérilisée, est injectée à une température de 42°, au moyen de l'aiguille de Pravaz, après compression exercée sur les parties voisines pour l'empêcher de fuser et de se répandre en masse. Peu à peu, les parcelles de cette cire minérale viennent combler et arrondir la région à modifier ; la paraffine s'y modèle à merveille et y constitue des nodules, de consistance cartilagineuse, qui ne jouent pas le rôle de corps étrangers et ne provoquent que bien rarement des phénomènes de réaction inflammatoire au sein des tissus. Elle subit cependant à la longue une certaine résorption, mais se trouve remplacée, au fur et à mesure de son départ, par un tissu conjonctif ou cellulaire de nouvelle formation, qui assure la persistance définitive du résultat plastique obtenu.

C'est ainsi que les nez aplatis ou effondrés, les joues affaissées et tombantes, les bajoues, certains becs-de-lièvre mal opérés, certaines malformations des sinus ou atrophies des cornets peuvent être rapprochés de l'intégrité apparente, par cet acte de prothèse correctrice et de restauration plastique qui restera, à coup sûr, comme l'une des plus curieuses inventions de la chirurgie *modern-style*.

Traitement du nez rouge. — Lorsque le « nez rouge » dépend d'un état séborrhéique de la peau, on voit suinter parfois sur l'organe, un liquide huileux et brillant. Voici le traitement que j'ai préconisé, dans mes livres sur la beauté, contre cette affligeante infirmité, qu'un de nos correspondants appelle un « chasse-fiancée » ;

1° Tous les matins, lotions avec le mélange suivant, préalablement chauffé :

Eau de roses	} àâ	100 gr.
Liqueur d'Hoffmann	}	
Sulfate de magnésie		10 —
Hyposulfite de soude		25 —

M.

2° Le soir, étaler sur le nez la mixture suivante :

Glycérine pure	60 gr.
Résorcine	10 —
Huile de Haarlem	2 —
Essence d'iris	1 —

M.

Peut-on changer la forme du nez? — Oui ; mais les opérations chirurgicales (rhinoplastie) ne se pratiquent que dans les hypertrophies notables. Quant à la forme des narines, aux déviations de la cloison nasale, aux difformités affectant l'épiderme et le derme de l'organe, elles peuvent être convenablement modifiées par les soins (variables selon les cas) d'un médecin compétent.

Fissures douloureuses des narines. — Pansement, trois fois par jour, avec grain de blé de :

Lanoline	20 gr.	
Liqueur Van Swieten	10 —	
Salol	2 —	

Formule de poudre très efficace contre le coryza :

Lactose pulv	10 gr.	
Salicylate de bismuth	5 —	
Naphtaline	2 —	
Menthol	0 —	50
Chlorhydrate de cocaïne	0 —	30

M.

A priser toutes les deux heures.

Contre les « points noirs ». — Frictions, trois fois par jour, avec un linge imbibé de :

Teinture de quillaya	20 gr.	
Ammoniaque liquide	4 —	
Essence de wintergreen	2 —	

M. S. A.

On lave à l'eau tiède dès qu'on ressent de la cuisson.

Engelures du nez. — J'ai employé, dans plusieurs occasions, contre l'engelure du nez, un remède de bonne femme qui m'a fort bien réussi : à l'aide du vulgaire cœur de fromage à la crème, on confectionne une sorte de cataplasme, que l'on renouvelle, trois ou quatre fois par vingt-quatre heures, pendant trois jours. C'est un moyen héroïque, bien que ruineux... pour le pharmacien.

Couperose du nez. — Pour le traitement curatif de la couperose, les scarifications ont le grand inconvénient de faire saigner, de laisser des cicatrices blanchâtres quadrillées et d'exposer à des récidives rapides dans le lacis des petits vaisseaux. Le procédé de choix est, aujourd'hui, l'électropuncture, ou ponction par l'électrolyse : à l'aide de l'aiguille très fine (un dixième de millimètre) et du courant continu, on obtient un résultat parfait en quelques séances. L'intervention ne laisse aucune trace, toute rougeur du visage disparaît et la récidive des arborisations variqueuses n'a jamais lieu, si le sujet s'astreint au traitement général que j'ai décrit. (Voir *Couperose.*) L'électropuncture est un procédé plus parfait, plus rapide et bien moins onéreux que tous les autres, entre les mains d'un opérateur habile.

Pommade contre les croûtes des narines :

Pommade u précipité blanc......	ãã	10 gr.
Vaseline riquée......................		
Oxyde de zinc......................		5 —
Acétate de plomb....................		0 — 24

Mêlez. — Usage externe.

Noix, Noisettes

Conviennent surtout à l'état frais ; sèches, elles sont peu digestibles.

Le brou de noix et l'extrait de feuilles de noyer peuvent servir à préparer un sirop et un élixir excellents pour les enfants scrofuleux et pour les jeunes filles candidates à la tuberculose.

Nouilles

L'un des meilleurs aliments pour les estomacs délicats, ainsi que le macaroni (sans fromage).

Obésité

Comment maigrir? — Il faut surtout supprimer de l'alimentation les boissons et les aliments aqueux ou liquides, restreindre les graisses et les féculents, prendre, une ou deux fois par semaine, une purgation à base de scammonée ou de magnésie. Comme la restriction des boissons est dangereuse chez les arthritiques (goutte, gravelle) et que ces diathésiques sont fréquemment obèses, on leur conseille, à volonté, le thé très chaud, sans sucre ni lait, aux repas.

La viande maigre, le poisson grillé (sauf saumon, hareng, anguille) sont conseillés aux obèses. Il en est de même du pain grillé, dont on ne saurait faire de grands abus ; des légumes non farineux, préparés avec très peu de beurre ; du sel et des acides. La charcuterie, les champignons, les fromages gras, le bouillon, le lait, le cacao, les liqueurs, le vin pur, la bière sont mauvais pour les gens gras.

Voici un exemple de bon régime, capable de faire perdre au moins trois livres de graisse par quinzaine :

Le matin, 150 grammes de thé ou de café, avec 75 grammes de pain grillé et légèrement beurré. A midi, 120 grammes de viande ou de volaille, 50 grammes de pain, 100 grammes de légumes verts, 100 grammes de fruits ; thé très chaud comme boisson. Au dîner, deux œufs à la coque, 100 grammes de viande, 50 grammes de légumes verts et de salade, 60 grammes de fromages secs ; compote peu sucrée à discrétion ; 3 à 400 grammes de vin blanc coupé d'un tiers d'eau.

L'exercice sous toutes ses formes, l'hydrothérapie, les frictions, le massage, les bains sulfureux, contribuent à amener l'amaigrissement souhaité. Comme médicaments, outre quelques purgations, je prescris volontiers, chaque matin, la poudre suivante :

Lactate de soude..........................	5 gr.
Iodure d'ammonium.........................	0 —. 50

M. S. A.

Quelle est la boisson la plus recommandable pour les personnes disposées à l'embonpoint? — Je recommande les boissons chaudes au repas : pendant la saison d'hiver, la meilleure boisson, la plus tonique et la plus convenable aux personnes qui ne désirent pas engraisser, consiste dans du thé bouillant, additionné d'un tiers de vieux bordeaux.

Contre les bourrelets graisseux. — On peut essayer de faire résoudre les bourrelets graisseux du bas du visage, des hanches, etc..., par le moyen des applications de compresses saturées de sel ammoniac et les frictions de pommade iodurée, ainsi que par la compression méthodique. Ces moyens doivent être naturellement aidés par le régime et la médication que j'ai exposées, ici, contre les tendances adipeuses générales.

Que faut-il penser du traitement de l'obésité par les préparations thyroïdiennes? — C'est un traitement parfois utile, mais souvent dangereux : il détermine, en effet, des accidents graves (étisie, troubles du cœur). Il est souverainement nuisible à l'intérêt des malades de se soigner par la thyroïdine sans l'avis préalable et la surveillance soutenue du médecin. Les préparations de thyroïdine ne devraient, d'ailleurs, être délivrées que sur ordonnances..., si l'anarchie ne régissait point la profession médico-pharmaceutique en France.

Œil

Corps étrangers dans l'œil. — Les accidents qui résultent de l'introduction d'un fétu dans l'œil peuvent être très graves; il faut pouvoir y remédier aussitôt. Pour cela, on écarte du globe de l'œil la paupière inférieure et on laisse tomber, dans la cavité ainsi obtenue, une graine de lin. On ferme l'œil. La graine se colle d'abord au globe ; bientôt elle se recouvre d'un mucilage épais qui lui permet de glisser aisément en tout sens ; enfin, au bout d'un temps plus ou moins long, elle sort toute gluante par le coin interne, avec le corps étranger accolé.

Yeux cernés et boursouflés. — Pratiquer, matin et soir, des onctions douces avec gros comme un pois de la pommade suivante :

Lanoline pure..............................	40 gr.
Eau de Pagliari...........................	20 —
Sulfate d'alumine.........................	10 —
Essence de citron.........................	X gtt.

M.

Contre l'irritation des paupières causées par les larmes. — Les baigner d'eau chaude, où l'on aura fait dissoudre, par verre, deux grammes d'acide borique et un gramme de salicylate de soude.

Faiblesse visuelle. — Lorsque les yeux se fatiguent au travail et que cette fatigue est due à une simple faiblesse de l'accommodation, je conseille, trois fois par jour, les frictions autour des orbites avec le mélange suivant :

Baume de Fioravanti......................	60 gr.
Teinture de fèves de Calabar.........	10 —
Ether acétique.............................	5 —
Eugénol ou cinnamol.....................	1 —

M.

Œufs

Pour conserver les œufs. — L'une des meilleures méthodes est celle de Bouland, qui consiste à plonger dans de l'eau boriquée bouillante des œufs du jour même et exactement nettoyés. Après cette immersion rapide, il les place dans de l'huile salicylée bouillie qui les conserve pendant un temps très prolongé.

L'Amérique, pays des inventions, a, récemment, imaginé un nouveau mode de conservation.

Ce moyen consiste à casser les œufs et à en verser le contenu dans des caisses de fer-blanc hermétiquement fermées. Ces caisses ou *tambours*, peuvent en contenir de 1,000 à 1,500. Elles sont munies d'une ouverture circulaire par laquelle on introduit le contenu des œufs et qui est fermée au moyen d'un bouchon de liège scellé à la cire. A leur arrivée, on y met une canule à clef au moyen de laquelle on les tient en vidange, pendant quelque temps. Ce mode de transport assez original donne, dit-on, de bons résultats. Il est inutile de dire que les œufs ainsi conservées sont destinées à la pâtisserie.

Ongles

Peut-on fortifier les ongles? — Assurément. Le mode de nutrition des ongles étant le même que celui des poils, il est rationnel de donner, à l'intérieur, les préparations capables d'augmenter la solidité du squelette minéral dévolu à ces produits sécrétoires épidermiques, ainsi que les définit l'anatomie. Avant chaque repas, je prescris donc l'un des cachets suivants :

Soufre lavé pulv.	0 gr. 20
Hypophosphite de chaux	0 — 20
Silicate de potasse	0 — 05
Arséniate de fer	0 — 01
Lactate de manganèse	0 — 05

M.

Pour un cachet.
Faites-en soixante : deux par jour.

En même temps, je fais badigeonner, matin et soir, la matrice de l'ongle, c'est-à-dire la région où l'ongle s'implante et puise sa nutrition, avec le mélange suivant :

Huile de bouleau	10 gr.
Teinture de styrax	5 —
Essence de miel d'Angleterre	X gtt.

M.

On recouvre de ouate. Au bout d'un mois, les ongles se fortifient et deviennent moins cassants. Il n'est pas rare de voir disparaître les taches et les inégalités disgracieuses de cet organe assez important pour la défense... de la beauté féminine.

Quant aux petites *taches blanches* qui constellent parfois les ongles (*achromie*) et auxquelles le vulgaire donne les noms bizarres de *mensonges* ou *fleurs des ongles*, personne n'a jamais expliqué leur raison d'être : le traitement en est, pour cette cause, absolument inconnu. Je conseille simplement de les masquer à l'aide d'un vernis rose spécial, qui se vend chez tous les parfumeurs ou marchands de nouveautés.

Manie de se ronger les ongles. — Les moyens médicaux et pédagogiques échouent généralement contre ce *tic* spécial, qui est une des nombreuses formes du nervosisme constitutionnel. On a, dans ces derniers temps, préconisé, avec un certain succès, contre l'*onychophagie*, les pratiques hypnotiques (Bérillon). Mais j'estime que c'est faire de la thérapeutique un peu à la manière de l'ours de la fable, et qu'il faudra s'en tenir, le plus ordinairement, à la suggestion en état de veille (ce qui revient à répéter le plus possible l'injonction de cesser ledit rongement).

Fragilité des ongles. — La fragilité des ongles, caractérisée par l'amincissement, les cannelures, les dédoublements, fissures et sillons de ce petit organe, qui paraît rayé, strié, déchiqueté, etc., est une affection indolente, plus fréquente en hiver et affectant plus spécialement l'index et le médius. C'est un trouble de nutrition assez analogue à la fragilité des cheveux et à certaines lésions sèches de la peau. Elle relève surtout d'un bon traitement général reconstituant. Les ongles sont, d'ailleurs, souvent le miroir des affections constitutionnelles : il n'y a qu'à regarder ceux des poitrinaires.

Les ongles des doigts croissent d'un millimètre par semaine. Les ongles des orteils croissent quatre fois moins vite (1 millimètre par mois). En se basant sur cette loi, établie par Beau, on détermine avec la plus grande précision, la chronologie d'une blessure ou d'une altération unguéale.

L'ongle incarné. — Sous l'influence de chaussures trop étroites et mal faites, les personnes lymphatiques voient l'ongle de leur gros orteil pénétrer les chairs latérales, qui s'enflamment et s'ulcèrent. C'est une affection fréquente, surtout chez celles qui ont l'habitude de couper leurs ongles en rond, coupe élégante, mais dangereuse. « Dans la plupart des souliers, dit joliment Meyer, les orteils sont placés à la diable, comme une nichée de jeunes chiens dans un panier. » Il est certain qu'avec une chaussure souple, ne comprimant pas les orteils, avec les ongles coupés en carré, avec des soins de propreté fréquents et minutieux, on évitera la plupart du temps l'ongle incarné.

Lorsque celui-ci est établi, il nécessite une opération chirurgicale. Mais avant de s'y résoudre, je conseille toujours, préalablement, d'employer les badigeonnages locaux avec le perchlorure de fer, répétés journellement. J'ai ainsi obtenu de nombreux résultats curatifs, dans des cas déclarés justiciables seulement d'une intervention sanglante.

Oreilles

(Hygiène et Médecine)

Bourdonnements dans les oreilles. — Leur traitement est très variable, suivant leur origine. Il faut, d'abord, essayer les douches d'air dans la caisse du tympan au moyen de la poire Politzer ; donner, à l'intérieur, du bromure et de l'iodure de potassium, un gramme de chacun tous les jours ; entretenir la liberté du ventre par les laxatifs et les lavements ; modifier l'état nerveux général par l'hydrothérapie. Localement, je me suis bien trouvé des instillations faites, matin et soir, avec dix gouttes du mélange suivant dans les oreilles :

Eau distillée	20 gr.
Sulfate d'atropine	0 — 02
Hyosciamine	0 — 05

M. S. A.

Je fais aussi frictionner derrière les pavillons avec la pommade à la vératrine au dixième.

Les chagrins, les veilles, les excès de travail, les troubles de l'estomac constituent des causes puissantes d'aggravation chronique pour les bruits des oreilles. L'hygiène peut donc beaucoup pour atténuer cette obsédante infirmité.

Contre la surdité nerveuse. — Faire tomber dans chaque oreille, matin et soir, deux gouttes de ce liquide, préalablement chauffé au bain-marie :

Eau distillée de basilic................ } Glycérine extra pure................ }	ãã 5 gr.
Huile de cajeput.........................	2 —
Sulfate neutre d'atropine..............	0 — 05

M.

Surdité intermittente. — Certaines personnes ont, le matin et dans le courant de la journée, une dureté extrême de l'ouïe et, dans la soirée, les mêmes personnes entendent parfaitement. Cet état est dû à des gonflements congestifs des trompes d'Eustache. Le traitement purement local, s'adresse à ces derniers organes et regarde le spécialiste autorisé.

Peut-on effacer les traces du percement lobulaire des oreilles? — Assurément oui, mais seulement par une opération autoplastique.

Oreilles portées en avant. — Pour remédier, chez les enfants, à cette disgracieuse déformation qui nuit beaucoup à l'expression physionomique, il suffit de maintenir, la nuit, à l'aide d'un bandage élastique approprié, appliqué plusieurs mois, les oreilles contre les parois craniennes.

(Voir *Surdité, Audition.*)

Opérations chez la femme

Les souffrances, chez la femme, sont presque toujours liées à des perturbations anatomiques ou fonctionnelles, dans les organes spéciaux au sexe féminin : *propter uterum, mulier est id quod est,* dit un axiome immortel... L'hygiène et la médecine féminines doivent donc consister tout d'abord dans la conservation et le perfectionnement de ces organes. Vainement, pour faire disparaître des désordres nerveux graves et d'un péril vital imminent ; vainement, quelques chirurgiens ont préconisé l'ablation des organes incriminés, comme, dans les cas de névralgie faciale rebelle, le dentiste extirpe la dent malade ! L'expérience a démontré qu'après ces opérations prétendues radicales, les pauvres femmes continuent à souffrir comme par le passé...

Et la chose est fort compréhensible. L'ablation d'organes importants est une perte sèche pour le stimulus vital et pour l'équilibre nerveux, en vertu de la loi de Brown-Sequard : toutes les glandes donnent au sang des principes, dont l'absence se fait cruellement sentir après leur extirpation ou leur destruction morbide.

Cette loi se vérifie surtout lorsqu'il s'agit des glandes sexuelles. L'ovariotomie est souvent suivie de douleurs nerveuses intolérables, diminution de l'intelligence, insomnie, mélancolie, troubles digestifs, conduisant à l'inanition progressive, vieillesse anticipée de tous les organes, langueur et épuisement de toutes les fonctions. Les désordres constitutionnels, sollicités par la grande chirurgie féminine, ont été, d'ailleurs, suffisamment décrits, pour que je n'aie point à m'étendre ici sur les misères et les infirmités, par trop tangibles, engendrées par l'acte opératoire dans le sexe faible.

La génération actuelle portera dans l'histoire de la médecine, devant la postérité, le remords de ses excès chirurgicaux. D'abord, c'est une absurdité de rapporter, en tout et toujours, aux organes générateurs toutes les souffrances accusées par le sexe féminin. Souvent coupables, ceux-ci sont parfois indemnes. Il ne faut pas exploiter les martyres du système nerveux, au point de les décider à sacrifier des organes dont la mutilation n'est pas nettement indiquée. Nos ancêtres médicaux, plus sages, moins audacieux et plus honnêtes, laissaient, comme l'a dit Florence, à la nature « le soin de se débrouiller des affections dites incurables ». Ils agissaient lentement et prudemment envers celles qui étaient curables. Malheureusement, l'antisepsie a favorisé l'audace chirurgicale et absous, jusqu'à un certain point, la transgression du devoir conservateur. Tous les bons esprits doivent réagir, le plus possible, contre les excès de la chirurgie.

Pain

Le pain naturel. — Que faut-il penser du pain *complet* ou naturel, c'est-à-dire fabriqué avec la totalité des principes du blé ? Ce pain est plus azoté, plus riche en gluten et, par conséquent, plus nutritif que le pain blanc dit *de gruau*. Il contient plus de phosphates et plus de matières grasses. Mais il ne convient pas à tous les estomacs : il est indigeste et mal toléré par bon nombre de citadins. De plus, sous peine de provoquer la diarrhée, c'est-à-dire le défaut d'assimilation alimentaire, ce pain doit être consommé en très petite quantité. Pour ma part, je le recommande aux gros mangeurs de viande, souvent constipés, ainsi qu'aux femmes et enfants qui ont besoin de « rafraîchir » leurs intestins, rarement doués de la liberté nécessaire.

Pour éviter les inconvénients du pain naturel sur l'estomac et l'intestin (flatulences, pyrosis, diarrhée, etc.), il faut donc en manger modérément. Il est préférable de le faire préalablement dessécher au four en tranches minces. Il est alors beaucoup mieux toléré.

Le pain blanc, si recherché dans les villes, est inférieur au pain bis, quant à sa valeur intrinsèque. On en jugera par les chiffres suivants :

Pour un kilogramme de pain :

Analyse :	Pain de l'Assistance publique.	Pain de la Manutention militaire.
Chaux	0, 39984	0, 41968
Acide phosphorique ou phosphate de fer	0, 05488	0, 17300
Magnésie	0, 42808	0, 78840
Acide phosphorique, non compris celui du phosphate de fer	2, 48176	3, 98496
Acide phosphorique	2, 53654	4, 15796

Le pain de l'Assistance publique renferme beaucoup moins d'acide phosphorique que le pain de munition, et celui que les boulangers de Paris livrent aux riches en contient une quantité encore plus minime.

Palpitations nerveuses

A chaque repas, l'une des pilules suivantes :

Sulfate de spartéine..................	0 gr. 05
Extrait de valériane..................	0 — 10
Oxyde de zinc..........................	0 — 05

M.

Pour une pilule.

Le sac de glace ou la pulvérisation d'éther dans la région du cœur imposent souvent silence aux palpitations, qui réclament presque toujours une hygiène générale des plus sévères (suppression des stimulants, notamment du thé et du tabac, vie calme ; un ou deux litres de lait par jour à introduire dans l'alimentation, etc...).

Palpitations d'origine gastrique :

1° Tous les matins, une cuiller à soupe du sirop suivant :

Sirop de quinquina....................	300 gr.
Bromure de strontium..................	20 —
Menthol diss. dans l'alcool...........	1 —

M.

A prendre dans une tasse d'infusion chaude de pensée sauvage.

2° Avant chaque repas, l'une des pilules :

Extrait de noix vomique...............	0 gr. 05
Sulfate de spartéine..................	0 — 02
Quassine amorphe......................	0 — 02

M.

Pour une pilule. — Faites-en quarante (deux par jour).

3° Après chaque repas, dans un demi-verre d'eau, une cuiller à café de :

Glycérine très pure....................	300 gr.
Teinture de badiane....................	100 —
HCl médicinal..............................	15 —

M.

Parfums

Les plus hygiéniques sont les parfums naturels extraits des plantes : rose, bergamote, néroli, verveine, etc... L'ambre et le musc, parfums d'origine animale, excitent l'imagination et le sens sexuel. Les parfums artificiels nuisent au système nerveux. Les parfums composés (corylopsis, ess-bouquet, ylang-ylang, etc.) poussent à la mélancolie et aux états d'âme plus ou moins compliqués.

Il n'existe, d'ailleurs, dans la nature (même dans les fleurs vivantes), aucune odeur simple. Tout parfum est un mélange complexe de diverses senteurs.

L'industrie des parfums naturels, en France, est heureusement, encore assez *florissante* (terme de rigueur). Cannes et Grasse récoltent annuellement 150,000 kilogrammes de fleurs d'orangers, 40,000 de roses, 50,000 de jasmin, 25,000 de violettes, 1,000 de tubéreuses, etc. Grasse fournit, à elle seule, 100,000 kilogrammes d'essence de lavande, 40,000 d'essence de thym, 20,000 d'essence de romarin, 2,000 de néroli, etc.

L'Angleterre donne annuellement, 6,000 kilogrammes d'essence de menthe poivrée. Grâce à un système d'irrigation, dû aux bienfaits du tout à l'égout et analogue au système anglais, Gennevilliers sera, bientôt, en mesure de battre, sur le marché, les essences d'origine anglaise. C'est la Bulgarie (particularité peu connue) qui fournit le plus d'essences de menthe, d'angélique et de valériane...

L'industrie des parfums naturels a, toutefois, fort à faire pour lutter contre les produits artificiels. C'est ainsi que le musc artificiel s'est répandu sur la parfumerie française, à la façon d'un véritable parasite. Signalons ici, à titre de curiosité, l'objet du brevet Mallmann, l'un des derniers pris pour la fabrication du musc artificiel :

Procédé de fabrication du musc artificiel au moyen des produits de la décomposition, ou mieux de la déshydratation du camphre par le chlorure de zinc. Ces produits sont ensuite transformés en dérivés nitrés.

Description. — On enlève au camphre une molécule d'eau au moyen du chlorure de zinc fondu ou de l'anhydride phosphorique. Les produits de la réaction sont soumis à la distillation fractionnée. On recueille à part ce qui passe de 180 à 230°. Le liquide rectifié sur du chlorure de calcium est mélangé à un volume d'alcool amylique de fermentation. La solution est introduite peu à peu dans cinq fois son poids d'un mélange de une partie d'acide sulfurique de Nordhausen et sept parties d'acide sulfurique à 66°. Après une agitation de trois ou quatre heures, on dilue le liquide dans l'eau, puis on neutralise par le carbonate de soude, et on agite de nouveau le liquide avec de l'alcool amylique. On sépare ensuite la dissolution amylique par décantation, on agite avec de l'acétate de plomb, on décante la partie surnageante jaunâtre, puis on évapore à une douce chaleur. Le produit amorphe obtenu est traité par douze parties d'un mélange à parties égales d'acide nitrique fumant et d'acide sulfurique à 66° B. On chauffe trois heures à 80°, puis on verse dans de l'eau froide ; le produit précipité est recristallisé et purifié dans l'alcool, et exhale l'odeur du musc naturel.

On est arrivé à reproduire aussi, artificiellement, les parfums de l'iris et de la violette, extraits de la térébenthine.

En partant du citral contenu dans l'essence de citronnelle dans la proportion de 7 %, Tiemann et Kruger ont pu obtenir l'ionone, qui possède l'odeur de l'irone, parfum de l'iris et de la violette. D'autres études ont été entreprises sur les essences de géraniums (Semmeler), de coriandre (Barbier), de lavande, de néroli (Bertram et Walbaum), de bergamote, d'eucalyptus, etc., etc.

Parmi les autres parfums artificiels qui se fabriquent industriellement, citons l'aubépine (aldéhyde anisique), obtenu par l'oxydation de l'anéthol ; la néroline et le yara-

yara, préparé en traitant le benzo-naphtol sodé par l'iodure de méthyle ; le terpynéol (Vallach) ou terpylénol (Bouchardat) que l'on peut préparer en partant du dipentène ; la vanilline et l'héliotropine se fabriquent aussi artificiellement ou par synthèse : personne ne l'ignore.

Pour récompenser nos lectrices d'avoir lu, jusqu'au bout, ces horribles détails techniques, je vais leur faire cadeau d'une formule délicieuse d'un parfum de « ménage » (comme les liqueurs *dito*, qui ne sont pas, parfois, les plus mauvaises). Cette formule, que je tiens d'une de mes plus charmantes clientes, peut se libeller ainsi :

1° Prenez : racines d'iris, 60 grammes, benjoin vanillé, 30 grammes ; clous de girofle, 30 grammes ; muscade, 30 grammes, cannelle de Ceylan, 30 grammes ; sels anglais, 200 grammes ; cassonade, 200 grammes ; fleurs de lavande, 250 grammes. Pilez longuement et mélangez dans un bocal ;

2° Ramassez, à mesure de leur floraison, les fleurs de roses rouges, œillets rouges, héliotrope, thym, romarin, laurier, verveine, absinthe et menthe ; étendez-les, sur une large feuille de papier, à l'ombre, dans une pièce fraîche et sèche ; les saupoudrer de sel et les retourner jusqu'à complète dessication ;

3° Mettez, dans une jarre, une couche du mélange n° 2, une couche de sel fin, une couche du mélange n° 1 ; puis, fermez le bocal, après y avoir versé un demi-litre d'eau de Cologne ou d'eau de Portugal. Agitez, de temps à autre, pendant huit jours, pour bien amalgamer le tout.

Voilà le parfum dit « pot-pourri ». On s'en sert pour donner une odeur suave et fraîche aux appartements, en en remplissant des coupes, des vases, des brûle-parfums...

Quand le « pot-pourri » a perdu son parfum, on le remet dans le bocal, avec de nouvelles fleurs, du sel et un peu d'eau de Cologne. Ainsi on le revivifie et il dure éternellement.

Voir aussi mon *Hygiène de la beauté*, où l'on trouvera les plus nombreuses formules.

Pour parfumer le papier à lettre et les enveloppes. — Imbiber plusieurs feuilles de papier buvard du parfum préféré, laisser sécher et les placer ensuite entre les cahiers de papier et les enveloppes.

Parfum préféré :

Extrait d'iris		6 gr.
—	de cassie	5 —
—	de vétiver	4 —
—	d'ambre gris	2 —
Alcoolé de roses		80 —
—	de bergamote	20 —

M.

Filtrez.

Tout le monde connaît l'héliotrope, cette plante à odeur si suave et si pénétrante, et il n'est aucun de nos lecteurs qui ne soit désireux d'en extraire et d'en conserver le parfum, soit pour la toilette, soit pour parfumer le linge.

Voici un procédé très simple.

Dans un litre, on introduit 5 grammes de teinture de benjoin, 25 grammes d'essence de bergamote, 25 centigrammes de vanilline ; on remplit le litre avec de l'alcool rectifié, on secoue bien, on laisse déposer, on filtre.

Pâtisseries

Les pâtisseries figurent parmi les causes les plus actives de la détérioration gastrique dans le sexe féminin, ainsi que chez les enfants. La brioche, la galette et la tarte sont principalement l'objet de la réprobation méritée des hygiénistes. Il faut éviter, avec soin, l'abus de ces aliments, aussi séduisants que dangereux, principalement chez les pâtissiers et dans les *five o'clock*.

On a signalé, principalement dans le pays de Caux, des pâtisseries (michons) colorées avec le jaune de chrome pour remplacer les œufs ! C'est un sel de plomb des plus dangereux. Signalons cette falsification pour les personnes qui aiment la villégiature et recherchent les aliments *naturels* de nos bons campagnards !

Paupières

Rougeurs et inflammations des paupières :

1° Compresses d'eau boriquée tiède et concentrée, appliquées plusieurs fois par jour, pendant cinq minutes, les paupières étant fermées ;

2° Onctions, tous les soirs, le long du bord libre des paupières, avec gros comme un grain d'orge de :

Cold-cream	15 gr.
Précipité rouge..........................	1 —

(Voir *Cils*, *Sourcils*, *Œil*.)

Peau

(Imperfections et Maladies)

Pour enlever les taches de la peau. — Lorsqu'elles sont dues à des substances colorantes végétales (encre, brou de noix, etc.), employer les acides : jus de citron, solutions d'acides oxalique à 10 %, ou chlorhydrique à 5 %, etc.

Pour enlever les taches d'encre sur les doigts. — Il suffit de les frotter avec un peu de laine imbibée d'une solution concentrée d'hypochlorite de potassium.

Rugosités de la peau du visage. — Lavage, le matin, à l'eau très chaude additionnée de glycérine bien pure. Tous les soirs, onctions de cinq minutes avec cette pommade :

Cérat de Galien..........................	40 gr.
Savon vert...............................	10 —
Résorcine	5 —
Oxyde de zinc............................	2 —
Iodure de soufre.........................	1 —

M.

S'abstenir de vin pur, de liqueurs et d'aliments gras en général. Bains sulfureux fréquents.

Efflorescences de la peau. — Régime doux : éviter l'excès des viandes et l'usage des boissons alcooliques, fermentées ou distillée Pratiquer des lotions chaudes, trois fois par jour, avec une petite tasse d'infusion de mélilot, à laquelle on mélange le jus de la moitié d'un citron (recommandé surtout aux peaux grasses).

Contre les engelures non ulcérées. — Bain sinapisé de cinq minutes, suivi de badigeonnages avec :

Teinture de capsicum	āā p. ég.
— de benjoin	
— de thébaïque	

M.

Ne jamais négliger le traitement général du lymphatisme : huile de foie de morue, sirop d'iodure de fer, préparations phosphorées et arsénicales.

(Voir *Engelures.*)

Contre la couperose. — Onction, tous les soirs, avec :

Teinture de tolu	āā 20 gr.
Lanoline	
Iodure de soufre	1 — 50

M. S. A.

Eczéma rebelle. — Essayer les frictions, trois fois par jour, avec le mélange suivant :

Cérat sans eau	100 gr.
Oléate de cuivre	20 —

M.

Recouvrir de ouate hydrophile.

(Voir *Eczéma.*)

Décoloration de la peau par places. — Cette affection, que nous appelons « vitiligo », est d'origine nerveuse. On y remédie, à l'intérieur, par l'arséniate de strychnine (2 milligrammes par jour) et l'hypophosphite de chaux (50 centigrammes); à l'extérieur, je préconise les frictions douces, trois fois par jour, avec :

Alcoolé de limon........................	p. ég.
— de roses........................	
— de capsicum..................	
— de fève de Calabar..........	

M.

Ne pas se décourager si le traitement est lent à agir : j'ai obtenu des succès après six, huit, et même dix-huit mois !

Lotion tonique contre l'affaissement de la peau. — Matin et soir, à l'aide d'une petite éponge :

Eau de menthe poivrée.................	200 gr.
Sulfate de cuivre ammoniacal.......	5 —
Alcoolé de néroli........................	10 —

M.

Laisser sécher.

Cette lotion raffermit la peau et empêche sa boursouflure par places (joues tombantes, inégalités des pores, *patte d'oie*, etc.). Les corps gras agrandissent souvent ces inégalités, et les astringents (tannin, sels de fer) ont l'inconvénient de dessécher l'épiderme et d'accentuer les rides commençantes.

Traitement des vergetures. — Bains de tannin deux fois par semaine. Electrisations (courants interrompus) ; badigeonnages, matin et soir, avec la glycérine alunée au dixième.

Pommade contre les gerçures des mains :

Menthol	0 gr. 75
Salol	1 — 50
Huile d'olive..................................	1 — 50
Lanoline	45 —

En application une ou deux fois par jour.

14

Guérison des points noirs. — Il y a deux espèces principales de points noirs. Les plus communs sont acnéiques et guérissent par les applications alcalines chaudes (glycérine boratée au cinquième, par exemple). Les autres sont des pigmentations anormales, nécessitant des préparations mordantes, comme toutes les pigmentations quelles qu'elles soient : éphélides, lentigo, etc.

Lorsque les point noirs sont très limités, on peut en faire l'ablation avec une fine aiguille et cautériser ensuite à l'éther pur.

(Voir *Acné.*)

Comment détruire l'épaississement de l'épiderme du genou causé par l'agenouillement? — Matin et soir, onctions avec gros comme une cerise de *glycérolé d'amidon salicylé :* 1 gramme d'acide salicylique pour 60 grammes de glycérolé.

Formule de crème pour raffermir la peau, empêcher le hâle et les gerçures :

Vaseline blanche	60 gr.
Naphtol	2 —
Glycérine	3 —
Biborate sodique	1 —
Essence de violette	1 —

Pelade

On nomme ainsi une chute de cheveux à marche rapide, s'effectuant sous la forme de plaques arrondies, dont la dimension varie depuis une grosse lentille jusqu'à une pièce de cinq francs, et dont les bords sont toujours nettement circonscrits. Certaines formes de pelade sont contagieuses : nombre d'épidémies de famille, d'école, de caserne, etc., ne laissent aucun doute à cet égard. On a incriminé surtout les coiffures et les instruments destinés aux soins de la tête, peignes, brosses, rasoirs, ciseaux, « tondeuses » surtout. Les fauteuils de théâtres, les cous sins de voitures ou de chemins de fer sont également suspects.

Cependant la majeure partie des cas de pelade ressortit à une origine nettement nerveuse et nullement parasitaire. On voit le mal éclater, souvent, à la suite du surmenage mental, d'une peur subite, d'un chagrin violent, d'une perturbation morale, qui viennent déséquilibrer le système nerveux. Les peuples latins, d'une sensibilité si affinée, sont tristement privilégiés sous le rapport de la pelade, maladie de l'enfance et de la jeunesse, affectant avec prédilection les hystériques et les névropathes de tout acabit. Actuellement, pour la plupart des spécialistes, la pelade est envisagée comme une « trophonévrose », c'est-à-dire un trouble nerveux de la nutrition du cuir chevelu.

Rarement l'affection débute par des démangeaisons. C'est la chute des cheveux, c'est l'apparition inusitée, sur la tête, de plaques unies et lisses, qui attirent l'attention. Remarquons, du reste, qu'on ne saurait guère se tromper à leur aspect glabre, lisse, blanc et brillant comme de l'ivoire poli. Rien d'analogue n'existe dans les teignes. Autour des plaques, les cheveux sont devenus secs, ternes, pulvérulents, dégénérés, altérés, atrophiés : leur implantation est si fragile qu'ils se laissent « cueillir » plutôt qu'arracher. C'est par l'extension des plaques et par la réunion de plusieurs voisines que l'on voit se former ces vastes surfaces dénudées, englobant parfois tout le cuir chevelu...

La durée de la pelade est toujours longue, surtout si les soins ont manqué d'être précoces et précis. Les plaques les plus lentes à disparaître sont celles des tempes et de l'occiput. Il n'est pas rare de voir les cheveux manquants repousser blancs : en les épilant à plusieurs reprises, on peut leur restituer, parfois, leur couleur primitive. Les récidives de la pelade sont d'une désolante fréquence : on a tout lieu de croire le malade guéri, et soudain une nouvelle plaque se montre, sournoisement, du côté opposé à celui traité. Le mal peut, d'ailleurs, atteindre la barbe et toutes les régions pileuses du corps : il peut même attaquer les ongles et occasionner leur chute.

Le traitement à conseiller consiste, tout d'abord, à faire couper les cheveux ras, tous les huit jours. On recommandera d'individualiser, avec le plus grand soin, les objets de toilette, la coiffure et même la literie, jusqu'à ce que les traitements antiseptiques aient neutralisé une contagiosité toujours possible. Le repos intellectuel, le séjour au grand air, les pratiques hydrothérapiques et électrothérapiques sont vivement à conseiller lorsqu'on suppose (ce qui est fréquent) avoir affaire à une forme nerveuse.

Dans ce cas, je fais prendre, avant chaque repas, une pilule ainsi composée :

Extrait de valériane....................	0 gr. 20
Arséniate de strychnine.............	0 — 01

M. S. A.

En hiver, j'ajoute deux cuillerées à soupe par jour d'huile de foie de morue iodoformée au centième.

Lorsqu'on est obligé (chose fréquente dans la pratique) de continuer la vie sociale habituelle, on peut maquiller les plaques par l'emploi d'un cosmétique noir antiseptique (parties égales de paraffine, de pommade au turbith et de noir de fumée) ou bien les masquer en y collant un emplâtre de Vigo, extérieurement garni de cheveux postiches. On évite ainsi les questions et regards indiscrets ou malintentionnés.

Il est indispensable d'épiler, sans regret, au moins une fois par semaine, le pourtour des plaques, jusqu'à ce que la pince arrive à rencontrer des cheveux résistants : je dis « sans regret », parce qu'il s'agit de poils morts et fatalement condamnés à la chute.

Pour favoriser la repousse sur la place dénudée, il faut avoir recours à la méthode irritante. On a réalisé l'irritation de bien des manières : j'ai vu, lorsque je faisais mes études, il y a vingt-huit ans, employer le vésicatoire et l'huile de croton, alors qu'aujourd'hui des praticiens autosés démontrent que l'emploi convenable d'une brosse à crins raides suffit pour stimuler la léthargie papillaire, sans qu'il soit besoin d'autre chose que d'*asepsie*, c'est-à-dire d'extrême propreté.

Pour ma part, je conseille, tous les jours, de toucher les plaques avec la mixture suivante :

Alcool camphré........................	ââ 30 gr.
Ammoniaque liquide..................	
Essence de térébenthine.............	
Huile de bouleau blanc..............	
Bi-iodure d'hydrargyre..............	0 — 10

M. S. A.

Une formule plus simple et non moins efficace est la suivante :

Eau-de-vie de lavande................	100 gr.
Acide lactique...........................	50 —

M.

On peut alterner l'usage de ces deux formules irritantes. Lorsque la peau s'enflamme, il faut interrompre le traitement et se borner à des frictions avec la vaseline pure mélangée d'hyposulfite de soude (à 6 %).

Il est indispensable de songer aussi à l'antisepsie du reste de la tête, afin d'éviter la propagation des plaques. Matin et soir, on ordonnera la friction suivante :

Alcoolé de pyrèthre..................	30 gr.
— de romarin..................	
— de bois de Panama........	
Glycérine redistillée..................	
Teinture de cantharides..............	10 —
Nitrate de pilocarpine................	0 — 50
Essence de cannelle de Ceylan......	XL gtt.

M.

(Pour les sourcils, je conseille : vaseline liquide 30 grammes, extrait de feuilles de noyer 2 grammes, essence de macis XX gouttes.)

Les massages de la tête au savon noir mêlé de menthol, ainsi que les électrisations du cuir chevelu, m'ont rendu aussi de réels services dans plusieurs cas rebelles. Mais j'insiste surtout, en terminant, sur la nécessité, trop souvent méconnue, d'un traitement *général* bien conduit : il faut combattre l'anémie, l'atonie constitutionnelle, le lymphatisme et la neurasthénie, par tous les moyens que l'hygiène et les agents physiques, l'alimentation et la pharmacie mettent actuellemlent à notre diposition. Et ces moyens sont nombreux : on peut même dire « inépuisables ».

Pellicules

(Voir *Cheveux, Cuir chevelu.*)

Savon contre les pellicules :

Savon vert..	100 gr.
Liquéfiez à douce chaleur et ajoutez :	
Alcool rectifié..	50 gr.
Glycérine	15 —
Filtrez et dissolvez dans ce liquide :	
Naphtol	3 gr.

Employer ce savon sur le cuir chevelu avec de l'eau, comme un savon ordinaire.

Phlébite

La *phlébite* est une complication, assez fréquente, des varices, surtout chez les goutteux et chez les diabétiques. C'est une inflammation des veines, reconnaissable à l'induration, à la tuméfaction noueuse des cordons veineux, oblitérés à l'intérieur par un caillot adhérent. C'est, presque toujours, un refroidissement, une grippe, un embarras gastrique, qui préparent la phlébite : le plus simple traumatisme devient alors l'occasion des accidents les plus sérieux.

La phlébite s'annonce par une certaine douleur pendant la station et pendant la marche : cette douleur suit le trajet d'une veine, augmente à la pression du doigt et s'accompagne de gonflement et de rougeur, dans les tissus environnants. Un mal de tête gravatif, un assez marqué mouvement de fièvre, de la courbature contusive des membres, avec nausées et perte d'appétit, accompagnent la phlébite. Lorsque celle-ci se termine par suppuration, on voit se dérouler le grave cortège symptomatique de l'infection purulente : frissons violents, fièvre intense, insomnie complète, vomissements, accidents cérébraux comateux mortels.

Chez l'arthritique, le système nerveux offre une sensibilité diathésique particulière. C'est une sorte de *vénosclérose*, qui est comme le pendant de *l'artériosclérose* bien connue. Bref, la vitalité du tissu des veines s'amoindrit, et leur tunique *se rhumatise* volontiers. Chez l'arthritique, la phlébite débute, spontanément, avec un territoire douloureux assez étendu, en dépit d'un œdème fort peu marqué. Les enveloppements humides et l'extension dans l'immobilité, jointes à quelques doses d'antipyrine, arrêtent assez souvent (je l'ai constaté dans ma pratique) la phlébite rhumatismale *à ses débuts*. Pour la combattre jusque dans ses causes intimes et enrayer, dans la mesure du possible, la dégénérescence scléreuse des tuniques des veines, je conseille de continuer longtemps, avant chaque repas, l'un des cachets :

Salophène	0 gr. 30
Iodure de calcium....................	0 — 20
Extrait sec de quinquina.........	0 — 15

M.

Pour un paquet.

Dans la phlébite variqueuse aiguë, il faut toujours lutter contre l'infection du début, en prescrivant un purgatif salin, suivi des cachets :

Benzo-naphtol	0 gr. 25
Salol	0 — 35
Glycérophosphate de quinine...	0 — 15

M.

Pour un cachet. (Trois ou quatre par jour.)

Le repos au lit, le régime lacto-végétarien, les embrocations locales avec un mélange de liniment de Rosen et d'huile de laurier complètent le traitement à suivre.

La fréquence de la phlébite *familiale* a frappé, depuis longtemps déjà, l'esprit de nombre d'observateurs. Hirtz a démontré, récemment, qu'il existe une véritable *hérédité veineuse* (ne pas lire *veinarde*) prédisposant aux varices et aux poussées phlébitiques surtout. Ces dernières éclatent, sous les influences les plus légères : c'est une localisation de la faiblesse de résistance, qui équivaut à une véritable *malformation*. C'est surtout dans cette variété de l'arthritisme, qu'il faut prendre garde au surmenage et soigner, dès le début, les moindres états infectieux : sinon le bacille nommé *streptocoque* ne tarde pas à semer, sur les parois veineuses, où il se localise, sa terrible virulence inflammatoire.

Pour empêcher les complications, trop souvent mortelles, de la phlébite terminée par la mobilisation du caillot dans le torrent circulatoire (*embolie*), il faut garder le lit, plusieurs semaines, le membre étendu dans une gouttière ouatée. Comme compresses résolutives, voici celles que je formule de préférence :

Eau sédative..........................	500 gr.
Alcool camphré..........................	150 —
Essence de wintergreen..............	50 —
Teinture thébaïque.....................	25 —

M.

Agitez et coupez d'eau par moitié au moins.

Ce qu'il faut surtout combattre, c'est le massage précoce, qui fractionne un caillot trop fragile et entraîne l'embolie funeste. Le massage devra être seulement pratiqué un mois après les débuts de la phlébite et toujours en dehors de la zone du caillot, jamais directement sur cette zone. On se contentera longtemps, d'*effleurage*, pour graduer, ensuite, les pressions douces, en graissant la peau avec une petite noisette de lanoline mercurielle simple. Tous les deux jours, on prescrira un bain de barèges artificiel de 40 minutes, tiède, ou un bain avec 3 kilogrammes de sel gris et 125 grammes de sel ammoniac.

S'il faut, à bon droit, redouter le massage dans la phlébite, il ne faut pas négliger, pour cela, les mouvements passifs ou *communiqués*. Rien, en effet, n'est plus mauvais, pour le membre inférieur, qu'une immobilisation trop longtemps soutenue et trop sévère. Dès que la fièvre est tombée et que l'état général semble satisfaisant, le praticien fera sagement d'aider, par une gymnastique passive, au rétablissement physiologique de la circulation veineuse, principale et collatérale, en restaurant, dans le cours des vaisseaux, la régularité et la lenteur caractéristiques. Non seulement les contractions musculaires répétées et les mouvements communiqués aux jointures éviteront à nos clients l'atrophie et la raideur qui les menacent, mais encore ces manœuvres, intelligemment répétées, conduiront la phlébite à une convalescence confirmée et sans rechute, par la disparition graduelle et complète de toute corde fibreuse sensible.

Dans la phlébite succédant aux accouchements, voici mon ordonnance préférée :

Repos du membre dans de la ouate boriquée, imbibée d'huile de jusquiame ou de baume tranquille.

Avant chaque repas, une cuillerée à soupe de :

Eau distillée	500 gr.
Teinture d'hamamelis	50 —
Salicylate de soude	20 —
Benzoate de lithine	10 —

M.

(Voir *Varices*.)

Phosphaturie

Etat morbide consistant en déperditions anormales de phosphore par les urines, amenant un grand affaiblissement, une maigreur marquée, une soif constante avec sécheresse de la peau, prurit, furoncles, douleurs rhumatismales erratiques, palpitations et digestions pénibles. On confond souvent, à tort, avec les neurasthéniques, les malades de phosphaturie.

Comme régime : modérer les sucres et les féculents ;

consommer des aliments riches en phosphore : filet de bœuf, mouton, cervelles, ris de veau, foie gras, alouettes, laitances et œufs de poissons, coquillages, œufs sous toutes les formes, purées de raves et de navets, céleri, artichauts, endives, haricots rouges, pois jaunes d'Alsace. Comme boisson, lait phosphaté au vin rouge vieux. Eviter le café, le thé, les pâtisseries.

Avant chaque repas, une pilule :

Extrait de valériane..........................	0 gr. 20
Hypophosphite de chaux..............	0 — 05

M.

Phtisie pulmonaire

Traitement rationnel de la phtisie. — Un principe domine l'histoire tout entière de ce traitement : arriver à temps. Une simple médication reconstituante, appliquée de bonne heure, comptera à son actif plus de succès que les antiseptiques les plus savamment combinés, appliqués chez un phtisique au 2e ou 3e degré. Les microbes ne naissent et ne pullulent, comme la plupart des parasites, que sur des sujets mal portants, mal soignés, empoisonnés déjà par les virulences de toute sorte, qui leur ouvrent, toutes grandes, les portes de l'économie vivante. Avant les tubercules, il y a les congestions pulmonaires, que l'on doit arrêter dans leur marche.

Un jeune sujet qui perd l'appétit, maigrit et présente une petite toux sèche, est toujours suspect de tuberculose: il faut, immédiatement, le faire ausculter par un médecin capable de reconnaître les débuts du mal et de refréner les congestions dangereuses qui préparent, aux sommets pulmonaires, l'inéluctable évolution du tubercule. Il ne faut pas attendre que l'oppression respiratoire devienne vive, le cœur palpitant, la fièvre vespérale ardente, pour instituer un traitement. A ce moment, les lésions existent, et il est souvent trop tard pour les enrayer.

Le traitement précoce de la phtisie consiste en un air pur et richement oxygéné, l'air de la campagne, et préférablement des altitudes montagneuses. Il faut soigner chez les enfants, avec une délicatesse extrême, la plus minime bronchite, le plus petit rhume, et surtout les bronchites qui succèdent à la rougeole, à l'influenza, à la coqueluche. Une alimentation tonique, composée de viandes grillées, d'œufs, de lait, de cervelles, d'huîtres, moules, poissons de mer, escargots, vin généreux ou bière forte, conviendra au sujet prédisposé à la tuberculose pulmonaire. On y ajoutera l'usage progressif de l'huile de foie de morue, qui est le plus précieux des aliments respiratoires et le reconstituant le plus direct du tissu pulmonaire. Le bain électro-statique est conseillé par nous, avec les plus grands succès, au début de la première période du mal ; car il facilite les mouvements respiratoires ; il donne la chasse aux congestions péribronchiques et les résout. C'est un excellent et très fidèle décongestif qui, maintes fois, a arrêté l'évolution fatale de la phtisie chez les jeunes gens et les jeunes filles. On attribue ordinairement ce pouvoir à l'ozone produit dans l'atmosphère par la machine électrique (oxygène vitalisé ou électrisé).

Quant aux médicaments, il faut bien faire attention à ce qu'ils n'augmentent point l'état de congestion, si dangereux pour les poitrinaires. Combien de fois l'iode, le fer, les phosphates, administrés d'une manière inopportune, n'ont-ils point déterminé des crachements de sang, et hâté ainsi la marche propagatrice des lésions tuberculeuses, chez des poitrinaires que leur anémie apparente protégeait, en quelque sorte, contre les apports vasculaires exagérés ! Ceux-ci tournent souvent en faveur des lésions morbides: il est important de le savoir. Hippocrate ne l'avait pas méconnu lorsqu'il affirmait, dans l'un de ses *aphorismes*, que, plus on nourrit un organisme taré, plus on excite ses lésions. Donc, sous peine d'accidents graves, préférons aux médicaments congestifs les médications décongestives. A l'emploi de l'électricité, ajoutons celui du vésicatoire, et surtout des pointes de feu, sans négliger les substances expectorantes, telles que les balsamiques et les antimoniaux.

Il faut exciter l'appétit des phtisiques, car l'appétit est la principale branche de salut de ces malades. Un poitrinaire qui ne mange pas est un homme mort. L'exercice, les tisanes amères, les arsenicaux, les alcalins et les toniques, réussissent merveilleusement à exalter l'appétit et à éloigner l'anorexie. Il faut aussi empêcher la constipation, qui entraîne l'inappétence, et, pour cela, administrer des lavements laxatifs, de petites doses de rhubarbe, de magnésie calcinée et de soufre (une demi-cuillerée à café, trois fois par jour, du mélange par parties égales de ces trois poudres). Un excellent traitement que je préconise, consiste à donner chaque jour, trois tasses de lait de chèvre additionné, par tasse, d'une cuillerée à café de sel marin mélangé d'un peu d'iodure de calcium, 30 centigrammes environ. Jointe aux frictions d'essence de térébenthine et aux bains sulfureux hebdomadaires, cette méthode a amené la guérison de nombreux poitrinaires et arrêté, bien souvent, la phtisie à ses débuts.

(Voir mon livre : *La Lutte pour la Santé.*)

Poudre zootrophique de Polli :

Hypophosphite de chaux..........		
Phosphate tribasique de chaux...		
Carbonate de chaux..................	ââ	10 part.
Chlorure de sodium..................		
Oxyde de fer..........................		
Phosphate de soude..................		
Hyposulfite de magnésie...........	ââ	15 part.
Bicarbonate de potasse.............		
Oxyde de manganèse................	ââ	2 1/2
Silicate de potasse..................		

M. S. A. (Intimement.)

Un à deux grammes à chaque repas.

(C'est une formule commode d'huile de foie de morue d'été.)

Pieds

Hygiène

Les pieds ne reçoivent jamais trop de soins. L'un des plus grands médecins des temps modernes, Boerhaave, a, le premier, émis cette vérité, tournée en proverbe :

« Tenez-vous les pieds chauds et le ventre libre et moquez-vous des médecins ! »

Pour avoir les pieds chauds, il faut d'abord éviter les chaussures minces et étroites, qui prédisposent également aux cors. La douche froide de pieds, très pratique à prendre chaque matin, à l'aide d'une planche percée de deux ouvertures où l'on introduit les deux pieds, est la seule méthode efficace pour se préserver du froid à ces extrémités, incommodité dont un grand nombre de femmes et de personnes faibles souffrent toute l'année.

Pour s'endurcir à la marche, modérer la transpiration interdigitale, éviter la production des cors, durillons, oignons, œils de perdrix, je conseille les bains de pieds quotidiens à l'acide chlorhydrique : dans un seau en bois, mettez, pour six litres d'eau tiède, 125 grammes d'acide chlorhydrique fumant ; laissez tremper une vingtaine de minutes les pieds dans ce bain. A mesure que la peau se raffermit, on peut diminuer, journellement, la quantité d'eau tiède, en maintenant la même proportion d'acide. Chez les enfants, je conseille la décoction de feuilles de noyer additionnée de 1 % de sulfate de zinc (en lotions tièdes, matin et soir) qui remplira un but analogue.

Pour modérer la sueur des pieds et supprimer la fétidité dont elle est coutumière, je conseille le poudrage (matin et soir) avec : talc porphyrisé, 100 grammes ; tannin, 25 grammes ; acide salicylique, 5 grammes ; héliotropine, quantité suffisante pour parfumer.

Les cors sont des épaississements épidermiques, des indurations « cornées », dont la partie médiane semble s'enfoncer dans le derme comme une racine. Ce sont les chaussures dures et mal faites qui occasionnent ces callosités, surtout douloureuses par leur hygrométrie et par la bourse séreuse, sous-jacente, plus ou moins inflammable, qu'ils provoquent inévitablement. Il ne faut jamais extirper les cors, mais se contenter de les isoler par des emplâtres ou de les détruire par des badigeonnages répétés. Voici la formule de collodion coricide que je recommande le plus volontiers : collodion riciné, 45 grammes liqueur d'Hoffmann, 10 grammes ; extrait de cannabis,

2 grammes; acide salicylique, 2 grammes; sublimé, 0 gr. 50. (Une goutte, matin et soir sur le cor.)

L'*ongle incarné* est une affection dont la genèse est assez obscure. On a accusé, ici encore, le cordonnier, ce « donneur de cors ». Mais l'ongle incarné a été fréquemment observé, en Italie, chez les « Scalzi » ou Carmes Déchaussés : on le rencontre aussi chez des tuberculeux depuis longtemps alités. La vérité, c'est que le lymphatisme prédispose à cette affection. La contusion chronique du gros orteil, la malpropreté, entrent aussi en ligne de compte. Mais c'est surtout l'habitude maladroite de tailler les ongles en rond, qui fait rentrer leurs bords dans les chairs et développe ainsi une inflammation purulente des plus pénibles. Il faut toujours couper en carré les ongles des orteils, éviter les chaussures étroites et prendre des pédiluves fréquents. On évitera ainsi l'*onyxis latéral*, fréquent surtout chez les personnes jeunes.

Il ne faut pas négliger le traitement de l'ongle incarné, non seulement à cause des souffrances et de l'impotence fonctionnelle qu'entraîne cette minuscule affection, mais surtout à cause des dangers infectieux inhérents à toute plaie qui suppure. Aux opérations chirurgicales (qui ont le grand désavantage d'immobiliser les malades au moins pendant trois semaines), je préfère les pansements antiseptiques et principalement celui avec le perchlorure de fer liquide à trente degrés. On introduit, matin et soir, sous le bord décollé de l'ongle, un brin de charpie, imbibé de perchlorure : au bout de dix ou quinze jours, la guérison est la règle. Le grand avantage de ce traitement, c'est que le malade peut continuer à marcher, sans interrompre ses occupations habituelles et avec la sensation d'un état de moins en moins douloureux.

Piqûres

Piqûres d'abeilles, guêpes, frelons. — L'aiguillon de ces insectes verse dans la piqûre une petite quantité de venin, inoffensif, mais causant une douleur très vive, rougeur, tuméfaction, rarement des abcès, lorsque l'aiguillon demeure implanté. Multiplicité des piqûres peut pourtant tuer. *Traitement :* A la loupe, extraire l'aiguillon avec une aiguille ; lotions avec eau, 100 grammes ; alcool, 50 grammes ; ammoniaque, 10 grammes. Les applications de ouate trempée dans : eau, 50 grammes ; chlorhydrate de cocaïne, 2 gr. 50, enlèvent toute douleur.

(Voir *Insectes, Morsures, Mouches.*)

Poils importuns

Epilation. — Tous les produits épilatoires, quels qu'ils soient, s'attaquent à la production pileuse seule et laissent subsister le bulbe. Cela veut dire qu'ils n'empêchent pas la repousse. Le dépilatoire le plus inoffensif est le sulfhydrate de sulfure de calcium, qui ne détermine aucune rougeur sur les épidermes délicats. La dépilation par l'électricité, longue et difficile, est capable, si elle est maladroitement pratiquée, d'entraîner des cicatrices. De plus, elle semble parfois imprimer aux poils follets un surcroît de vitalité qui les transforme en productions pileuses vraies.

Je suis, actuellement, sur la voie de la découverte d'un agent décolorant et atrophiant le poil et le bulbe pileux. Mais comme mes expériences ne sont pas encore absolument concluantes, je ne puis dévoiler aujourd'hui au grand public la nouvelle méthode.

Voici donc celle que je conseille, actuellement, contre les poils importuns :

1° Pour les *moustaches*, les décolorer et les atrophier à l'aide des préparations *ad hoc ;* se garder de les épiler, par n'importe quel procédé ;

2° Pour la *barbe* et les *favoris,* on doit avoir recours à l'électrolyse pilaire, qui est le moyen le plus radical d'épilation ;

3° Les épilatoires ordinaires (et notamment le sufhydrate de sulfure de calcium, qui est le plus inoffensif) s'adresseront aux poils importuns survenus dans les parties du corps non habituellement découvertes (*poitrine, jambes*). On emploiera ces préparations comme de simples expédients d'un jour (soirées, bains de mer) ; car, avec elles, la repousse est rapide et certaine.

Un liquide épilatoire commode et inoffensif. — Outre les formules que j'ai données dans mes ouvrages sur la beauté, en voici une assez avantageuse : c'est un collodion à l'iode (formule de Quinquaud) :

Iode	0 gr. 75
Essence de térébenthine..............	XX gtt.
Huile de ricin................................	2 gr.
Alcool	10 —
Collodion	30 —

On applique ce collodion une fois par jour, pendant trois ou quatre jours. Quand ce collodion est enlevé, la surface est nette. (Pour les bras et les jambes.)

Pomme

La pomme, riche en acides malique et tannique, ainsi qu'en phosphate de chaux, convient surtout aux personnes sédentaires qui ont besoin de stimuler, chez elles, les éliminations et d'augmenter les fonctions du foie. L'habitude de servir la compote de pommes avec certaines pièces de viande est ancrée chez les peuples gros mangeurs (Allemagne, Angleterre). Elle joue, dans leurs repas, le rôle providentiel de neutraliser les accidents dus à la carnivorité excessive : je renvoie, pour cette question, à mon livre sur les *Troubles digestifs*.

Les pommes, et surtout l'espèce dite *reinette grise*, renferment un éther spécial, l'éther *amylvalérianique* (parfum des *drops* ou bonbons anglais), dont l'action est remarquable contre les spasmes viscéraux, gastralgies, coliques hépatiques. Dans les affections chroniques du foie et chez les alcooliques, je prescris, avec succès, une *cure de reinettes*, progressivement tentée (de une à cinq par jour, très mûres).

Poudre de riz

Voici une bonne recette pour composer une excellente poudre de riz. Prenez :

Blanc de zinc	0 kg. 500
Carbonate de chaux précipité...	3 —
Poudre de stéatite	0 — 500
Amidon de blé	1 —
Essence de roses	0 — 030
Extrait de jasmin	0 — 030
— de fleur d'oranger	0 — 030
— de cassie	0 — 030
— de musc	0 — 007

Tout le monde sait que les fabricants de poudre « de riz » emploient un peu de farine, beaucoup de carbonate de chaux et pas du tout de « riz ».

Printemps

(Hygiène saisonnière)

Le printemps active la circulation : il est surtout nuisible aux congestifs, aux poitrinaires. Les grands écarts de température de cette saison prédisposent au coryza, aux angines, au rhumatisme, aux bronchites, les personnes qui quittent trop tôt leurs vêtements d'hiver. Le soleil du printemps cause des migraines, des érythèmes, des taches de rousseur. L'estomac réclame une nourriture plus rafraîchissante, capable de dégorger le foie et la circulation abdominale échauffés par l'alimentation animalisée de l'hiver. C'est par le végétarisme que nous éloignerons la goutte, les coliques hépatiques, l'eczéma, etc., dont les récidives coïncident fréquemment avec le retour de la belle saison.

Prurigo, Prurit

(Démangeaisons)

Onctions contre le prurigo :

Huile de foie de morue.............	āā	200 gr.
— de naphte.........................		
— de bouleau.........................		
Essence de cannelle de Ceylan........		10 —

M. S. A.

Pulvérisations contre les démangeaisons :

Eau de laurier-cerise................	250 gr.
Hydrate de chloral......................	20 —
Salol	10 —
Menthol dissous dans l'acool.........	5 —

M.

Les emplâtres (sparadrap simple ou mélangé de résorcine) calment admirablement les démangeaisons rebelles et doivent souvent être préférés aux autres médications.

(Voir *Démangeaisons.*)

Purgatifs

Il ne faut pas se purger sans avis médical. La constipation ne se guérit jamais par les purgatifs, qui l'aggravent plutôt : elle requiert l'emploi des lavements et du régime laxatif.

(Voir *Constipation.*)

Formule de poudre laxative :

Crème de tartre.........................	60 gr.
Magnésie lourde.........................	40 —
Lactose	30 —
Soufre lavé.................................	20 —
Poudre d'anis..............................	10 —

M.

Une cuillerée à café, le matin, dans une tasse de tisane de pensée sauvage (affections de la peau, arthritisme, herpétisme). On peut, de temps à autre, remplacer cette formule par une pilule ainsi composée :

Podophyllin	0 gr. 02
Extrait de belladone...............	0 — 01
— de quassia....................	0 — 17

Pour une pilule argentée, à prendre en se couchant.

Purgatif pour les enfants. — Si l'enfant se refuse à prendre l'huile de ricin, qui est, pour lui, l'un des meilleurs purgatifs, on donnera de la scammonée, qui est insipide :

Scammonée	5 à 10 cent.
Sucre	5 gr.
Lait	30 —

(Mélanger.)

Raisin

L'analyse chimique du raisin décèle dans ce fruit une frappante analogie avec l'analyse du lait de femme ou de jument. C'est un véritable *lait végétal*, très riche en sucre et, par conséquent, très producteur de graisse, lorsqu'il est bien toléré par l'organisme. Grâce à sa richesse en tannin, le raisin noir est plus tonique que le raisin blanc. Le muscat est souvent irritant pour l'estomac et l'intestin.

Le *glucose*, ou sucre de raisin, est la partie la plus nutritive du fruit : il constitue, en outre, un aliment respiratoire de première valeur, qui explique les succès de l'*ampélothérapie* (cure de raisin) chez les phtisiques et les catarrheux du poumon.

L'acide tartrique et les tartrates, contenus dans le fruit de la vigne, représentent la partie dépurative et rafraîchissante du raisin ; ils augmentent la sécrétion urinaire et les excrétions abdominales. Mais l'action laxative est surtout dévolue aux pellicules et aux pépins, dont l'indigestibilité irrite, mécaniquement, l'intestin. Les dyspeptiques (surtout soumis à la diarrhée), les anémiques, les névropathes et les poitrinaires (soucieux d'engraissement) devront toujours manger le raisin en rejetant pépins et peaux. Au contraire, les constipés, les obèses, les hémorroïdaires, les sujets atteints d'affections du cœur, du foie et des reins, ou souffrant de cet état morbide, si commun dans notre bourgeoisie dirigeante, que l'on nomme l'*engorgement veineux abdominal*, mangeront, dûment mâché, le fruit intégralement.

Bien toléré (aux doses de 500 à 1.000 grammes dans les vingt-quatre heures), le raisin est un reconstituant du sang, un sédatif circulatoire, un nutriment efficace de la respiration, et enfin, grâce peut-être à ses phosphates alcalins et ferrugineux, un releveur du système nerveux affaibli. La *cure de raisins*, prescrite par un médecin instruit, réalise parfois de véritables miracles thérapeutiques.

Rein

(Voir *Albuminurie.*)

Rein mobile. — Cette affection, dont la fréquence est aujourd'hui reconnue, principalement chez les jeunes filles et les femmes faites, réclame l'emploi d'une ceinture contentive spéciale (ceinture-caleçon ou ceinture-gant). En outre, pour guérir le rein mobile, il faut suivre, avec un grand soin, le régime d'engraissement, que j'ai développé ici même, au mot *Maigreur.*

Pour détails sur le rein mobile, consulter mon ouvrage : *La Santé de la Femme.*

Respiration artificielle

On nomme ainsi un secours très utile en cas de perte de connaissance, asphyxie, submersion, etc. Le malade est couché sur le dos, la poitrine élevée par un coussin entre les deux épaules. L'opérateur se place à sa tête et saisit la partie supérieure de ses deux bras, avec les deux mains (quatre doigts au-dessous et pouce dessus). Puis, il attire à lui les épaules du sujet et les replace à leur position première, en alternant les mouvements de haussement et d'abaissement d'une façon très régulière. Ces mouvements sont répétés quinze à dix-huit fois par minute.)

Rides

Contre les rides prématurées. — Les personnes à peau grasse useront, matin et soir, de la lotion suivante :

Glycérine pure	} ãã	10 gr.
Alcoolé de citron		
Eau de Pagliari		30 —

M.

Et poudreront légèrement avec la poudre d'amidon boriquée au dixième. Les personnes à peau sèche feront des onctions, matin et soir, avec :

Lanoline pure	30 gr.
Pétro-vaseline liquide	10 —
Alun de chrome	4 —
Essence de bergamote	XX gtt.

M.

Onctions contre les rides prématurées. — Trois fois par jour, pendant cinq minutes, avec gros comme un pois du mélange suivant :

Lanoline pure	35 gr.
Eau de Brocchieri	15 —
Baume de La Mecque	5 —

M.

(Voir Visage.)

Ronflement

L'habitude de ronfler est une infirmité fort désagréable, sinon à ceux qui font cette musique, du moins à ceux qui l'entendent.

On affirme que, pour cesser de ronfler, il suffirait de se maintenir la bouche fermée, la mâchoire inférieure relevée au moyen d'une mentonnière. Le Dr Kuster a constaté, en effet, que les hommes qui se livrent à des exercices violents dorment la bouche grande ouverte et ronflent en conséquence. Appliqué à leur cas, son procédé est efficace.

Ordinairement, nous ronflons lorsque nous sommes fatigués ; le sommeil étant profond, le voile du palais, détendu, flotte et vibre dans le courant d'air que fait la respiration ; il vibre d'autant plus aisément lorsque nous sommes couchés sur le dos.

La friction sèche au gant de crin, pratiquée sur tout le corps, est un des bons moyens de tonifier le système nerveux dans son ensemble, et, du même coup, le voile du palais qui, mieux tendu, ne flotte plus et ne fait plus le bruit, quelque peu ridicule, dont l'amour-propre souffre assez vivement quelquefois.

Un mot sur un traitement empirique du ronflement :

Il existe un moyen tout à fait efficace d'empêcher de ronfler ; j'en ai fait moi-même l'expérience et il m'a parfaitement réussi. Si vous dormez sur le côté gauche, mettez du coton dans l'oreille droite ; — dans l'oreille gauche, si vous dormez sur le côté droit.

Salades

Faites avec de l'huile d'olives de première qualité et du vieux vinaigre de vin, les salades sont des aliments hygiéniques, des condiments utiles aux pléthoriques, aux arthritiques et aux congestifs, surtout pendant les chaleurs de l'été. Nous ne parlons, bien entendu, que des salades proprement dites et non des légumes ou viandes à l'huile.

Toutes les salades ont une propriété hygiénique :

La laitue peut être assimilée un peu à l'opium ;

La chicorée, pour certains, est un tonique ; pour d'autres, c'est un laxatif ;

La raiponce est un astringent ;

Le cresson est tonique, excitant et dépuratif ;

La mâche (doucette) prévient les spasmes ;

Le pourpier est un vermifuge pour les enfants ;

Le pissenlit (dent-de-lion) est le remède de tous les maux d'estomac légers.

Sauce blanche

Voici une formule agréable et très digestive :

Dissoudre dans trois cuillerées d'eau une petite cuillerée de farine de riz ou d'orge, que l'on fait cuire à feu doux en tournant constamment jusqu'à consistance de lait. Verser un verre de lait crémeux chaud que l'on délaie et fait réduire en tournant jusqu'à épaississement. Ajouter alors un jaune d'œuf, un peu de sel et remettre au feu. Au moment de retirer la sauce, y incorporer le blanc d'œuf battu en neige et un mince filet de citron.

Sciatique

Elle est parfois, chez la femme, symptomatique d'une dévintion de la matrice.

Traitement de la sciatique. — Combattre la constipation ; porter un bas cuissard lacé ; prendre, tous les jours, un bain sulfureux d'une heure, additionné de 3 kilogrammes de sel gris et de 125 grammes de sel ammoniac ; entrer dans le bain à 35° et le réchauffer graduellement jusqu'à 38°. Les courants continus descendants, à 150 milliampères, pratiqués sur le trajet du nerf, réussissent souvent à guérir les sciatiques rebelles. Il faut y recourir surtout dans le cas d'atrophie musculaire au début.

A l'intérieur, on donne, au milieu de chaque repas, trois capsules d'essence de térébenthine, et, avant chaque repas, l'un des cachets suivants :

Salol	0 gr. 60
Acétanilide	0 — 20

M.

Un moyen empirique contre la sciatique consiste à mettre, tous les soirs, dans le lit où l'on se couche, deux ou trois poignées de soufre en poudre. Chez les goutteux, j'ai souvent guéri la sciatique avec le mélange suivant, pris à l'intérieur :

Solution alcoolique de trinitrine au 100ᵉ	ââ 10 gr.
— — de wintergreen au 10ᵉ	

M.

Dix gouttes, trois fois par jour, dans un demi-verre d'eau.

(Voir *Lumbago*, *Névralgie*.)

Seins

Beauté et fermeté de ces organes

Pour développer la poitrine et raffermir les seins. — Je répète, sous forme de résumé synthétique, le traitement qui réussit à obtenir ces résultats, et qui réussit d'autant mieux, on le comprend, que la femme est plus jeune :

1° Alimentation riche, composée surtout de substances riches en fer et en phosphore (viande crue, lentilles, cervelles, poissons, bouillies de céréales et principalement d'avoine ; lait et laitages, huîtres, bière, etc., etc...). Abstention de crudités, d'acides, etc... ;

2° Comme médicaments, suivant les cas : le tannin,

l'arsenic, le manganèse, les phosphates, le galéga, l'ortie blanche, les essences tirées des ombellifères, etc. ;

3° Comme traitement local, les onctions, matin et soir, avec l'huile de chènevis additionnée d'essence de fenouil, et surtout les électrisations du mamelon (faradisations), cinq minutes deux fois par jour, en général. La nuit, on relèvera les seins avec de la ouate et un cache-corset approprié.

Arrêt du développement de la poitrine. — Chez les jeunes filles, il faut toujours se méfier, au point de vue de la santé générale, lorsqu'on constate un arrêt de développement des formes de la poitrine. Cet état, décrit sous le nom d'*infantilisme*, précède, assez souvent, les affections thoraciques chroniques et nécessite un traitement prophylactique énergique (cures d'air et régime spécial, médication tonique iodo-phosphatée, etc...).

(Voir *Mammaire.*)

Pour réduire les proportions de la glande mammaire. — Voici le procédé que je préconise, à la page 230 de mon *Hygiène de la Beauté* : « Tous les matins et tous les soirs, enduire les seins d'une pommade iodoformée, puis les envelopper de linges chauds, imbibés d'une solution d'alun et d'acétate de plomb. On obtient le résultat désiré au bout de trois à quatre semaines. Mais il est bon de suivre, parallèlement, un traitement général, pour conserver la fermeté des seins, tout en réduisant ainsi le volume de ces organes : »

Sel de cuisine

Pour se bien porter, il faut absorber de 15 à 25 grammes par jour de sel dans les aliments. C'est la source primordiale de la vie du sang : c'est par le sel que l'organisme acquiert les chlorures et l'acide chlorhydrique, qui lui sont indispensables pour la nutrition et la digestion.

Soif

Sensation plus impérieuse que la faim elle-même et coïncidant avec la diminution des liquides dans l'organisme. Il faut la satisfaire lentement, à petites gorgées, afin que le déficit aqueux du corps se comble progressivement et sans secousse. Les personnes qui ne savent pas résister à leur soif transpirent abondamment et tendent à l'engraissement.

Les diabétiques et les obèses calmeront avantageusement leur soif par des gargarismes fréquents d'eau boriquée fraîche.

Sole

Ô sole, poisson merveilleux,
La nature s'est surpassée,
Quand elle ourdit ta chair, tissée
De filets ténus, savoureux...

a dit le poète communard, E. Vermersch.

La sole est, par excellence, le poisson à chair délicate et ferme, parfumée et nutritive. Elle est de facile digestion, surtout lorsqu'elle est petite, cuite à l'eau et légèrement revenue dans du beurre frais.

C'est l'aliment des gourmets et des convalescents.

Soupe

« La France est une nation soupière », a dit Dumas père.

La panade, quand elle est bien préparée, devient un aliment exquis, qui plaît aux palais les plus difficiles.

Voici comment il faut la faire pour qu'elle soit parfaite:

a) On met dans une casserole émaillée 40 à 50 grammes de croûte de pain rassis et grillé ;

b) On verse dessus de l'eau froide en quantité suffisante pour qu'elle la recouvre entièrement. Il faut environ 200 grammes d'eau.

c) On place sur un feu doux.

d) On laisse mijoter longtemps *sans remuer.*

e) Quand le pain est bien ramolli, on retire de dessus le feu. On écrase avec une fourchette, puis on passe en écrasant la purée de pain dans une passoire à pomme de terre, avec un pilon.

f) On sale modérément, on ajoute un jaune d'œuf battu.

g) On remue la casserole au feu, avec gros comme une noix de bon beurre frais.

On ajoute un peu de lait, si l'on veut, pour éclaircir, jusqu'à ce que la panade prenne la consistance d'une crème.

Potage à la reine. — Prenez un poulet rôti dont vous levez les chairs. Vous les hachez et pilez avec une égale quantité de riz cuit à l'eau et 50 grammes de pâte d'amandes. Faites bouillir un litre de lait, avec lequel vous déliez la purée que vous passez au tamis. Au moment de servir, trempez des croûtons avec du consommé et ajoutez-y la purée que vous avez tenue chaude, sans toutefois la laisser bouillir.

Si la pâte d'amandes vous manque, remplacez-la par 100 grammes d'amandes douces sur lesquelles vous versez de l'eau bouillante. Dix minutes après, vous les pelez en les frottant avec la main et les pilez, d'abord séparément, ensuite avec le riz et la chair du poulet.

Sourcils

Pour faire croître et repousser les sourcils. — Onctions avec :

Moelle de bœuf	10 gr.
Sulfate de quinine	0 — 20
Naphtol	0 — 20
Huile de coco parfumée	XX gtt.

Matin et soir.

Pour faire pousser les cils et sourcils :

Lanoline	20 gr.
Glycérine	10 —
Soufre lavé	1 —
Naphtol	0 — 50
Sulfate de spartéine	0 — 10

M.

Matin et soir, onctions avec gros comme un grain de blé de cette pommade.

Pour obvier à la chute des sourcils. — Onctions, soir et matin, avec gros comme un grain de blé de :

Cold-cream frais	15 gr.
Pilocarpine	0 — 15
Acide oléique	q. s.

Soya

Graine oléagineuse, originaire de Chine, qui fournit la particularité d'une richesse considérable en matériaux azotés, contrastant avec une teneur très restreinte (3 %) en amidon Pour ces raisons chimiques, le soya a été conseillé dans le régime des diabétiques et panifié dans ce but. Malheureusement, la culture du soya en France a prouvé que cette sorte de haricot y dégénère promptement et reprend la teneur habituelle des légumineuses en principes féculents.

Sucre

Aliment et condiment de premier ordre, le sucre ne nuit que si l'on en fait abus : il détermine, alors, des acidités digestives et il échauffe l'intestin.

(Voir *Alimentation*, *Festins.*)

Sueurs

Sueur du corps. — Beaucoup de personnes, et particulièrement les femmes rousses, exhalent, lorsqu'elles ont très chaud, une odeur sure, fort désagréable, qui est due aux acides valérianique et caproïque éliminés par la sueur. Cette odeur disparaît ou se trouve très diminuée en poudrant le buste avec la poudre suivante, à l'aide d'une houppe à poudre de riz :

Amidon	40 gr.
Poudre de talc	25 —
Sous-nitrate de bismuth	15 —
Poudre d'eucalyptus	10 —
Acide salicylique	2 —
Poudre d'iris	10 —

Mélangez et passez au tamis n° 120 pour obtenir une poudre impalpable.

Contre les sueurs localisées. — Friction avec :

Alcoolé de sauge	200 gr.
Acide formique	20 —
Teinture de datura	50 —

M.

A répéter, trois fois par jour, pendant cinq minutes.

Sueurs localisées. — Friction avec :

Eau de Hongrie	200 gr.
Formaldéhyde	20 —
Teinture de belladone	30 —

M.

Matin et soir.

Surdité

(Voir *Audition*, *Oreilles*.)

La surdité est la disparition, plus ou moins complète, de l'acuité auditive. C'est un des plus grands malheurs qui puissent affliger l'homme ; car l'ouïe est notre sens intellectuel et sociologique par excellence, celui qui nous met en rapport le plus intime avec nos semblables, celui dont la privation constitue la véritable rupture vitale ! C'est pourquoi la surdité est mère du *spleen*, du *tædium vitæ*, de l'hypocondrie au front verdâtre, du suicide, et même parfois de l'homicide. Car elle détermine dans les facultés mentales de profondes perturbations : les folies sensorielles, dues à des altérations auditives, sont les plus fréquentes parce qu'elles entrent dans les circonvolutions cérébrales par la porte toute grande de l'hallucination de l'ouïe. Combien de *persécutés* ne sont que des sourds, ou, pour mieux dire des sujets atteints de bruits dans les oreilles, qui leur causent des illusions de tout genre et les conduisent graduellement à l'aliénation continue !

Ceci étant posé, afin de bien indiquer l'importance de guérir la surdité et de la soigner, à ses débuts, — examinons maintenant, les causes de l'affaiblissement auditif. Elles résident tantôt dans l'oreille externe et dans le conduit auditif ; ce sont des inflammations (otites), déterminant des purulences néfastes à la caisse du tympan et à ses vibrations ; ce sont de simples bouchons cérumineux, causés par l'accumulation de cette *cire* spéciale, que sécrète normalement le conduit ; des polypes ou des corps étrangers qui viennent presser sur la membrane tympanique.

A un degré plus avancé, c'est la perforation de cette membrane, trop longtemps distendue, l'accollement des parois, enflammées et durcies, de la trompe d'Eustache, la carie ou l'ankylose du squelette auditif ; l'endurcissement (*sclérose*) de l'oreille moyenne. Toutes ces affections peuvent se pallier et se guérir même, le plus souvent, par l'intermédiaire de la médecine et de la chirurgie.

Les insufflations d'air par le moyen méthodique de la poire de Politzer ; les injections émollientes et huileuses, doucement poussées dans le conduit externe ; les instillations alcalines ou morphino-belladonées, faites avec précision : l'extraction des corps étrangers ; l'application des sangsues, mouches et pointes de feu à la tempe et à l'apophyse mastoïde ; tels sont les moyens les plus fréquemment employés. Dans les otites internes et les scléroses, l'électricité, bien maniée, rend souvent des services. Il faut éviter les méthodes empiriques et les cornets acoustiques, principalement : nous ne connaissons pas de système plus dangereux que celui qui consiste à préconiser ces appareils, d'ailleurs complètement inutiles lorsque l'appareil physiologique normal de *transmission* sonore n'est point en cause.

Tabac

Voici une formule pour imiter le parfum du havane :

Extrait fluide de valériane...........	25 gr.
Ether butyrique...........................	10 —
Teinture de fèves tonka................	200 —
Alcool à 40° bon goût....................	500 —

On n'a qu'à laisser tremper un quart d'heure des cigares communs dans cette mixture. On les en retire et on fait sécher. Le résultat est obtenu.

Taches produites par le cigare ou la cigarette sur la pulpe des doigts. — On les fait disparaître par le moyen de l'acide chlorhydrique dilué ou du chlorhydrate d'ammoniaque en solution concentrée.

Dangers du tabac. — Ordinairement nuls ou insignifiants pour les personnes en bonne santé, le tabac est des plus dangereux pour les goutteux, les arthritiques, les artérioscléreux. Il manifeste, alors, sur le cœur, ses effets toxiques : des palpitations, douleurs précordiales, accès d'angine de poitrine sont les symptômes de cette prise de possession des plexus nerveux du cœur.

Taches

Economie domestique

Enlèvement des taches diverses. — L'une des taches qui passe pour la plus difficile à enlever aux doigts, est celle de *cambouis* ; le savonnage d'abord, et ensuite quelques gouttes de sel d'oseille, dissous dans de l'eau, réussiront le plus souvent.

Le *goudron*, sur les mains, résiste-t-il à la mousse de savon et même au brossage énergique, frictionnez-vous avec l'écorce d'une orange ou d'un citron, en vous servant du côté extérieur ; le goudron s'enlèvera ensuite facilement.

Le *vin* sur du linge cède à l'eau de javelle ; sur la soie blanche, au soufre.

Pour la *cire*, imbibez la tache d'eau de Cologne, et frottez vivement entre les doigts.

Sur les étoffes qui peuvent se laver. — On mouille la tache ou même on plonge l'étoffe dans du lait chaud, on frotte ensuite avec un tampon de linge blanc l'étoffe posée à plat sur une serviette en plusieurs doubles. Il ne faut pas laisser sécher le lait. On éclaircit à l'eau froide jusqu'à ce que toute trace de lait ait disparu.

Si les taches étaient anciennes, il faudrait laisser tremper l'étoffe dans le lait.

Sur un tapis. — Imbibez avec du lait, absorbez avec une éponge, versez d'autre lait, absorbez de nouveau, et continuez l'opération jusqu'à ce que la tache ait disparu.

Sur le parquet. — Appliquer sur les taches une pâte composée de chlorure de chaux et d'eau ; bien frotter et rincer ensuite à l'eau claire.

M. F. Hahn recommande le mélange suivant pour enlever les taches produites par le nitrate d'argent :

Bichlorure de mercure................	ââ 5 gr.
Chlorhydrate d'ammoniaque........	
Eau distillée..............................	40 —

Les taches seront touchées avec un morceau de toile humectée dans ce mélange ; on frictionnera ensuite. On se débarrasse de la sorte, presque instantanément, des taches même anciennes faites par l'azotate d'argent sur des étoffes de laine, de coton ou de toile.

On fait disparaître par le même procédé les taches d'argent se trouvant sur la peau : les taches prennent une coloration blanc jaunâtre et finissent par disparaître rapidement.

Voici maintenant un produit destiné à enlever les taches d'encre et de couleurs sur les papiers, étoffes. Il a été imaginé par M. Gouthard, qui emploie les deux solutions suivantes :

Solution A. Hypochlorite de potasse.
Chlorure de potassium.
Essence de menthe.
Solution B. Acide chlorhydrique.
Sel marin.
Eau.

On enduit les taches avec la solution A ; on fait sécher à une douce chaleur, puis, au moyen d'un pinceau, on passe sur les taches une légère couche de la solution B ; les taches disparaissent rapidement.

Taches de rousseur

Les *taches de rousseur* offrent de nombreuses variétés, depuis le hâle uniforme des campagnards (imbibition bronzée de soleil et de lumière), jusqu'à ces lentilles grisâtres ou brunâtres, si disgracieuses chez certaines jeunes filles blondes. S'agit-il de peaux rousses ? Alors les taches brunâtres s'étalent sur de larges surfaces, s'exagérant par la vie en plein air, les écarts de régime, etc.

Chapeaux à larges bords, ombrelles doublées de vert ou de violet, voilettes larg s et épaisses protègent assurément contre l'action pigmentaire du soleil et de l'air. On palliera les inconvénients congestifs de la voilette, en pratiquant de fréquents massages faciaux avec un peu d'huile de paraffine, afin de favoriser la circulation normale des joues et du nez, compromises par cet accessoire de toilette.

Je donnerai ici (pour les nombreuses intéressées qui lisent ces causeries) l'exposé du traitement qui m'a le mieux réussi contre les taches de rousseur, dans une pratique d'un quart de siècle bientôt.

Je recommande, le soir, une onction de trois minutes avec gros comme un pois de la pommade suivante, étalée au moment du coucher :

Lanoline camphrée........................	40 gr.
Peroxyde d'hydrogène récent.........	12 —
Salicylate de bismuth.....................	3 —

M.

Il ne faut pas essuyer, ni poudrer d'amidon. Le lendemain matin, après les lotions de la toilette journalière, on passe sur les taches un bourdonnet de ouate hydrophile imbibée du mélange :

Lait d'amandes amères.................	500 gr.
Sublimé	1 —
Essence de cannelle de Ceylan.......	XV gtt.

M.

On laisse sécher également sans essuyer.

Lorsque les élevures sont *saillantes*, je recommande, le soir, une onction au savon noir, que l'on essuie ; le matin, une lotion de cinq minutes avec :

Lait virginal	300 gr.
Soufre précipité............................	10 —
Acide benzoïque............................	2 —

M.

Je préconise aussi, comme réussissant très bien, les méthodes suivantes :

Toucher chacune des taches à l'acide phénique pur ou à l'eau oxygénée, puis lotionner avec mélange d'eau de roses, de fleurs d'oranger et de laurier-cerise, parties égales, ou avec cette pommade que je conseille contre le *masque de la grossesse* :

Kaolin	4 gr.
Lanoline	10 —
Glycérine	4 —
Carbonate de magnésie	) ãã 2 —
Oxyde de zinc	)

M. S. A.

En applications sur le visage, laisser sécher.

Tous ces traitements donnent lieu à une irritation cutanée superficielle, suivie de légère desquamation. Ils procurent, médicalement parlant, une *dermite* artificielle, qui est absolument nécessaire pour déloger de la peau le pigment en excès. Il faut faire *peau neuve*, faire *peler* la peau, parfois même l'*écorcher* quelque peu, lorsqu'on poursuit l'obtention d'un résultat satisfaisant. Souvenez-vous que *tout traitement non irritatif des taches de rousseur est un leurre ou un trompe-l'œil* : il faut souffrir pour être belle ! c'est le cas de le dire.

Teintures de cheveux

Il ne se passe guère de mois où je ne constate quelques accidents généraux ou locaux, produits par ces pratiques intempestives, que l'hygiène réprouve à bon droit. Que de spasmes nerveux, que de troubles d'estomac, que de dérangements intestinaux, que de maigreurs insolites n'ont pas d'explication, sinon les méfaits réguliers d'une teinture toxique ! Combien d'éruptions eczémateuses de la face et du cou, de maladies des yeux et des oreilles, sont les produits artificiels des pratiques tinctoriales ! Les teintures à base de plomb, de permanganate potassique, etc., causent souvent des insomnies, des démangeaisons à la tête, des picotements et gonflements des paupières.

On a beaucoup incriminé, dans ces derniers temps, les teintures tirées de la houille, à base de paraphénylènediamine ; elles causent parfois, au visage, des inflammations analogues à celles que produiraient un vésicatoire ou un érysipèle. C'est surtout lorsqu'on fait suivre l'application du paraphénylène de celle d'eau oxygénée, dans le but de corser la couleur noire, qu'il se produit violemment une irritation vésiculeuse. J'en ai vu plusieurs cas fort graves ayant laissé des cicatrices.

Mais, en réalité, toutes les teintures peuvent causer de l'eczéma, s'il s'agit de personnes prédisposées, par leur peau délicate, à cette dermatose.

Lorsqu'on emploie la teinture minérale au nitrate d'argent, il faut bien se garder de recourir au cyanure de potassium pour enlever les taches de la peau ; ce sel est des plus toxiques et cause des accidents parfois mortels.

Parmi les teintures blondes, l'eau oxygénée est inoffensive pour l'état général. Mais elle rend le cheveu très cassant et ne tarde pas à entraîner la calvitie. Lorsqu'on ne redoute pas les tonalités rousses, on pourra recourir au cataplasme de poudre de henné, qui, mélangée en de certaines proportions avec l'indigo, donnera la recoloration désirée, sans accident général possible et en ne compromettant que faiblement la résistance anatomique du cheveu. Mais toutes les teintures transforment, à la longue, ce dernier *organe vivant* en un organe momifié et mort, désigné pour une chute prochaine. Il importe de le proclamer ici.

Il y aurait un moyen fort simple d'éviter les accidents produits par des teintures toxiques : ce serait d'assimiler ces prétendus cosmétiques aux produits pharmaceutiques et de ne les délivrer au public que sur une prescription médicale, conformément à la législation en vigueur. Ainsi, nous n'aurions plus à enregistrer que rarement des observations de victimes de leur confiance... et de leur coquetterie...

La résistance des cheveux varie beaucoup avec leur texture. C'est ainsi qu'un cheveu roux est démontré cinq fois plus gros qu'un blond. Cela nous explique pourquoi les roux sont ceux qui conservent le mieux leur chevelure: une tête rousse comprend, en moyenne, 30,000 cheveux, alors que 105,000 sont nécessaires pour couvrir la tête d'un brun et 150,000 pour celle d'un blond. Le terrain nourricier d'un cheveu rouge suffit donc à cinq cheveux blonds : il faut en inférer une moindre résistance à la calvitie chez les roux...

On a tort de négliger le traitement *général* contre la chute des cheveux. Ne doit-on pas fournir à ce dernier les substances chimiques nécessaires à sa nutrition : le soufre, le fer, l'arsenic, le phosphate ; ainsi que la gélatine (sous la forme préférable de poudre de corne de cerf râpée, 4 à 5 grammes par jour). Cette dernière médication donne à la peau un aspect plus juvénile et des propriétés plus élastiques, enraye la chute des cheveux et leur atrophie, rend les ongles transparents et brillants. Son action de produit collagène s'étend donc à tout le système *corné* de l'être, selon les récents travaux de Deichler.

Il y a près de vingt ans que, dans mon *Hygiène de la Beauté*, j'ai protesté contre le préjugé qui veut que la coupe répétée des poils active leur repousse. De récentes expériences de M. Pader prouvent qu'il n'y a pas du tout à compter sur cette pratique.

Méfions-nous de certains liquides préconisés pour l'hygiène de la chevelure. Lagin a cité, récemment, un cas d'inflammation des voies urinaires causée par une lotion capillaire contenant cinq pour cent de teinture de cantharides. Les éthers de pétrole, employés en *shampoing*, dégraissent très bien la chevelure et ont l'avantage de sécher très vite ; mais leur inflammabilité a causé d'épouvantables désastres. Un jaune d'œuf délayé dans un verre d'eau de chaux ; une forte décoction de panama, additionnée, suivant les cas, de savon noir, de borax ou d'ammoniaque et parfumée *ad libitum*, auront toujours les justes préférences de l'hygiéniste, c'est-à-dire de celui qui *sait prévoir* !

Il faut aussi se mettre en garde contre deux médications récentes, suspectes de causer des calvities généralisées : l'emploi des rayons X et l'usage interne de l'acétate de thallium, vanté contre les sueurs profuses.

Le mécanisme physiologique qui fait blanchir les poils n'est pas encore entièrement élucidé. La lumière joue certainement un rôle dans cette *canitie*, qui, chez l'homme

16

commence par les tempes, parties constamment découvertes par le chapeau et, chez la femme, finit par la nuque, presque toujours couverte. Les émotions pénibles et aiguës jouent aussi un rôle avéré dans la production de la canitie brusque et générale. La précocité des cheveux blancs est, d'ailleurs, souvent familiale et héréditaire : elle n'implique aucunement la déchéance sénile et coïncide même, parfois, avec la longévité.

Prenez garde à la teinture... surtout si vous êtes tant soit peu herpétique, si vous avez l'épiderme vulnérable, la peau sensible. A maintes reprises, dans ces derniers temps, les tribunaux ont déclaré (en déboutant de leurs demandes en dommages et intérêts des personnes victimes d'accidents par les teintures) que c'était à leurs *risques et périls* qu'elles recouraient à des moyens de rajeunissement *contrariant la nature et troublant l'ordre de la santé* (sic).

On a surtout incriminé les teintures noires. Mais les éruptions qu'elles déterminent (et dont l'intensité confine parfois à l'érysipèle) me semblent exiger aussi la prédisposition : car j'ai vu ces teintures, même exagérément et maladroitement appliquées, ne donner naissance à aucun accident. Ce qui est beaucoup plus sérieux, à mon avis, ce sont les migraines, les névralgies, les névroses, etc., dues à l'empoisonnement métallique général, par les sels de plomb ou autres renfermés dans certaines teintures librement vendues et même dénommées *végétales* !

Les teintures à base de nitrate d'argent, proclamées communément les meilleures par les hygiénistes, comptent assurément parmi celles qui provoquent le plus la calvitie, par leur action corrodante sur le cheveu. Il est vrai qu'elles rendent aussi service au *teinturier*, en le délivrant de son dur esclavage : on ne teint, pas plus qu'on ne peigne, un diable chauve...

Lorsqu'il faut obtenir un brun *peu foncé*, on peut employer, sans danger, la solution aqueuse de 15 grammes de permanganate de potasse par litre. Pour la teinture dorée et rouge, le cataplasme prolongé de bouillie de *henné* est à peu près inoffensif, d'autant que l'opération n'a besoin d'être renouvelée que tous les deux mois environ. *L'eau oxygénée* donne des teintes blond-cendré et or-jaune : il faut l'employer toujours fraîche, mais diluée, et rechercher une action progressive (pure, elle corrode et détruit rapidement la chevelure). Quant aux eaux chlorées, elles ne blondissent pas, elles blanchissent. Les autres teintures blondes, curcuma, acide chrysophanique, ont l'inconvénient : la première d'être peu tenace, la seconde, de donner une teinte trop éloignée du naturel.

(Voir *Cheveux*.)

Toilette

(Hygiène de la)

Dangers de certaines étoffes. — On a signalé la présence de l'arsenic dans les voiles de gaze verte, certaines étoffes moirées, certaines laines colorées à l'aniline et à la fuchsine. Appliquées sur la peau directement, ces étoffes peuvent occasionner des éruptions érythémateuses et eczémateuses.

Une sorte de molleton, le *pilou*, a été stigmatisé par le conseil d'hygiène comme extrêmement inflammable et, par conséquent, dangereux pour la confection des vêtements offrant des parties flottantes. Il en est de même de la soie artificielle ou soie française, faite avec le bois traité par l'acide nitrique : cette *nitro-cellulose* brûle à la façon du fulmi-coton. Se méfier également, au point de vue des brûlures, des objets de toilette (peignes, articles de Paris) en celluloïd : On a signalé, de ce chef, divers accidents.

Enfin, dans la toilette du cuir chevelu, on prendra garde de ne pas employer, en présence d'une bougie ou d'un feu de cheminée ou autre, l'éther de pétrole, actuellement à la mode, pour le dégraissage de la chevelure et le traitement de la séborrhée grasse de la tête, affection aujourd'hui fort répandue. Certaines personnes emploient aussi l'éther de pétrole pour préparer les cheveux à recevoir une teinture quelconque : les solutions de potasse ou d'ammoniaque sont bien préférables comme préludes des pratiques tinctoriales... que l'hygiène et la morale réprouvent, mais que la mode et le snobisme entretiennent précieusement.

Consulter mon ouvrage : *Hygiène de la Beauté.*

Eaux de toilette. — Voici la formule d'une excellente eau de lavande de toilette :

Alcool de vin à 96°	800 gr.
Glycérine redistillée	20 —
Essence d'aspic fine	15 —
Teinture de musc	10 —
— d'ambre gris	8 —
— de patchouly	4 —
Essence de néroli	1 —
— de géranium	1 —

Mêlez.

Voici encore un bon procédé pour faire une eau de toilette convenable :

Prenez :

Esprit-de-vin	9 litres.
Eau de fleurs d'oranger	4 —
Baume du Pérou	60 gr.
Essence de bergamote	CXX gtt.
— de girofle	LX —
— de néroli	XV —
Essence de thym	XV —
Teinture de musc	CXX —

Mélangez le tout et laissez quelques jours au repos bien bouché, avant de vous en servir pour couper votre eau.

Eau de toilette plus corsée :

Teinture de tolu	140 cc.
— de racines de violettes	300 —
Essence de bergamote	10 —
— d'ylang-ylang	4 —
Vanilline	0 gr. 50
Teinture de musc	4 cc.
Alcool à 90°	550 —

On peut préparer chez soi d'excellent parfum pour la toilette et pour le mouchoir, imitant à s'y méprendre l'odeur des fleurs d'héliotrope.

Le procédé est très simple :

Prenez une bouteille d'un litre, introduisez-y 5 grammes de teinture de benjoin, 25 grammes d'essence de bergamote, 0 gr. 35 de vanilline; on remplit la bouteille avec de l'alcool rectifié, on secoue bien, on laisse déposer, on filtre et on met en petits flacons bien bouchés.

On a ainsi une excellente mixture, moins coûteuse que les parfums frelatés du commerce et rappelant, à s'y tromper, l'odeur suave des héliotropes en fleurs.

(Voir *Parfums.*)

Eau cosmétique :

Pâte d'amandes	8 gr.
Eau de roses / — de fleurs d'oranger	200 —

Faire une émulsion et ajouter :

Teinture de benjoin / Borax	4 —

En lotions, le soir, avant de se coucher, pour combattre les rougeurs et boutons de la peau (érythèmes, crevasses, gerçures, etc.).

On ne sèchera pas les parties lotionnées.

Toux

Lait de poule calmant la toux:

Infusion chaude d'orge mondé	250 gr.
Eau de fleurs d'oranger	30 —
Eau de laurier-cerise	5 —
Sirop diacode	20 —
Jaunes d'œufs	n° 2 —

M. S. A.

A prendre en se couchant.

(Voir *Bronchites, Gripe.*)

Contre la toux spasmodique :

Térébène	
Chloroforme	ââ 10 gr.
Bromoforme	

M.

Dix gouttes, à chaque quinte, dans une petite tasse de tisane de quebracho.

Toux quinteuse :

Toutes les cinq minutes, jusqu'à sédation, une cuiller à café de :

Sirop de tolu..	
— diacode	ââ 100 gr.
— d'éther	

M.

Tremblements

Traitement des tremblements nerveux. — Avant chaque repas, l'un des cachets :

Solanine	0 gr. 20
Poudre de jusquiame........................	0 — 10
Extrait sec de valériane........................	0 — 20

M.

Pour un cachet.

Gouttes composées :

Teinture de valériane........................	
— de jusquiame........................	
— de lavande........................	ââ 5 gr.
— de coque du Levant.....	
Liqueur de Fowler........................	

M. S. A.

Vingt gouttes trois fois par jour.

Tremblement sénile :

Phosphure de zinc..................	0 gr. 001
Extrait de jusquiame..............	0 — 05
Poudre de valériane................	0 — 10
Essence de lavande.................	II gtt.

M. S. A.

Pour une pilule. De trois à cinq par jour.

Bains sulfureux chauds suivis de frictions à l'alcoolé de tannin.

Les courants continus et l'électricité statique m'ont donné de bons résultats dans certains cas de paralysie agitante.

Truffes

Les truffes gelées ou échauffées doivent être rejetées de l'alimentation. Quant aux truffes fraîches, elle passent à tort pour indigestes. Bien préparées, elles constituent un aliment digestif et stimulant, utile aux personnes nerveuses et anémiques.

Les arthritiques doivent en éviter l'abus, mais bien plutôt à cause des sauces qui condimentent la truffe qu'en raison des méfaits directs imputés, un peu gratuitement, à ce « diamant de la cuisine ».

Urticaire

L'urticaire est le type le plus commun de ces réactions neuro-digestives qui surviennent sur nos téguments. Les changements de saison, certaines piqûres d'insectes, le contact direct de la laine sur la peau, peuvent, il est vrai, prédisposer à l'urticaire. Mais cette éruption semble surtout de cause *interne*, car elle se manifeste, le plus ordinairement, à l'occasion de l'ingestion de certains aliments : moules, fraises, mets avariés ou faisandés, saucissons, conserves, condiments, poissons à chair grasse et colorée, crustacés, mollusques, choux, vin de Champagne ou de Madère, glaces, etc., etc. Divers médicaments, appartenant à la famille des balsamiques ; les iodures et bromures, l'antipyrine et le choral, etc., peuvent aussi provoquer l'urticaire. On l'a même vu se développer à la suite de simples émanations odorantes aromatiques et de l'abus de certains parfums : la rose, l'iodoforme, la farine de lin, etc., agissent ainsi, *à distance*, par des effluves indéterminés. Vous n'ignorez pas que *l'asthme des foins* a été considéré par quelques auteurs comme un urticaire des bronches. J'ai eu aussi l'occasion de soigner, depuis vingt-cinq ans, bien des cas d'urticaire de cause morale.

Mais, je le répète : cette éruption est surtout fonction de *perturbation digestive*. Elle apparaît sous forme d'efflorescences roses ou blanches, élevures aplaties, entourées d'une auréole rouge (l'urticaire ressemble assez bien à la piqûre de l'ortie, *urtica urens*, qui lui a donné son nom). L'éruption est presque toujours généralisée à une grande partie du corps : il existe, toutefois, une forme atteignant spécialement les paupières et localisée souvent sur les conjonctives. L'urticaire détermine un prurit intense, avec sensation de picotements, de tension, de cuisson, qui s'exaspère par le grattage.

On peut décrire une forme aiguë, *accidentelle* et une forme chronique, *constitutionnelle*. L'urticaire *aigu* apparaît à la suite d'une ingestion alimentaire spéciale ou de l'une des causes occasionnelles que nous évoquions tout à l'heure. Sa durée ne dépasse guère quelques heures. L'urticaire *chronique*, assez fréquent chez les enfants et les jeunes filles, consiste en une série de poussées aiguës ou sub-aiguës, se succédant, s'imbriquant, s'éternisant, pendant des mois et des années. C'est dans cette forme chronique que l'état nerveux prend parfois des proportions graves. Chez les enfants, ce sont les frictions d'huile de foie de morue et l'huile de foie de morue à l'intérieur, qui m'ont semblé les médications les plus capables d'enrayer la chronicité morbide : je le dis ici, en passant, pour que les parents puissent profiter de mon expérience à cet égard.

A côté de l'urticaire, il faut faire place à cet état de sensibilité exquise de la peau, décrit sous le nom d'*auto-*

graphisme, dermographisme, etc. C'est l'aptitude étrange des téguments à conserver et amplifier, persistantes, les traces d'un simple contact d'instrument mousse. Ces traces proéminent et demeurent sur la peau, en rose ou en blanc, comme une sorte d'urticaire *factice*, que l'on provoque à volonté et qui est, à tout prendre, beaucoup moins prurigineux que l'urticaire vulgaire. Le dermographisme est, en somme, une variété d'éruption *vaso-motrice*, assez analogue aux rougeurs des personnes impressionnables ou pudibondes, brusquement découvertes pour l'auscultation médicale, par exemple : rougeurs émotives (*vulgo* soleils) qui sont loin d'être limitées à la face. Les éruptions dermographiques éclairent vivement l'histoire moyenâgeuse des stigmatisées, des possédées et des démoniaques. Bien des femmes nerveuses ont observé avec quelle facilité elles gardent les traces persistantes de vêtements appliqués sur la peau. Quant à moi, je vois assez souvent des épaules et des poitrines féminines revêtues d'impressions de dentelles dessinées avec leurs arabesques les plus minutieuses. Si j'interroge les clientes, j'apprends toujours qu'elles offrent des symptômes d'arthritisme, de l'impressionnabilité, des désordres de la sensibilité nerveuse. La manifestation cutanée devient alors l'occasion d'un diagnostic précoce et d'un traitement, souvent favorable, du neuro-arthritisme latent.

Le régime alimentaire des urticariens devra réduire au *minimum* l'apport des toxines, accélérer leur élimination et placer le système nerveux en état de meilleure résistance. On évitera les aliments suspects et, à ce propos, la meilleure règle est encore celle de la sagesse antique : *Connais-toi toi-même*. On calme très bien les démangeaisons par des frictions locales avec la poudre suivante :

Talc de Venise	60 gr.
Acide borique	35 —
Oxyde de zinc	15 —
Menthol	1 —

M.

Si elles résistent, on enduit la peau de glycérine et l'on y pulvérise du chlorure de méthyle.

Contre l'urticaire chronique des jeunes filles, les cures sulfureuses et les stations d'altitude m'ont rendu de réels services. Le matin, je conseille une cuillerée à café de phosphate de soude dans un verre d'eau de quassia ; et, avant chaque repas, une pilule ainsi composée :

Extrait de quinquina....................	0 gr. 20
Arséniate de fer..........................	0 — 01
Extrait de strophantus.................	0 — 001

M.

Pour une pilule.

Même traitement contre le dermographisme, sauf ces dernières pilules, que je remplace par un granule d'arséniate de strychnine à un milligramme.

Je conseille aux urticariens, comme à tous les sujets en proie à des éruptions récidivantes, le massage journalier de la peau avec la glycérine parfumée phéniquée au centième. Cette pratique assure le bon fonctionnement cellulaire, réveille la vitalité des éléments anatomiques, restitue à l'épiderme sa souplesse, désobstrue les glandes de la peau, active la circulation, l'innervation et la nutrition des téguments. Il est rare que les épaississements et irrégularités, élevures, bouffissures, élargissements des pores (même avec certaines dilatations de vaisseaux), résistent longtemps au massage habituel de la peau. Il fait aussi disparaître le prurit dermalgique et par conséquent le *grattage*, qui en est toujours le fâcheux corollaire.

Vanille

Condiment tonique et excitant du système nerveux, la vanille augmente principalement la motilité et stimule le sens génésique. En outre, elle est un agent sédatif de l'estomac et un antiseptique intérieur très précieux contre les troubles digestifs. En aromatisant les aliments (entremets), la vanille leur communique la faculté de rassasier plus vite. Elle favorise surt[illegible] la digestion des corps gras.

Elle rend ainsi les crèmes renversées, le chocolat, etc., d'une digestibilité assurée, combat l'atonie en général et l'atonie de l'estomac en particulier. La vanille convient au régime des personnes mélancoliques, des jeunes filles gastralgiques et mal réglées. Elle sollicite les mouvements des viscères et combat les tendances aux flatulences et aux dilatations.

Varices

Les varices ont, assurément, comme cause prédisposante, une certaine débilité constitutionnelle des tuniques veineuses. Cette débilité appartient, en général, à l'herpétisme ou à l'arthritisme. Aussi, voit-on souvent les varices coïncider avec les nodosités articulaires, les hernies, la dilatation d'estomac, la neurasthénie, l'emphysème pulmonaire : je ne parle pas des hémorroïdes ni du varicocèle, qui sont de véritables varices du rectum et du cordon. La prédisposition héréditaire est souvent aussi à noter : quant à la prédisposition ethnique, il appert que les races normande et germanique offrent une réelle vocation variqueuse.

Les varices se développent surtout après trente ans, par l'influence continue des lois de la pesanteur. En effet, qui ne voit combien les veines des membres inférieurs (dont la mission, comme celle de toutes les veines, est de ramener le sang au cœur) sont nettement desservies par la Nature qui a doté l'homme de la station debout ? *Os homini sublime dedit,... varicosaque membra*, pourrais-je écrire, si j'osais parodier le poète latin. Il est certain que les varices sont fort rares chez les quadrupèdes.

Tout facteur capable de gêner la circulation en retour dans les membres inférieurs est un facteur de varices. Les obstacles compressifs, tels que la constipation habituelle, la grossesse, les ceintures, jarretières et autres pièces de vêtements trop serrées agissent dans ce sens autant que les travaux pénibles et la station debout prolongée, spéciale à certaines professions : blanchisseurs, cuisiniers, typographes, boulangers, menuisiers, etc.

Plus le sujet est robuste, plus les varices ont de chance de se manifester, à cause de l'importance de l'effort musculaire qui effondre les valvules orificielles de la veine et rend le vaisseau insuffisant. Les poids lourds, les efforts anormaux ou brusques, agissent dans ce sens ; ils font apparaître ces arborisations violacées, ces ampoules serpentines, qui sillonnent les jambes et n'offrent que tendance à l'aggravation, sans amélioration physiologique possible.

Chez la femme enceinte, l'état variqueux est, parfois, antérieur à la grossesse, mais prend des proportions considérables, grâce à cette situation, et apparaît ordinairement dès les premiers mois. Cela est tellement la règle que Maygrier range les varices parmi les symptômes pouvant mettre sur la voie du diagnostic, en cas de grossesse douteuse. Ce qui prouve aussi qu'elles ne sont point dues, chez les femmes enceintes, uniquement à une compression, mais surtout à une modification du sang et de la constitution, c'est qu'elles diminuent brusquement, en cas de mort du fœtus dans la matrice.

Les varices se manifestent sous les apparences d'un lacis veineux rougeâtre et violacé à la surface des membres inférieurs. Elles finissent, parfois, par se prolonger et aboutir aux plis de l'aine, où leurs flexuosités affectent les apparences enchevêtrées d'une tête de Méduse.

La dilatation permanente des veines ne va guère sans une altération anatomique, plus ou moins avancée, des tissus composant les parois de ces vaisseaux. C'est par cette altération que surviennent l'épaississement des veines, leur rigidité anormale, leurs tuméfactions variables, leur disposition en paquets, etc. Les valvules qui existent normalement, pour favoriser le cours du sang dans les veines, s'effacent et disparaissent complètement, à la troisième période des varices. Alors, la circulation est singulièrement ralentie et les échanges nutritifs qui se passent au niveau des vaisseaux capillaires se réduisent à leur *minimum*. C'est par cette réduction que l'on peut expliquer la naissance des troubles nutritifs (troubles trophiques) du côté du membre variqueux : sécheresse de la peau, dermites, eczéma et prurigo, atrophie des glandes sudoripares et sébacées, vulnérabilité extrême des téguments, qui se déchirent et se nécrosent au moindre choc, au plus anodin des frottements; ce qui nous rend compte de la formation de ces affreux et interminables ulcères, dénommés ulcères variqueux.

Les douleurs, lorsqu'elles sont un peu vives, doivent être attribuées à la névrite sciatique. Il n'est pas rare de voir, dans les autopsiés, les branches les plus importantes et le tronc lui-même du nerf sciatique adornés d'ampoules variqueuses parasites, qui compriment les fibres nerveuses et viennent gêner les fonctions du névrilemme. En général, ces douleurs existent dans les varices *profondes*, dont je parlerai bientôt : ce ne sont jamais les veines en apparence les plus énormes qui occasionnent le *maximum* de souffrances. Celles-là sont plutôt graves en ce qu'elles exposent aux hémorragies, surtout chez la femme, par suite des désordres irrémédiables survenus dans la nutrition des tissus. J'ai soigné, il y a quelques années, chez une dame de quarante-cinq ans, *n'ayant jamais quitté la France*, une jambe variqueuse ulcérée ayant dégénéré en un véritable éléphantiasis qui rendit nécessaire l'amputation.

Chez les femmes qui ont eu de nombreuses grossesses, il est fréquent de voir le grattage des membres variqueux déterminer des hémorragies suivies de phlébites : les varices ne sont jamais négligeables. Disons, enfin, pour en finir avec la femme enceinte, que la compression des varices peut provoquer la fausse-couche. Paul Dubois a rapporté l'histoire d'une malade qui se faisait avorter, de cette manière bien simple, chaque fois qu'elle devenait grosse. Depaul a signalé plusieurs cas analogues.

Les arthritiques présentent deux conditions qui les prédisposent aux dilatations veineuses : la faiblesse et la dégénérescence graisseuse de la tunique élastique des veines, d'une part ; et, d'autre part, la tendance aux congestions veineuses ou stases sanguines dites *passives*. Quant à l'origine des varices, Verneuil affirmait naguère qu'elles débutaient toujours dans les veines profondes du mollet. Mais les recherches anatomiques très précises de Ch. Rémy ont démontré qu'elles débutent, à la vérité, dans toutes les parties du système circulatoire : l'envahissement commence tantôt par les veines profondes, tantôt par le réseau superficiel. Souvent, il existe des varices superficielles sans varices profondes et la réciproque est également vraie.

Il y a plusieurs degrés dans l'état variqueux. Il s'agit, d'abord, de simples flexuosités bleuâtres, un peu plus dessinées, un peu plus saillantes que les veines normales, mais sans tumeurs et sans symptômes douloureux. Puis, se dessinent des paquets plus épais, principalement à la face interne du genou (*saphène*); alors, apparaît l'insuffisance valvulaire : une chiquenaude sur la saphène propage l'ondée sanguine en haut. Bientôt le malade accuse de la fatigue à la marche et pendant la station debout : il se plaint, le soir surtout, d'œdème malléolaire (gonflement des chevilles) ainsi que de crampes et de douleurs lancinantes dans les mollets. Enfin, la circulation veineuse ne s'opère plus que dans des tubes mollasses et inertes, fibreux aux points où leurs parois sont épaissies et le sang coagulé (*thrombose*). C'est là le dernier degré de l'affection variqueuse.

Les varices profondes ne se manifestent que par un œdème dur, avec pesanteur des jarrets, douleurs musculaires des mollets ; gêne et fatigue pendant la marche et surtout pendant le piétinement ; pesanteurs, fourmillements et crampes, de temps à autre ; gonflements des pieds à la fin de la journée. Contre ces états variqueux profonds, j'ai utilisé, avec avantages, les lotions d'eau de Pagliari, additionnée de 15 grammes de sulfophénate [illegible] zinc par litre ; les onctions de glycérine iodo-iodurée, les compresses chaudes de perchlorure de fer très étendu d'eau.

Lorsque les varices profondes existent sans veinosités superficielles, le membre est augmenté de volume, empâté au toucher, la peau marbrée ou piquetée, indice éloquent de la gêne circulatoire. Les démangeaisons, engourdissements, fourmillements, sueurs locales, constituent aussi des symptômes, qu'atténue et supprime, d'ordinaire, le séjour du membre variqueux dans la position horizontale.

Lorsqu'une varice profonde se rompt soudainement, on dit qu'il y a *coup de fouet*, expression imagée, traduisant exactement la douleur ressentie. L'épanchement sanguin profond, intra-musculaire, réclame, alors parfois, plusieurs semaines, pour se résorber entièrement. Je conseille, comme traitemen: les lotions et compresses avec le mélange :

Vinaigre aromatique..........................	500 gr.
Alun de potasse..............................	25 —
Sel ammoniac.................................	16 —

M. S. A.

Etendu de moitié d'eau chaude.

Il faut, en cas de disposition eczémateuse, remplacer ces traitements par le glycérolé tartrique. Car l'ulcère commence presque toujours (il faut insister sur cette genèse) par une éruption prurigineuse que l'on gratte.

L'hémorragie externe, dans les varices vulgaires, est-elle dangereuse ? Habituellement, non. Mais, comme les veines sont, en quelque sorte, *artérialisées* par leurs lésions anatomiques, l'hémorragie ne saurait s'arrêter spontanément. C'est là qu'est le danger : il gît entièrement dans l'absence de secours. Le sang s'ouvre, d'ailleurs, issue, au niveau d'une dilatation ampullaire, qui, habituellement crève d'une manière sournoise, sans que le malade en ait la moindre conscience.

Avant d'exposer le traitement curatif des varices, il me faut, d'abord, poser cette question préjudicielle : N'y a-t-il pas, quelquefois danger à supprimer radicalement l'état variqueux ? J'estime que, chez bon nombre d'arthritiques *congestifs*, les varices, à l'instar des hémorroïdes, représentent une soupape de sûreté, ou mieux un *diverticulum* utile, un déplétif providentiel. Il faut donc savoir respecter les varices, surtout chez les rhumatisants, les catarrheux, les cardiaques, et pourvu qu'elles ne soient pas bien gênantes. Les ulcères variqueux, eux-mêmes, sont des exutoires et des dérivatifs, précieux parfois, pour l'intégrité de la santé organique : j'ai vu mourir soudainement un asthmatique, de catarrhe suffocant, après cicatrisation par l'iodoforme, d'un ulcère variqueux datant de quelques mois. Lorsqu'il y a cyanose du membre et varicosités capillaires, les opérations chirurgicales sont contre-indiquées : il en est de même chez les femmes enceintes, dont les varices diminuent toujours beaucoup après l'accouchement.

Cela dit, parlons, d'abord, de cet excellent palliatif des varices, le *bas élastique*. Excellent, entendons-nous bien, lorsqu'il est convenablement confectionné. Car rien n'est plus nuisible que ce bandage élastique mal compris. Le bandage élastique doit commencer le plus bas possible, sur les orteils, et remonter, pour le moins, au-dessus du genou : son tissu doit être solide, souple, et d'une égale résistance. Les tissus de soie doivent être abandonnés. Certains sujets sensibles ne supportent guère que les bas lacés : d'autres encore préfèrent la sujétion d'une bande méthodiquement roulée tous les matins. La compression régulière, de bas en haut, facilite la circulation du membre inférieur : elle supplée à l'élasticité perdue de la peau, ainsi qu'à la contractilité compromise des tuniques veineuses ; elle s'oppose à la distension des vaisseaux, et, dans une certaine mesure, à la stagnation du sang. C'est, en résumé, un véritable allégement pour le membre malade, un bien-être assuré pour le sujet variqueux.

Mais le bandage n'exclut pas le repos, remède souverain, en ce qu'il surseoit aux inflexibles lois de la pesanteur. Quant à la marche, elle est (comme je l'ai déjà dit), moins nuisible que le stationnement, si hautement néfaste que certains variqueux (sergents de ville, employés d'octroi, etc.), sont obligés de changer de profession pour pouvoir vivre...

Lorsqu'il n'y a aucun symptôme inflammatoire, les exercices modérés, les massages et l'électricité (effluvation statique ou courant intermittents) améliorent singulièrement les sujets variqueux. Lorsqu'il y a des démangeaisons le soir, ou des douleurs névralgiques, je conseille, avec succès, les compresses d'antipyrine à 5 %, recouvertes de taffetas gommé.

Les porteurs de bas pour varices doivent, d'ailleurs, observer une exquise propreté. Le bas, lui-même, sera nettoyé *à sec*, fréquemment, avec le carbonate de magnésie et le membre variqueux sera lotionné matin et soir (soit avant de mettre le bas et en le retirant). Je conseille de varier les lotions : une semaine, on emploiera l'eau-de-vie camphrée, une autre semaine l'eau blanche ; les solutions de chlorure d'ammonium ou mieux de baryum, à 6 %, sont aussi très recommandables et sûrement résolutives.

Comme traitement interne, il faut, par le régime, les lavements et les laxatifs, combattre la constipation. Quinze jours par mois, on prendra, avant chaque repas, un cachet ainsi composé :

Soufre précipité et lavé..................	0 gr. 40
Capsicum annuum pulvérisé.........	0 — 20
Ergot de seigle récent.................	0 — 10

M.

Les quinze autres jours, on remplacera les cachets par la mixture :

Teinture d'hamamelis....................	30 gr.
— d'hydrastis.......................	20 —

M.

Vingt-cinq gouttes avant chaque repas.

Tel est le traitement médical des varices. Le traitement chirurgical, vieux comme le monde (il est décrit dans Celse) consiste dans l'extirpation où la résection des veines malades, entre ligatures étagées. On pratique souvent, de nos jours, la résection de la saphène interne, au-dessus du genou : cette opération réussit très bien dans les varices de la cuisse. Bien dirigée et bien complète, la cure est, parfois, radicale. Mais, le plus souvent, il ne s'agit que d'une amélioration palliative, d'un arrêt dans l'impotence fonctionnelle, d'une suppression des douleurs. Nous détruisons l'effet, hélas ! sans toucher à la cause : de sorte que les veines malades extirpées n'empêchent pas leurs voisines de subir, à leur tour, la varicosation. C'est ce que j'appelle « de la chirurgie de Pénélope »...

Il ne faut jamais opérer les variqueux qui ne se plaignent pas de leurs varices et n'en éprouvent pas une gêne sérieuse. Il faut toujours opérer, en cas d'ulcères à répétition, de douleurs vives, d'hémorragies, d'obstacle marqué à la marche et à la station debout ; d'insomnies par souffrances nocturnes dans les malléoles et le mollet. Enfin, l'intervention s'impose surtout chez les sujets pour lesquels la cessation du travail équivaut à la misère.

On pratique, aujourd'hui, bon nombre d'opérations de varices chez les jeunes sujets, parce que la plupart des administrations et même des chefs d'industrie (surtout depuis la nouvelle loi sur les accidents) refusent impitoyablement, d'employer les variqueux, ne se souciant pas d'endosser, plus tard, la responsabilité de complications ou les ennuis d'une incapacité relative de travail.

Jadis, les opérations de Rigaud, de Mikulicz, de Broca l'ancien, entraînaient, assez souvent, la mort. Aujourd'hui, on n'a plus guère d'accident infecto-purulent à redouter, avec les nouveaux pansements et les nouvelles méthodes d'opérations, à la condition, bien entendu, de se garder d'intervenir pendant les périodes inflammatoires. On résèque couramment la saphène, sur une étendue de 3 à 4 centimètres, entre deux ligatures de catgut et cette opération se pratique, tous les jours, sans chloroforme, l'anesthésie locale étant obtenue par une injection sous-cutanée d'un centimètre de cocaïne dans la région à inciser.

Végétations

Traitement des végétations. — Les badigeonner, chaque matin, avec la teinture de thuya occidentale et les poudrer tous les soirs avec le mélange suivant, préalablement passé au porphyre :

Extrait de ratanhia....................	
Acide borique..............................	
Alun de potasse...........................	ââ 2 gr.
Calomel	
Acide salicylique........................	

M.

A l'intérieur, je prescris, avant chaque repas, dix gouttes du mélange suivant :

Teinture d'iode iodurée..............	ââ 10 gr.
Liqueur de Fowler......................	

M.

Ce traitement empêche le retour des végétations.

Verrues

Traitement des verrues. — On les badigeonne, matin et soir, avec le mélange :

Ext. fluide de thuya occidental.....	15 gr.
Acide salicylique......................	1 gr. 50

Pour les verrues de la face, appliquer le mélange suivant :

Savon noir..............................	p. ég.
Glycérine	
Fleur de soufre.........................	

A l'intérieur, donner une pincée de magnésie à chaque repas. (C'est de l'empirisme, mais qui guérit.)

Les verrues sont de petites élevures saillantes et mamelonnées, dont le sommet se crevasse volontiers et prend l'aspect d'un pinceau de fibres. Elles sont, en effet, constituées par la prolifération des éléments normaux du derme et de l'épiderme.

Les verrues s'observent surtout de six à vingt ans. On décrit une variété « plane », qui siège avec prédilection sur le visage, le cou, le dos de la main ; la verrue plane est peu saillante, d'un rose terne, un peu luisant, d'un contour très net. Ces caractères la différencient de la verrue vulgaire, toujours cornée, irrégulière et saillante.

Les verrues planes n'occasionnent pas plus de gêne que les autres, mais leur éruption est, parfois, plus abondante et moins discrète.

Il existe, enfin, une troisième variété, la verrue « sénile », noirâtre et molle, composée de squames grasses, dont les éléments s'empruntent aux glandes sébacées des vieillards.

Il y a assurément, pour les verrues comme pour toutes les maladies, une question de prédisposition, de « terrain », comme nous disons en médecine : cette désagréable dermatose se retrouve, héréditairement dans mainte famille. Malgré l'opinion générale, la contagion semble très rare ; mais l'auto-inoculation par le grattage est un mode de propagation assuré. C'est même ce qui fait soupçonner la nature parasitaire des verrues, bien que le bacille spécial n'ait jamais été confirmé.

Ne négligeons pas le traitement des verrues. C'est une laideur et une laideur en évidence : car il faut remarquer que, pour épanouir leur disgracieuse végétation, elles s'étalent dans les plus apparents endroits du corps, principalement aux mains et à la face. J'ai vu de charmantes jeunes filles justement exaspérées par ce bobo humiliant. Quant à la transformation possible de la verrue en tumeur maligne, elle est loin d'être prouvée et doit être certainement des plus rares.

On a préconisé, comme traitement général, la magnésie calcinée, à la dose d'une ou deux cuillerées à café par jour et la teinture de thuya occidentalis, à la dose de cent gouttes. L'arsenic et l'iode, si favorables à la santé de la peau, ont été aussi prescrits à l'intérieur. Mais le traitement local peut suffire à la guérison. Le meilleur est la cautérisation chirurgicale par l'acide nitrique, le thermo ou le galvano-cautère.

Lorsqu'on veut se passer de l'homme de l'art, il faut appliquer, la nuit, un petit cataplasme de savon noir sur la verrue ; la gratter ou la racler à la surface, le matin, au lever; puis appliquer, à l'aide d'une tige de bois effilé, le mélange suivant, en protégeant la peau saine par un emplâtre de sparadrap : 60 grammes d'alcool à 96°, 2 grammes d'acide salicylique et de résorcine, 1 gramme d'acide phénique et 0 gr. 50 d'acide acétique et de sublimé. Cette formule, qui réunit des caustiques cutanés complexes, m'a toujours donné de bons résultats.

Pour les verrues planes du visage et pour les verrues séborrhéïques de la vieillesse, il faut employer une pommade composée de parties égales de lanoline, glycérine, essence de térébenthine, fleur de soufre, savon noir et alun (trois fois par jour pendant dix minutes). On se méfiera des collodions du commerce, dont la composition est fort variable et dont l'action se limite mal.

Dans les campagnes, on emploie empiriquement, de temps immémorial, l'eau salée, les sucs de citron, d'euphorbe, de tithymale, de chélidoine, d'ail, de poireau, la fleur de saule confite en du vinaigre,... et tout cela réussit, malgré un pouvoir corrosif souvent douteux. Depuis quelques années, en effet, on a démontré la possibilité de guérir les verrues par la simple suggestion mentale. Bonjour, de Lausanne, bande les yeux du sujet verruqueux, fait semblant de chercher un remède dans une armoire, touche chaque verrue du bout du doigt en affirmant, bien haut, qu'il applique un énergique destructeur et que le client peut dire adieu à ses verrues! En effet celles-ci tombent d'elles-mêmes, peu après, dans la plupart des cas...

Depuis longtemps, nous connaissions l'industrie des sorciers conjurant les verrues par des paroles magiques. Le paysan poitevin récite, en tordant une branche de genêt fleuri, cinq *Pater* et cinq *Ave*, rentre chez lui et se couche. Le lendemain, « il cherche ses verrues et ne les trouve plus ». Une vieille recette du « Petit Albert » conseille d'envelopper dans un linge autant de pois chiches qu'on a de verrues et de les jeter derrière soi : « toutes verrues aussitôt se dessèchent ». Dans certains pays, on les flétrit en les humectant, matin et soir, de salive, etc... La suggestion mentale explique tous ces faits. Elle élucide bien des cures merveilleuses, obtenues par les moyens les plus thaumaturgiques et les recettes étranges décrites par les anciens avec le plus étonnant sang-froid (je vous en fais grâce, chers lecteurs). La suggestion peut aussi expliquer la disparition de verrues éloignées, lorsqu'on détruit par le feu la verrue appelée « mère », ainsi que les résultats curatifs obtenus par le passage d'un simple courant électrique ou l'application d'une baudruche gommée.

Lorsqu'on sait que l'hypnotisme a pu réaliser, sur la peau, les effets du vésicatoire, de la sueur de sang, etc... (et j'ai vu cette réalisation, de mes propres yeux *vu*), on conçoit parfaitement qu'une impression psychique vive soit capable de modifier anatomiquement une végétation papillaire. Et cela, d'autant plus facilement que la verrue affecte avec prédilection (je l'ai aussi fréquemment remarqué) des sujets à constitution névropathique, c'est-à-dire très accessibles à la suggestion mentale. L'an dernier, j'ai observé, chez une jeune fille, à la suite d'un traitement hydrothérapique institué pour combattre un nervosisme inquiétant, j'ai observé, dis-je, la complète disparition, en moins d'une semaine, d'une quarantaine de petites verrues planes, confluentes, sises à la face, c'est-à-dire en dehors de la sphère d'action de la douche.

Ajoutons cependant, pour rester dans la vérité clinique, qu'il n'est pas rare de voir, spontanément et sans aucune médication, les verrues évoluer vers la régression curative et disparaître, un beau jour, sans laisser de traces, après avoir atteint leur complet développement.

Vertiges

Il faut avec soin étudier les causes des vertiges, dont le traitement varie essentiellement suivant l'état d'anémie ou de pléthore cérébrale.

Contre le vertige des arthritiques et des artério-scléreux. — Avant chaque repas, une cuillerée à soupe du mélange suivant dans un demi-verre d'eau :

Sirop de quinquina	200 gr.
Extrait de noix vomique	0 — 20
Salicylate de soude	10 —

M.

Vertige stomacal (très fréquent). — Hydrothérapie, frictions, bains sulfureux.

Tous les matins, en se levant, une tasse de macération de quassia. Après chaque repas, l'un des paquets suivants :

Phosphate de chaux pulv.	ââ 0 gr. 60
Poudre de craie préparée	
— de carb. de magnésie	ââ 0 gr. 30
— d'ignatia am.	

M.

A prendre dans une infusion de menthe poivrée.

Ne jamais sortir le matin à jeun. Eviter l'usage du tabac.

Vertige goutteux. — Avant chaque repas, une cuiller à café du mélange :

Sirop de gaïac..........................	300 gr.
Sol. alcool de trinitrine au 1/100e...	20 —
Sulfate de spartéine.....................	2 —

M.

A prendre dans de l'eau alcaline.

Le vertige est parfois aussi lié à une affection de matrice, qu'il importe de traiter.

Viande

Dangers possibles de la viande. — L'empoisonnement par la viande est dû presque exclusivement à la viande de veau malade. Les symptômes débutent assez tardivement : seize à trente heures après l'ingestion, le malade éprouve de la diarrhée putride, des coliques, des vomissements incessants, une fièvre violente avec délire et mal de tête très marqué. Parfois, on constate des crampes, de l'albuminurie, comme chez les cholériques.

La prophylaxie de tous ces accidents consiste à bien faire cuire la viande.

M. Lambert attire l'attention des bouchers sur les inconvénients que présente la stabulation des animaux au sein d'une atmosphère phéniquée. On a, aujourd'hui, l'habitude de désinfecter avec les produits dérivés de la houille. Ces produits volatils, respirés par les animaux, peuvent communiquer à la viande leur odeur spéciale et indisposer, à juste titre, certains consommateurs impressionnables.

Signalons une réaction chimique très commode pour distinguer la viande de cheval : on traite le bouillon de la viande suspecte par la solution iodo-iodurée de Gram, en la versant goutte à goutte. On obtient, avec la viande de cheval, un cercle rouge-violet, qui fait complètement défaut avec les autres viandes de bœuf, mouton, veau et porc (procédé Edelman).

De récents empoisonnements, dus principalement à la viande de veau malade, ont attiré l'attention des corps savants sur la nécessité de poursuivre enfin la suppression systématique de toutes les tueries particulières et d'organiser l'inspection des viandes sur l'ensemble du territoire français, afin d'arrêter immédiatement la vente des aliments carnés malsains ou suspects. Mais il y a aussi un précepte général à indiquer aux gens intelligents et soucieux de leur *guenille* : c'est de *bien faire cuire leurs viandes*, quelles qu'elles soient. Et, ce faisant, ils pourront se moquer de l'inspection, dont le XXe siècle ne verra probablement pas encore luire l'organisation pratique. *Experto crede*... (1).

La viande de veau, vendue sans l'estampillage de l'inspection, est suspecte de causer des empoisonnements graves et susceptibles aussi de s'altérer très rapidement. Mais la plupart des accidents graves ou mortels causés par des viandes de boucherie viennent d'animaux abattus d'urgence pour maladies inflammatoires, pneumonies, entérites, infections purulentes ou putrides.

Vin

Nos pères usaient et abusaient du vin, sans que jamais cette boisson fermentée, la plus hygiénique de toutes, ait engendré les terribles accidents décrits, de nos jours, sous le vocable d'alcoolisme. C'est que le pouvoir offensif de l'alcool, dans les vins, se trouve neutralisé et modifié par les autres principes, éminemment hygiéniques, qu'il récèle lorsqu'il est de bonne qualité et sagement préparé, à l'abri de toute sophistication.

A mesure qu'on a cherché à imiter ou à remplacer, frauduleusement, les produits de la nature, on s'est, peu à

(1) Pour détails sur l'hygiène alimentaire, voir notre ouvrage : *Hygiène de l'Estomac.*

peu, aperçu des effets désastreux produits, sur le système nerveux et sur l'appareil digestif, par les vins fraudés. Le tannin, l'acide succinique, le tartre naturel et, probablement aussi, une foule d'autres substances chimiques entrant dans la composition normale des vins de Bordeaux et de Bourgogne ont fait de ces vins les prototypes des liquides alimentaires utiles au sang, favorables à l'estomac et amis du système nerveux.

Le vin de Bordeaux naturel ne modifie par les ferments digestifs : il les perfectionne, en quelque sorte, et empêche les fermentations anormales gastro-intestinales. Dans les dyspepsies, les anémies, les convalescences et toutes les maladies où il importe d'accroître le pouvoir eupeptique du suc gastrique, les médecins vantent l'action particulièrement restaurante d'un bon vin sur les fonctions paresseuses. Les pertes de l'organisme se réparent ainsi beaucoup plus vite et l'alimentation est mieux supportée et profite davantage. Jamais on n'aura à déplorer les phénomènes de céphalée, de rougeur faciale, les palpitations et les gastralgies, dues à ces mélanges innommables, qu'on ose encore qualifier du nom de vins !

Le vin rouge est très sensiblement plus toxique que le vin blanc, quand ce vin blanc est produit par la fermentation du jus seul de raisin : car le vin rouge est toujours produit par la fermentation de la peau, des pépins et du jus. Les impuretés venant de ces substances, et souvent aussi de la grappe, sont contituées par des huiles essentielles, du furfurol et des alcools supérieurs, des acides volatils, du tannin et du bitartrate de potasse. Ce dernier sel, comme tous les sels de potasse, est dangereux, lorsqu'il est absorbé, en notable quantité, pendant longtemps. Il contribue à former la toxicité spéciale du vin rouge de qualité ordinaire.

Soins à donner aux vins en fûts. — Ne pas remuer la futaille après qu'elle a été mise en place.

Brûler une allumette soufrée au fur et à mesure que la vidange augmente.

Renouveler cette opération souvent, surtout lorsqu'on arrive au fond du tonneau.

Si la consommation n'est pas très active, il est préférable de mettre le vin en bouteille lorsqu'on arrive à *moitié fût*. — Filtrer le dépôt.

Lorsque le fût est vide, le rincer soigneusement à plusieurs eaux, jusqu'à ce que la dernière soit claire.

A ce moment, remplir le fût d'eau chaude, dans laquelle on aura fait fondre un kilo de sel par barrique.

Laisser séjourner cette eau salée dans le fût pendant un jour, vider et laisser égoutter pendant vingt-quatre heures, de façon qu'il ne reste pas une goutte de liquide dans le tonneau.

Mécher et fermer hermétiquement toutes les ouvertures. Renouveler le méchage tous les trois mois.

Vinaigre

Hygiène

Il ne faut user que de vinaigre de vin, préférablement de vin blanc. C'est un merveilleux assaisonnement pour réveiller l'appétit et la digestion. Gardons-nous des vinaigres de bois, dont l'usage est dangereux pour les voies digestives et très irritant. Les anguillules du vinaigre altéré ne paraissent pas, au point de vue sanitaire, occasionner d'accidents ; mais il est préférable de ne pas consommer le vinaigre qui contient ces petits organismes.

Fabrication du vinaigre. — Pour fabriquer du vinaigre, il faut disposer et placer un tonneau solide et de bon goût dans un local d'une température moyenne de 15 à 20° ; acheter quelques litres de bon vinaigre, les introduire dans le fût après les avoir fait tiédir sur un feu doux, ajouter du vin, également tiède, dans la proportion de moitié de ce qu'on aura mis de vinaigre, et, de quinzaine en quinzaine, ajouter jusqu'à ce que le fût soit plein aux trois quarts. Quinze jours après le dernier apport du vin, le vinaigre est fait et peut servir à la consommation.

Vinaigre aromatique. — Mêlez ensemble 2 grammes d'essence d'ambre et autant d'essence de lavande, 4 grammes d'essence de girofle, 1 gramme d'essence de romarin, 4 gouttes d'essence de cannelle, 60 grammes d'acide acétique et 15 grammes de baume de Pérou. Filtrez et conservez dans des flacons ou dans des bouteilles hermétiquement fermées. Ce vinaigre aromatique peut être mis dans des flacons de poche.

Visage

Hygiène

Les plus frais visages sont souvent ceux dont la vulnérabilité est la plus étonnante. Le moindre vent, qui, d'aventure..., un coup de froid, un brusque changement de température, les fatigues d'un bal ou d'une soirée, une digestion accidentellement pénible, retentissent et se reflètent désagréablement sur certaines physionomies, grâce à l'étonnante fragilité de la peau. Rien n'attriste la jeune beauté comme de constater ces imperfections, ces macules ; leur découverte est aussi pénible que l'entrevue de la femme de trente-cinq ans avec sa première ride !

Incriminons d'abord, l'usage abusif et inconsidéré du savon de toilette ; trop riche en alcalinité, il dégraisse ou plutôt *déchire* exagérément la peau du visage ; il attaque et corrode le vernis protecteur du derme, qui, peu à peu, se dessèche et se voit arracher, continuellement, la souplesse et l'onctuosité de ses cellules vivantes. Que de fois ne m'est-il pas arrivé, dans ma pratique spéciale, de guérir, à leurs débuts, l'acné ou l'eczéma du visage, par la simple suppression de cet engin journalier d'irritation ! D'ailleurs, ce n'est point seulement son alcalinité que je lui reproche, c'est aussi son parfum, trop souvent extrait artificiellement de la houille et irritant alors pour la peau.

Voici, en passant, un petit moyen qui permettra de reconnaître un savon additionné d'une essence artificielle. Détachez-en un petit fragment, que vous ferez brûler dans une cuiller au-dessus d'une flamme ; si vous percevez une odeur de benzine ou de térébenthine, vous pouvez affirmer que les fleurs n'ont aucune part à l'odeur de votre produit, si agréable qu'il vous paraisse.

On a aussi, dans ces dernières années, sous le fallacieux prétexte d'une *antisepsie* banale, autant que maniaque, recommandé les savons à base de borax, de soufre, de phénol, de naphtol, d'acide borique, etc. Autant je suis partisan de ces savons médicamenteux, lorsqu'il s'agit de remédier à certaines dermatoses, autant je recommande à mes lectrices de rejeter ces spécialités pharmaceutiques de leur hygiène journalière. Rappelons-nous toujours la fable du pavé de l'ours et le vieux proverbe : « Faut de la vertu, pas trop n'en faut... »

Les personnes dont la peau du visage est sensible se contenteront, pour le déterger, de quelques gouttes de glycérine *bien pure*, dans un peu d'eau tiède : c'est ainsi qu'elles débarrasseront les pores de leurs impuretés, sans nuire en rien à la lubréfaction indispensable de l'épiderme.

Il est aussi très important, en cas de prédisposition aux macules de la peau, de soigner, attentivement, l'état général. C'est, en effet, sur la surface tégumentaire, que viennent se traduire, souvent même d'une manière précoce, nos états maladifs, nos diathèses ; c'est même pour cette raison qu'il est impossible d'être un bon spécialiste de la peau sans être doublé d'un encyclopédiste, c'est-à-dire d'un praticien *ayant clartés de tout*. La seule inspection attentive du visage a fréquemment mis sur la voie de tares générales sérieuses (et jusqu'alors insoupçonnées), le spécialiste véritablement observateur.

Les anciens n'ignoraient pas ces rapports intimes, lorsque, dans leurs « secrets de beauté », ils recommandaient aux dames l'usage fréquent des lavements et des laxatifs, pour acquérir un teint frais et sans tache. Croyez-vous qu'il y a soixante ans à peine, nos belles coquettes portaient toutes, au bras ou à la cuisse, de répugants cautères, parce que les doctrines humorales de l'époque leur enjoignaient de *suppurer*, pour s'éclaircir le visage.

Actuellement, l'emploi routinier de l'arsenic sous forme de préparations pharmaceutiques diverses ou d'eaux minérales) est le reflet du système médical en honneur : car il y a, mesdames, une mode pour les médications comme pour les chapeaux... Méfiez-vous de l'arsenic : je constate, journellement, des taches pigmentées faciales n'ayant d'autre origine que l'usage interne de ce métalloïde (liqueur de

Fowler, granules de Dioscoride, arrhénal, cacodylates, etc...) L'arsenic est coutumier de faire croître et... d'enlaidir les macules cutanées : il faut réagir contre son emploi intempestif dans l'hygiène de la beauté.

Une conduite toujours utile, en revanche, c'est celle qui consiste à soigner l'estomac, à instituer un bon régime alimentaire, conforme au tempérament individuel, approprié à la constitution générale et aux antécédents symptômatiques. Un régime (ainsi libellé en connaissance de cause), rétablit promptement les fonctions d'assimilation et ne tarde pas à être suivi d'une plus normale nutrition de l'épiderme. C'est par cette hygiène, ainsi que par certains médicaments adjuvants, que la femme pourra sauvegarder ses privilèges de joliesse, augmenter son patrimoine de fraîcheur et doter, pour longtemps, sans imposture cosmétique, sa physionomie de lustre prestigieux de la jeunesse, *primavera della vita!*

La jeunesse est un bien si souvent regretté qu'il faut s'efforcer de la conserver le plus possible ; c'est le plus charmant des mensonges. Tout se dissimule sous la chair juvénile. Au contraire, la maturité devient une fin pour la beauté : les imperfections du teint se grossissent et se répercutent à l'infini chez la femme faite. Comme l'a parfaitement dit Legouvé, les deux tiers de la vie féminine se passent à n'avoir pas encore de charmes ou à ne les avoir plus : le sort de la femme se résume donc en ces deux termes : attendre et regretter.

Cependant, l'hygiène et la médecine peuvent beaucoup, pour remédier aux taches de la peau, qui vieillissent prématurément les traits les plus gracieux.

L'action du soleil sur la peau provoque un érythème spécial, doué d'une rougeur vive. Ce sont les rayons *chimiques*, c'est-à-dire ceux de la portion violette du spectre solaire, qui sont le plus à redouter. Ombrelles et voilettes sont, pour prévenir le *coup de soleil*, indispensables aux téguments délicats, surtout dans les débuts de la saison printanière. Le traitement de l'érythème solaire consiste en des lotions, répétées toutes les deux heures, avec le mélange suivant :

Vinaigre aromatique....................	60 gr.
Extrait de Saturne........................	20 —
Menthol	2 —

M.

Une cuiller à café dans une tasse d'eau bouillie froide. Dans les intervalles des lotions, on poudrera le visage avec la fleur d'amidon mélangée d'un sixième d'oxyde blanc de zinc.

La voilette préserve, assurément, le teint des coups de soleil. Malheureusement, elle est fortement suspecte de congestionner le nez et les pommettes et de pousser à la couperose faciale les personnes prédisposées, par l'effet des compressions qu'elle exerce sur les vaisseaux capillaire et du refoulement du sang qui en résulte. De plus, elle entretient souvent une sorte de bain de vapeur sèche local, très favorable aux congestions. Dès que vous retirez la voilette, le sang afflue visiblement dans les vaisseaux de la région nasale et génienne, qui, peu à peu, se dilatent et deviennent variqueux, produisant la *couperose,* ce cauchemar du beau sexe.

Revenons aux taches ou *macules.* Les pigmentations de la peau sont assez fréquentes, ainsi que les décolorations, au niveau des *cicatrices.* On ne saurait, alors, les atténuer par aucun topique : il faut avoir recours aux scarifications ou aux électropunctures.

Les taches pigmentaires sont fréquentes chez les diabétiques et chez les paludéens (j'en ai soigné, récemment, un beau spécimen chez la dame d'un fonctionnaire de notre colonie de Madagascar, qui avait payé un sévère tribut aux fièvres de ce pays). Brunâtres, les pigmentations s'étalent, alors, en nappe sur le visage, à la manière d'un enduit crasseux qui offense autant l'amour-propre que la coquetterie. On observe aussi ces taches au cours de la grossesse (variété de *masque*) ainsi que chez les chlorotiques et les anémiques gravement atteintes. Comme les *taches de rousseur* (voyez ce mot), elles s'exagèrent notablement sous les influences solaires et atmosphériques.

La médication arsénicale donne lieu volontiers (ainsi que j'ai pu le remarquer fréquemment) à des placards grisâtres ou bronzés, qui restent parfois indélébiles, mais qui salissent, par bonheur, assez rarement les téguments de la face. Méfions-nous aussi de l'antipyrine, dont nos belles migraineuses ont trop de tendance à abuser, pour un oui ou pour un non ! La peur d'enlaidir sera peut-être un frein plus puissant à la vogue de ce médicament que les dangers incontestables qu'il présente pour le système nerveux. Les bromures (trop en honneur également auprès du beau sexe) ne sont pas moins suspects d'offense à la beauté, par les pigmentations qu'ils excitent.

Le *vitiligo* consiste en des points ronds, décolorés ou blanchâtres, qui s'entourent, par contraste, de territoires ordinairement pigmentés. Ces zones ou plaques blanches sont fréquentes au cou, englobant dans leur albinisme les cheveux ou poils qu'elles peuvent rencontrer.

Le vitiligo est toujours d'essence nerveuse : il nécessite l'emploi de l'hydrothérapie, des bains thermo-minéraux, de l'électricité. A l'intérieur, je conseille, avant chaque repas, une pilule composée de 0 gr. 20 d'extrait de valériane et 0 gr. 05 de biborate de soude ; localement, des frictions avec une pommade composée de 1 gramme d'iodure de soufre et 1 gramme de pilocarpine pour 60 de cold-cream. On fera bien d'analyser les urines, en cas d'albuminurie possible.

Le *pityriasis versicolor* est dû à un champignon microscopique, infiltré dans l'épiderme : il cause une éruption café au lait, qui décolle et desquame les lamelles de la peau et siège, ordinairement, chez des personnes jeunes encore, au devant de la poitrine. Les sueurs profuses et les maladies respiratoires prédisposent à ces taches, naturellement *contagieuses*, puisque parasitaires. On les guérit en usant, d'abord, l'éruption par le savon de pierre ponce, suivi de bain sulfureux, puis le badigeonnage local, répété plusieurs jours de suite, avec :

Teinture d'iode	30 gr.
— de noix de galle..............	20 —
Résorcine	5 —
Essence de wintergreen................	2 —

M.

Traitement de l'acné du visage. — Il a une très grande importance dans le sexe féminin, dont il est nécessaire de prévenir la couperose précoce. A l'intérieur, je prescris, avant chaque repas, une cuillerée à dessert de :

Infusion de rhubarbe	300 gr.
Teinture de noix vomique	15 —
Acétate de potasse	10 —

M.

Le visage sera lavé fréquemment à l'eau chaude et au savon de goudron ; puis, badigeonné, sur les éruptions, avec le mélange :

Liqueur d'Hoffmann	60 gr.
Teinture de benjoin	15 —
Soufre précipité	18 —

M.

Laisser sécher.

Dans les cas d'éruptions confluentes d'acné, le sujet devra se masser le visage, trois fois par jour, avec le glycérolé d'amidon additioné de 10 % de benzoate de lithine. Ce massage évacue les bourbillons sébacés et, en même temps, efface les rides, par l'excitation physiologique des muscles peauciers.

Il est très important d'instituer toujours le traitement général ; soignez l'estomac, disciplinez l'intestin, régularisez les époques menstruelles, et vous empêcherez les récidives des acnés. Chez la jeune fille, le mariage termine souvent des poussées d'acné rebelles aux traitements les plus minutieux. Les bains sulfureux sont toujours utiles.

Pour enlever les taches de rousseur. — Lotions le soir avec :

Eau de roses	100 gr.
Sulfo-phénate de zinc	10 —

M.

Onctions, le matin, avec :

Beurre de cacao	40 gr.
Eau oxygénée	10 —
Chlorure de calcium	5 —

Puis, poudrez d'amidon.

Bouffées de chaleur et rougeurs soudaines au visage. — Pour les éviter, il faut en soigner les causes : dyspepsie, constipation, irrégularités menstruelles ; éviter les constrictions par les vêtements et surtout par le corset ; suivre une hygiène appropriée à l'âge critique, etc.

Localement, je conseille les lotions du visage avec l'eau chaude additionnée, par verre, d'une pincée de chlorate de potasse et dix gouttes de teinture de belladone.

Onctions contre la sécheresse de la peau. — Matin et soir, pendant cinq minutes, avec gros comme un pois du mélange suivant :

Lanoline)	ãã	20 gr.
Glycérine)		
Acétate de soude		10 —
Extrait de jaborandi		3 —

M.

Je donne, en même temps, à l'intérieur, l'arséniate d'antimoine (3 à 4 milligrammes par jour).

Pour aguerrir la peau du visage contre les vicissitudes atmosphériques et éviter les teintes violâtres que le froid et la bise y déterminent, on doit employer, deux fois par jour, l'ablution alternative, d'abord à l'eau très chaude, puis à l'eau très froide immédiatement après. Cette pratique endurcit, en quelque sorte, les réflexes vasomoteurs ; je veux dire qu'elle aguerrit la circulation capillaire, si riche en cette région, contre l'action brutale des vicissitudes météoriques. On peut ajouter à l'eau dix gouttes d'ammoniaque pour un demi-litre.

Contre les boursouflures sous-orbitaires (yeux pochés). — Le massage et les électrisations modérées (courants interrompus), les frictions excitantes diverses, et principalement les onctions, matin et soir, pendant cinq minutes avec le mélange suivant, m'ont fourni, dans ma pratique, d'excellents résultats :

Cold-cream	40 gr.
Ergotine	2 —
Extrait de digitale	1 —
Alumnol	0 — 75

M.

Gros comme un pois à chaque friction.

Traitement des « points noirs ». — Lorsqu'ils ne sont pas dus à des pigmentations (ce qui nécessite, alors, leur extirpation à l'aiguille) on les traite par des lotions chaudes au savon vert, suivies de frictions avec :

Ether de pétrole........................	15 gr.
Liqueur d'Hoffmann....................	8 —
Essence de muscade.....................	X gtt.

M.

Pour éviter les taches de rousseur. — Outre les voilettes et les ombrelles épaisses, outre les précautions d'éviter le vent et le soleil, je prescris, avec succès, aux personnes dont les téguments sont prédisposés aux morsures du soleil, les onctions avec le cold-cream composé suivant :

Cérat sans eau............................	40 gr.
Sulfate de quinine.......................	2 —
Chlorure de baryum.....................	

M.

Pour légères onctions.

Causes générales des bouffées de chaleur à la face. — Le froid aux pieds habituel, la disposition arthritique, les troubles digestifs (sur lesquels je viens de publier, à l'usage des gens du monde, un volume complet), la constipation rebelle, les époques irrégulières, la formation difficile, l'âge critique ; telles sont les causes les plus communes, en dehors, bien entendu, de toute affection de la peau. Ces causes réclament, chacune, le libellé d'un régime et d'une médication, subordonnés à l'origine du mal.

Vinaigre de toilette :

Alcool de roses............................	100 gr.
Acide acétique cristallisable.........	50 —
Teinture d'opoponax....................	30 —
Salol	5 —

M. S. A.

Quelques gouttes sur le coin d'une serviette mouillée, comme lotions faciales préservatrices du hâle, des taches de rousseur et des inégalités rugueuses de l'épiderme.

Veloutine pour visages délicats.

Poudre de talc de Venise..........	} ââ	20 gr.
— de lycopode..................		
— de tannin (proc. Pelouze).	} ââ	10 —
Acide borique porphyrisé..........		
Essence de patchouly..................		Q. s. pour parf.

M.

A appliquer à la houppe sur les visages sujets aux efflorescences, érythèmes.

Couperose rebelle :

Spermaceti	} ââ	15 gr.
Huile d'olives..........................		
Résorcine		1 —
Sulfate de cuivre..........................		0 — 20

M. S. A.

Pour onctions matin et soir.

(Voir *Peau* et les divers *états* de la peau.)

Volailles

Les ménagères feront bien de visiter les volailles qu'elles achètent toutes parées, c'est-à-dire déplumées et vidées : cet apprêt aide à cacher les altérations produites par la maladie. Il faut refuser les volailles dont la crête et les joues ne sont pas bien rouges, dont le foie jaunâtre ou brun noirâtre est gorgé de sang, et dont le cœur est rempli d'un sang noir et poisseux.

Aliment sain, léger et nourrissant, la volaille rôtie ou bouillie est d'autant plus facile à digérer que sa chair est plus blanche et plus jeune. La nourriture des volailles a aussi une grande influence sur leur sapidité ; les graines et la verdure constituent les meilleurs aliments à leur donner, avec les soins d'hygiène générale que comporte le poulailler.

Vomissement

Traitement des vomissements rebelles. — Séjour au lit ; inhalations d'oxygène, trois séances de vingt minutes tous les jours ; mouche de Milan au creux de l'estomac ; pulvérisations d'éther sur la colonne vertébrale. Trois fois par jour, repas composé de : œufs à peine cuits, viande pulpée, lait glacé. Avant chaque repas, l'un des cachets suivants :

Oxalate de cérium	0 gr. 20
Poudre de gentiane	0 — 20
Menthol }	0 — 05
Cocaïne chlorhydratée }	

M.

Pour un cachet.

Après chaque repas, dans un peu de curaçao ou d'anisette, six gouttes du mélange suivant :

Chloroforme }	5 gr.
Teinture d'iode }	
Essence de vanille	XV gtt.

M.

Vomissements de la grossesse :

Eau distillée de tilleul	250 gr.
Sirop de coca	50 —
Teinture de chanvre indien	15 —
Bromure de potassium	10 —
Iodure de potassium	5 —

M. S. A.

Une cuillerée à soupe avant chaque repas. Aux repas, bière de malt. Après le repas, prendre, dans une tasse de café bien chaud, un verre à liqueur de vieux kirsch. Respecter les caprices alimentaires.

Teinture de haschisch }	
— de cannelle }	ââ 10 gr.
— d'iode }	

M. S. A.

Dix gouttes, quatre fois par jour, dans un peu d'eau de Seltz artificielle ou d'eau aiguisée de kirsch.

Les vomissements de la grossesse et leur traitement rationnel. — Les vomissements de la grossesse s'observent habituellement dans les trois premiers mois ; c'est même un symptôme précoce de l'état gravidique, qu'il aide souvent à présumer et même à diagnostiquer, en l'absence des signes de certitude. Quand les vomissements ne sont que muscoso-bilieux, matutinaux, se bornant à survenir à jeun (ce qui, heureusement, constitue le cas le plus ordinaire), quelques rafraîchissants, une cuillerée à café de *Sedlitz* dans un peu d'eau alcaline, une pincée de *magnésie calcinée* dans du jus de citron sucré, additionné de *soda water*, suffisent à enrayer le symptôme et à calmer les malaises spasmodiques, qui en dérivent : quatre à cinq gouttes de *teinture d'iode*, prises aux repas, dans un peu d'eau rougie, représentent aussi un traitement curatif (bien qu'empirique) de cette gastrorrhée réduite aux minimes proportions d'une sorte de « pituite puerpérale ».

Les vomissements *alimentaires* sont beaucoup plus sérieux, parce qu'ils entravent la nutrition, provoquent l'amaigrissement et l'agrypnie et se chiffrent toujours par une grossesse pénible et maladive. Enfin, si les malaises réflexes s'éternisent, dénutrition et déchéance vitale se prononcent graduellement : on voit la fièvre s'allumer et suivre la courbe de la septicémie ; la peau devient sèche et terreuse ; des tendances syncopales et délirantes terrifient, à bon droit, la patiente et son entourage. La vie de la mère et de l'enfant se trouve menacée par ces incoercibles régurgitations, qu'accompagnent des symptômes d'auto-intoxication profonde. C'est dans ces formes graves que l'évacuation utérine s'impose.

Pour combattre les vomissements et les prévenir, on évitera à la femme enceinte toute émotion vive ; on lui donnera confiance et sécurité ; on lui procurera des distractions ; on lui épargnera les contrariétés, en comblant ses désirs et en satisfaisant même ses caprices, au point de vue de l'alimentation, des voyages, etc. Maintes fois, j'ai vu, ainsi, les fréquentations sociales, les réceptions et dîners en ville, les changements de milieu, avoir la plus heureuse influence. Ce qui prouve, au surplus, la haute importance du facteur moral, ce sont les cures inespérées, reconnues à l'actif de la suggestion thérapeutique. Mais il faut aussi lutter contre les perturbations de la sphère digestive. Les lavements avec la tisane froide de boldo (30 grammes pour un litre), additionnée d'une cuillerée à café de *salicylate* ou de *benzoate de soude* faciliteront les réactions protectrices du foie. Enfin, dans tous les cas sérieux, la femme fera bien de prendre tous ses repas étant couchée ; le décubitus, surtout dans un lit, représente une condition sédative des plus précieuses, pour toutes les variétés de malaises, ainsi que je l'ai constaté, régulièrement, dans ma pratique de tous les jours.

Zabayon

Boisson vénitienne très remontante pour les gens faibles. On fait bouillir du madère ou du marsala sucré, avec un peu de cannelle, girofle et zeste de citron et l'on y bat, rapidement, un jaune d'œuf par verre, au moment de servir.

Zona

Le *zona* est le type de l'herpès survenu par lésion nerveuse. Il s'accompagne de violentes douleurs névralgiques, cuisantes et lancinantes. Connu de toute antiquité sous le nom de *feu sacré*, de *ceinture sacrée (zona* veut dire *ceinture)*, il apparaît surtout à la poitrine ou à la taille, mais peut survenir aussi à la face, au cou et dans beaucoup d'autres régions du corps. Il laisse souvent des cicatrices, à cause de la perte de substance dermique, entraînée par une sorte de gangrène superficielle. Le zona se rapproche des fièvres éruptives, en ce qu'il récidive exceptionnellement. Toutefois, comment expliquer l'absence assez fréquente de fièvre ? Ce qui est certain, c'est que la distribution de l'éruption (qui dessine, en quelque sorte, le trajet des nerfs sur la peau) montre qu'il s'agit d'une infection nerveuse. La fatigue physique et morale, les maladies chroniques, les chagrins et autres passions dépressives prédisposent notoirement au zona, de préférence les adultes.

Le traitement doit consister en purgations, tisanes amères, pilules antinévralgiques (à base de quinine, aconitine et extrait de jusquiame). Il ne faut pas percer les vésicules ni les agacer par des applications irritantes. On les pansera d'une manière assez analogue au pansement des brûlures : onctions douces avec le liniment oléo-calcaire morphiné ; puis, poudrage avec la poudre de vieux bois, trois parties et de salicylate de bismuth, une partie ; recouvrir de ouate et d'une bande immobilisatrice.

FIN

TABLE

des principaux Articles traités

dans ce Volume

Pages
Absences........ 1
Absinthe........ 2
Accidents (premiers secours)........ 2
Accouchement........ 3
Acné (hygiène de la beauté)........ 5
Age (hygiène pratique)........ 7
Age critique (son traitement)........ 13
Albuminurie — 13
Alimentation (hygiène pratique)........ 17
Allaitement........ 20
Alopécie (chute des cheveux)........ 24
Amers........ 25
Ampoules........ 28
Anémie (traitement curatif)........ 29
Angines — — 30
Anthrax (traitement)........ 32
Antiseptiques........ 34
Apéritifs........ 35
Aphtes........ 35
Apoplexie (congestions)........ 36
Appendicite (étude complète)........ 37
Abattement........ 38

Pages

Appétit (hygiène)........ 41
Arsenic (ses emplois médicinaux)........ 44
Arthritisme (hygiène et traitement)........ 44
Asperge........ 46
Asphyxie........ 46
Assainissement........ 50
Asthme (traitement)........ 51
Ataxie locomotrice (traitement)........ 53
Attitude (hygiène de la beauté)........ 57
Automne (hygiène saisonnière)........ 58
Audition (hygiène)........ 58
Avoine........ 59
Bains........ 61
Ballonnement (traitement)........ 61
Beauté (généralités)........ 62
Bière (hygiène)........ 66
Bronchites (traitement)........ 70
Brûlures — 71
Café (hygiène pratique)........ 72
Chaleur animale........ 76
Cheveux (hygiène et médecine usuelles)........ 77
Cidre........ 81
Cils (hygiène de la beauté)........ 85
Cognac (hygiène)........ 86
Constipation (cure de la)........ 90
Cors aux pieds........ 92
Corset (hygiène de la beauté)........ 93
Coryza (traitement)........ 97
Couperose (hygiène de la beauté)........ 98
Crampes (traitement)........ 100
Cuir chevelu (hygiène de la beauté)........ 101
Cuisine des malades........ 107
Démangeaisons (causes et traitements)........ 109
Dents (hygiène de la beauté)........ 113
Désinfection pratique........ 114
Diabète, Diarrhée (traitements)........ 120-121
Digestion (maladies et troubles)........ 122
Eau (hygiène pratique)........ 124
Eczéma (guérison de l')........ 129
Electricité (hygiène)........ 133

Pages

Engelures (guérison des) 136
Enrouement 139
Entérite 140
Epilation (hygiène de la beauté) 140
Erythèmes — — 144
Estomac (hygiène et prévention) 145
Eté (hygiène saisonnière 149
Festins et fêtes 149
Foie (hygiène et maladies) 152
Fraises, Framboises 153
Froid (hygiène) 154
Fromage (hygiène alimentaire) 154
Furoncles ou clous (traitement) 155
Gastralgie (traitement) 158
Gerçures (hygiène de la beauté) 159
Glandes, Ganglions 160
Gourmes (hygiène de l'enfance) 162
Goutte, Gravelle (traitements) 165
Grippe, Influenza — 166
Grippe du ventre — 169
Haleine fétide — 172
Harmonie faciale (hygiène de la beauté) 173
Herpès (traitements) 174
Hiver (hygiène) 177
Huîtres 178
Hygiène (son rôle) 179
Insomnie 181
Jeune fille (hygiène spéciale) 182
Lait (hygiène alimentaire) 185
Lavements 188
Légumes 189
Limonades 191
Logement (hygiène) 191
Lumbago (traitement) 195
Maigreur — 195
Main (hygiène de la beauté) 198
Maquillage 201
Massage 202
Métrites (traitements) 203
Migraine — 205

Pages

Morphinomanie 206
Mouches, Moustiques 208
Neurasthénie (ou dépression nerveuse) 211
Névralgies (traitements) 216
Nez (hygiène de la beauté) 219
Obésité (cure rationnelle) 225
Œil (hygiène) 226
Ongles (hygiène et beauté) 228
Oreilles — 230
Opérations chez la femme 231
Pain (alimentation) 233
Palpitations (traitements) 234
Parfums 235
Pâtisseries 238
Peau (imperfections et maladies) 239
Pelade (guérison) 242
Phlébite (traitement rationnel) 246
Phosphaturie (traitement) 249
Phtisie pulmonaire (traitement) 250
Pieds (hygiène et beauté) 252
Poils — 255
Pomme (hygiène alimentaire) 256
Printemps (hygiène saisonnière) 257
Purgatifs 258
Raisin (hygiène alimentaire) 259
Rein mobile 260
Rides 261
Ronflement 262
Salades 262
Sciatique (traitement) 263
Seins (hygiène de la beauté) 264
Soif 266
Soupe 266
Sueurs 269
Surdité 269
Tabac 271
Taches 272
Taches de rousseur 273
Teintures des cheveux 275
Toilette (hygiène) 279

Pages

Toux, Tremblements (traitements) 281
Urticaire (guérison de l') 283
Varices (cure rationnelle) 287
Verrues (guérison des) 295
Vertiges — 298
Viande (hygiène alimentaire) 299
Vin, Vinaigre (hygiène alimentaire) 300
Visage (hygiène de la beauté) 303
Vomissements (traitement) 312
Zona — 314

FIN DE LA TABLE

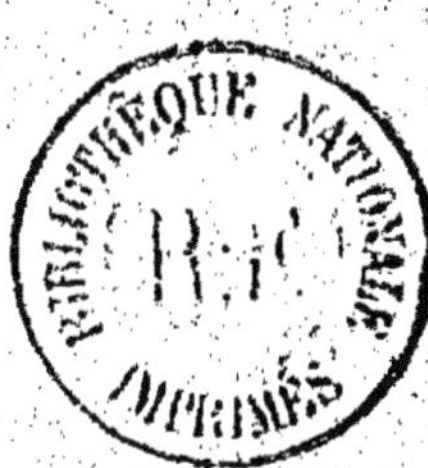

Imprimerie P. ORSONI, 5 et 7, rue Lemaignan, Paris (XIVe).

www.ingramcontent.com/pod-product-compliance
Ingram Content Group UK Ltd.
Pitfield, Milton Keynes, MK11 3LW, UK
UKHW012156240726
13966UKWH00002B/372

9 782013 601139